冻伤治疗学——基础理论与实践

韩军涛　王洪涛　王耘川　主　编

陕西新华出版传媒集团

陕西科学技术出版社
Shaanxi Science and Technology Press
————西　安————

图书在版编目（CIP）数据

冻伤治疗学：基础理论与实践/韩军涛，王洪涛，
王耘川主编 . —西安：陕西科学技术出版社，2021.7
ISBN 978 - 7 - 5369 - 8061 - 7

Ⅰ . ①冻… Ⅱ . ①韩… ②王… ③王… Ⅲ . ①
冻伤 - 治疗 Ⅳ . ①R645

中国版本图书馆 CIP 数据核字（2021）第 078897 号

冻伤治疗学——基础理论与实践

DONGSHANG ZHILIAOXUE JICHU LILUN YU SHIJIAN

韩军涛　王洪涛　王耘川　主编

责任编辑	闫彦敬　付　琨
封面设计	曾　珂

出 版 者	陕西新华出版传媒集团　陕西科学技术出版社
	西安市曲江新区登高路 1388 号陕西新华出版传媒产业大厦 B 座
	电话(029)81205187　传真(029)81205155　邮编 710061
	http://www.snstp.com
发 行 者	陕西新华出版传媒集团　陕西科学技术出版社
	电话(029)81205180　81206809
印　　刷	西安五星印刷有限公司
规　　格	787mm×1092mm　16 开本
印　　张	18.25
字　　数	300 千字
版　　次	2021 年 7 月第 1 版
	2021 年 7 月第 1 次印刷
书　　号	ISBN 978 - 7 - 5369 - 8061 - 7
定　　价	98.00 元

前　言

    冻伤是由于机体长时间暴露在寒冷环境下，引起的全身或局部温度下降而发生的损伤。近年来，随着人们对冬季户外运动兴趣的提高，相应的冻伤患者有所增加。据不完全统计，冬季户外登山者的冻伤发生率高达36.6%。在寒区和航海军事医学中，冻伤也一直被认为是导致非战斗减员及死亡的重要原因，因此，冻伤的预防和治疗是军事医学后勤保障的重要内容。但目前对冻伤的机制认识仍较局限，临床治疗上，特别是早期现场急救和院内治疗，存在认识上不同步、方法上不统一的情况。鉴于此，我们组织西京医院烧伤与皮肤外科临床医护人员和实验室技术人员，参考国内外相关文献进展、国际国内冻伤救治指南，结合本单位和兄弟单位临床救治经验，从冻伤的病理生理、诊断分类、冻伤预防、现场急救、院内早期救治、手术治疗以及冻伤创面处理、冻伤护理等方面，编写了本书，侧重于冻伤的基础理论与临床实践，可以作为从事寒区运动卫生保障一线救护人员或者军队后勤保障一线医护人员的培训手册，也可以作为寒区冻伤专科医生的参考用书。

    本书编写过程中，得到中国人民解放军新疆军区总医院沈运彪主任提供病历图片、资料等帮助，在此表示特别感谢！由于时间和水平有限，这本书不足之处在所难免，敬请广大读者批评指正。

韩军涛

2021 年 3 月 4 日

目　录

第一章

概　　述

第一节　冻伤的概念

冻伤是在一定条件下由于寒冷作用于人体，引起局部的乃至全身的损伤。损伤程度与寒冷的强度、风速、湿度、受冻时间以及局部和全身的状态有直接关系。人们认识冻伤由来已久，阿尔卑斯山脉发现的具有 5000 年历史的"奥兹冰人木乃伊"，被认为是最早且保存最完整的冻僵人类尸体。冻伤是高纬度寒区和高原地区的常见病，病程长、治疗复杂、致残率高，冻伤导致的非战斗力减员一直是寒区官兵冬季训练的一大难题。我国地域广阔，既有高纬度寒区，又有高原寒区，部分地区气候变化剧烈，极端低温可至 −50℃，冻伤发生率较高。

一、平时及战时冻伤的发生率

在寒冷地区不论平时、战时均可发生冻伤。在最近 20～30 年，人们对户外运动的兴趣和娱乐活动的与日俱增导致相应的冻伤有所增加。参加寒冷天气活动或比赛的运动员，包括越野滑雪，速降滑雪，寒冷的天气跑步，铁人三项，狗拉雪橇比赛和高海拔登山冒险比赛等等，均有发生冻伤和低体温的危险，而在这些事件中发生冻伤的真正发病率却很难确定。有调查显示，冬季户外滑雪者的冻伤发生率可能高达 20%，登山者的冻伤发生率高达 36.6%，但大部分症状较轻。此外，流浪汉、醉酒者等以及其他意识障碍人员户外过夜也能发生冻伤。

在寒区军事医学中，冻伤长期以来一直被认为是导致非战斗减员及死

1

亡的重要原因。由于饥饿、疲劳、野外作业，或战斗持续时间较久，以及夜间长途行军，御寒设备不足或鞋袜不适等，冻伤往往急剧增多，甚至成批发生，造成非战斗减员，对部队战斗力影响很大。公元前 218 年，汉尼拔率领军队穿越阿尔卑斯山，当时 38000 人中只有 19000 人幸存。美国独立战争中，冻伤人数减员几乎占华盛顿军队人数的 10%。据不完全统计，第一次世界大战期间（1914—1918）法军冻伤约 12 万人，英军冻伤 8400 人，意军冻伤近 30 万人，德军冻伤 1.3 万人。第二次世界大战期间，德军冻伤 11.2 人，美军冻伤 9 万人。朝鲜战争中，美军后送的 5 万名伤员中约一半是冻伤。我国志愿军在抗美援朝期间，据东北军区抗美援朝统计资料：1951 年冻伤伤员占全部收容数的 15.2%（其中下肢冻伤占 90.8%，上肢占 9.2%）；在入朝参战的第二次战役中（1950 年 11 月 25 日至 12 月 24 日），3 个军发生的 4.4 万余名伤员中，冻伤者近 3 万名（占 68%）。宋忠海等将驻吉武警某部参加冬训的官兵 4771 例作为研究对象，设计问卷，调查冻伤发生情况，内容包括是否发生过冻伤、冻伤发生时间、冻伤部位、致伤原因、冻伤面积及深度、早期处置及预后，结果发现发生冻伤 539 例次（占 11.3%）。

近年来，尽管部队装备越来越完善，但是在极端天气中的高强度训练，冻伤的发生率依旧很高。2009 年 1 月至 2012 年 1 月，驻北方高原寒区某部 1024 例官兵的冻伤发生率为 9.35%，致伤原因包括冬季野外驻训 34.74%、潜伏 30.53%、专业训练 20.00%、站岗巡逻 14.74%，冻伤部位包括手 44.21%、足趾 37.89%、耳 10.53%、颜面部 4.21%、多部位 3.16%。有研究表明，北方寒区某步兵部队训练伤总发生率为 32.38%，其中冻伤为 7.39%，而冻伤的发生率随军龄的增加呈下降趋势。2012 年，1147 例在辽宁锦州参加冬训士兵的冻伤发生率为 7.6%，其中新兵冻伤发生率为 9.6%，显著高于老兵的 4.8%；南方籍新兵冻伤发生率为 11.6%，显著高于北方籍的 4.2%。2013 年吉林寒区某部队 1205 例官兵，冻伤发生率为 38.5%，其中 Ⅰ 度 77.8%（手 28.1%、足 23.6%）、Ⅱ 度 17.8%、Ⅲ 度 4.0%、Ⅳ 度 0.4%。1986—1995 年，英国南极调查局发现，海军冻伤发病率为 6.56%。有研究表明，因风和湿气导致的慢性神经病变和冷敏反应，更易使军事人员发生非冷冻性冻伤。北欧军事人员中，冻伤发生率为 0.02%~36.6%。2010 年 1 月至 2014 年 12 月，挪威武装部队对 460 人进行调查，发现其中 397 人（86.3%）发生过冻伤，81.1% 发生在冬季野外训练，96% 部位为手/脚，30.1% 有水疱，56.7% 无水疱，66% 为新兵，69.8% 在 2 年后仍有冻伤症状。芬兰 40653 人服兵役，其中，572 人诊断为冻伤，发病率为 1.4%，北部新兵冻伤率为 2.1%，其他地区冻伤率为 1.1%，20.7% 的士兵表示冻伤影响工作和生活至少 2 年之久。瑞典因冻伤后冷敏感发病率为 4.9% ~ 14.4%，雷诺现象发病率为 0.8% ~ 6.5%。

二、临床诊治冻伤现状

冻伤可分为全身性和局限性 2 大类。冻伤诊断的国际标准主要为 2019 版的《荒野医学会冻伤防治实践指南》，以及我国军用标准《冻伤的分度、诊断及处理原则》（WSB18 - 1999），两者均明确建议使用以下 4 级分类：Ⅰ度冻伤导致麻木和红斑，有白色或黄色、坚硬的、略微隆起的斑块在损伤区域形成，无梗死发生，可能有轻微表皮脱落，可有轻度水肿；Ⅱ度冻伤会导致浅表皮肤水疱，水疱中有透明或乳状液体，周围有红斑和水肿；Ⅲ度冻伤会导致更深的出血性水疱，表明损伤已经扩展到网状真皮和真皮血管丛下；Ⅳ度冻伤完全通过真皮，累及相对无血管的皮下组织，坏死延伸至肌肉和骨骼。

冻伤的整个过程可分为 4 个相互重叠的病理生理阶段：预冻期、冻融期、血液停滞期和缺血期。冻伤的发生与士兵负荷过重、体力消耗大、缺乏预防知识有关。37℃复温能使细胞复苏，有利于冻伤后细胞结构、功能的恢复；每日对冻伤肢体进行温水浸浴能够促进冻伤肢体恢复正常。诊断冻伤起初主要依据显露史与临床表现，但单靠临床表现对冻伤进行评估的传统方法远不能满足临床需求，影像学检查可早期精准判断冻伤程度。一些临床表现不明显的病变通过影像学检查可以及早发现，减少误诊和降低发病率、动脉造影、放射性核素扫描、磁共振可早期确定血管阻塞和软组织缺血界限；X 线可发现软组织肿胀、骨质疏松和骨膜炎；早期动脉造影可发现大的分支血流异常缓慢、复温后动脉血流改善和残留支阻塞；血管扩张药可提高动脉血流速度；激光多普勒血流图可描述血管舒缩状态；快速复温能减轻局部冻伤所致的组织损害。适当的影像学检查可评估冻伤组织的存活率，指导截肢的时机和范围，例如多普勒超声、三相技术、吲哚菁绿微血管造影和热成像等。前列腺素 E1、硝酸甘油、己酮可可碱、硝苯地平、利血平、丁咯地尔等血管扩张剂已作为冻伤的主要辅助治疗手段，除舒张血管外，其中的一些药物还可以防止血小板聚集和微血管阻塞。静脉注射低分子右旋糖酐可以通过防止红细胞聚集和微血栓形成来降低血液黏度，应在加热后（40 ~ 42℃）立即给药。非甾体抗炎药能阻断花生四烯酸途径，减少因前列腺素和血栓素的产生而导致的血管收缩、皮肤缺血，减少进一步的组织损伤。外源性血清蛋白激酶治疗和愈合时使用布洛芬在临床中应用并不广泛。

三、国内外预测冻伤模型的研究现状

1. 冷诱导血管舒张实验

冷诱导血管舒张实验（cold induced vasodilatation，CIVD）包括水浸式和风冷式，可以用来预防和预测冷损伤，以水浸式为主。在测试前 1d 通知受试者不要进行任何剧烈活动，禁食含咖啡因的产品，在测试前 6～8h 不要吸烟。实施方法为受试者进入实验室（温度保持在 24℃），静坐 20min，测量心率、血压、腋下温度和鼓室温度，观察手指和脚趾形态，在此期间填写心理测试反应量表。身穿短袖和短裤，将左手和左脚密封在塑料薄膜中，浸入 35℃ 温水，手至尺桡骨茎突、脚至胫腓骨茎突，5min 后拿出，取下塑料薄膜，保持坐姿 1min，其间使用红外热像仪距离皮肤 60cm 获取红外热像图，记录手背、脚背皮肤温度（红外热像图用来评估皮肤温度，间接显示皮肤血液灌注状况）；再将手脚密封在塑料薄膜中，浸泡在 8℃ 冷水中 30min，取出并取下塑料薄膜，使用红外热像仪获取红外热像图，记录手背、脚背皮肤温度；进行 15min 自动复温后，再次使用红外热像仪获取红外热像图，记录手背、脚背皮肤温度。局部皮肤温度升高 > 1℃，持续时间 ≥3min，证明血管舒张，记录最低温度和最高温度的差值以及血管舒张的时间。心率、血压、皮肤温度、鼓室温度均记录在浸泡前阶段和冷水浸泡阶段。在冷水浸泡期间，第 1min、第 3min、第 5min 及此后每 5min 测量 1 次，要求受试者评估其温度感知和冷热舒适性，在冷水浸泡前、期间和之后记录热感觉和冷热舒适的主观评分，热感觉量表的范围从 0（冷得无法忍受）到 9（非常热），热舒适量表的范围从 1（舒适）到 4（非常不舒适）。使用热电偶探头测量浸没时手脚的温度，热电偶的一次绝缘体为聚四氟乙烯，用单层透明防水胶带将其固定在末节指骨掌侧中间，使用便携式数据记录器和电脑每秒对皮肤温度进行采样。一个记录器最多提供 8 个独立信号输入，可供最多 6 名受试者共同使用，其数据以每次 8s 的速度进行测量和存储，使用 Testpoint 软件统计计算。

2. 冻伤抵抗指数

有学者基于 CIVD 反应得出冻伤抵抗指数的概念。冻伤抵抗指数描述外周组织抵御冷暴露的能力，低指数与军事部署期间局部寒冷伤害的高发生率有关，说明冻伤抵抗指数可用于预测个人冻伤风险。冻伤抵抗指数分数越高，说明抵抗寒冷的能力越强，越不容易冻伤。冷水浸泡实验后更加疼痛的受试者冻伤抵抗指数更低，更易发生冻伤。

冻伤抵抗指数计算：①CIVD 反应前的手指皮肤最低温度，温度 <9.5 为 1 分、温度在 9.6～12.0 为 2 分、温度 >12.1 为 3 分；②第一个 CIVD 事件的音调集，温度 >12.0 为 1 分、温度在 8.0～11.0 为 2 分、温度 <7.0 为 3 分；③冷诱导血管收缩期第 5～30min 手指的平均温度，温度 <12.0 为 1 分、温度在 12.1～15.0 为 2 分、温度 >15.1 为 3 分。总分 <4 分表明有冻伤风险。

第二节　冻伤的分类

依损伤的性质，冻伤可分为冻结性损伤与非冻结性损伤 2 类。冻结性损伤是指全身冻伤（冻僵）和局部冻伤大多发生于意外事故或战时，人体接触冰点以下的低温，例如在野外遇到暴风雪、陷入冰雪中或工作时不慎受到冷剂（液氮、固体 CO_2 等）损伤等。冻伤的严重程度与环境温度、暴露时间及暴露部位关系密切。

人体局部接触冰点以下的低温时，发生强烈的血管收缩反应；如果接触时间稍久或温度很低，则细胞外液甚至连同细胞内液可形成冰晶。冻伤损害主要发生在冻融后，局部血管扩张、充血、渗出，并可有微栓或血栓形成；组织内冰晶及其融化过程造成的组织破坏和细胞坏死，促使炎症介质和细胞因子释放，引起炎症反应；组织缺血-再灌注造成细胞凋亡，构成了冻伤的病变。全身受低温侵袭时，除了周围血管强烈收缩和寒战（肌收缩）反应，体温降低由表及里（中心体温降低），使体内重要器官组织功能降低，如不及时抢救，可直接致死。如果能急救复苏，由于血循环曾经接近或完全停滞，组织、细胞继发坏死和凋亡，可导致多器官功能不全。此外，还可能有局部冻伤的病变。

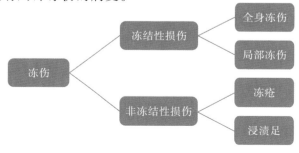

图 1-1　冻伤的分类

一、全身冻伤

全身冻伤常表现为冻僵，又称意外低温、失温症。是寒冷环境引起体温过低导致以神经系统和心血管损伤为主的严重的全身性疾病。冻僵多发生于在寒冷环境中逗留和工作时间过久，而其保暖御寒措施不足，身体能量消耗增加以至耗竭，从而使体温不断下降，全身新陈代谢机能受到抑制而发生冻伤。冻僵患者在受寒冷初期有头痛、不安、四肢肌肉和关节僵硬、皮肤苍白冰冷、心跳和呼吸加快、血压增高。体温低于 33℃ 时有嗜睡、记忆丧失、心跳和呼吸减慢、脉搏细弱、感觉和反应迟钝。体温低于 30℃，出现昏迷，全身木僵，若不及时抢救，终将导致死亡。此时，心输出量减少、血压下降、心律失常，甚至发生心室颤动，肝细胞缺氧，影响葡萄糖代谢，使血糖降低和血钾增高。寒冷影响肾小管水和钠的再吸收，使尿量增多，血容量减少。低温还可引起胃黏膜糜烂和出血以及胰腺炎症。若低温为时较短，体温回升时神经和肌肉的功能可以恢复。如果低温持续数小时，神经和肌肉发生退行性变，即使体温恢复正常，其功能亦难以恢复，冻僵恢复后可出现血栓形成和组织缺血性坏死。

冻僵常发生于突然降温或遭遇暴风雪时，尤其是衣着单薄，饥饿，疲劳，迷路，醉酒等意外情况下容易发生，平时少见。但我国国土辽阔，在高山雪地作业的勘探队员或侦察员，于寒带地区遇险的飞行员、受伤战士，在海洋中遭受暴风雪意外袭击的水兵、渔民等均可能发生冻僵。冻僵病人如能得到抢救，其心跳、呼吸虽可恢复，但常有心室纤颤、低血压、休克等；呼吸道分泌物多或发生肺水肿；尿量少或发生急性肾衰竭；其他器官也可发生功能障碍。

二、局部冻结性损伤

局部冻伤按其损伤深度可分为 4 度。在冻融以前，伤处皮肤苍白、温度低、麻木刺痛，不易区分其深度。复温后，不同深度的创面表现有所不同。

Ⅰ度冻伤：伤及表皮层。局部红肿，有发热、痒、刺痛的感觉（近似轻度冻疮，但冻伤发病经过较明确）。数日后表皮干脱而愈，不留瘢痕。

Ⅱ度冻伤：损伤达真皮层。局部红肿较明显，且有水疱形成，水疱内为血清状液或稍带血性。有自觉疼痛，但实验知觉迟钝。若无感染，局部可成痂，经 2~3 周脱痂愈合，少有瘢痕。若并发感染，则创面形成溃疡，愈合后有瘢痕。

Ⅲ度冻伤：损伤皮肤全层或深达皮下组织。创面由苍白变为黑褐色，试验知觉消失。其周围有红肿、疼痛，可出现血性水疱。若无感染，坏死组织干燥成痂，而后逐渐脱痂，形成肉芽创面，愈合甚慢而留有瘢痕。

Ⅳ度冻伤：损伤深达肌、骨等组织。局部表现类似Ⅲ度冻伤，即伤处发生坏死，周围有炎症反应，常需在处理中确定其深度。容易并发感染而成湿性坏疽，还可因血管病变（内皮损伤、血栓形成等）扩展而使坏死加重。治愈后多留有功能障碍或致残。

三、冻疮

冻疮好发于初冬、早春季节，以儿童、妇女和末梢血液循环不良者多见，多发生于身体暴露部位，如足、手、耳和颜面等。其中，以足部尤为多见，据统计约占冻伤总数的半数以上。例如抗美援朝期间我志愿军某部统计的后送冻伤伤员中，下肢冻伤占97.3%、上肢占2.7%。但平时与战时略有不同，据某寒区部队近年的冻伤统计，足占52.8%，手占36.5%，颜面占11.7%（耳鼻）。皮损好发于手指、手背、面部、耳郭、足趾、足缘、足跟等处，常两侧分布。常见损害为局限性淤血性暗紫红色隆起的水肿性红斑，境界不清，边缘呈鲜红色，表面紧张有光泽，质柔软。局部按压可褪色，去压后红色逐渐恢复。严重者可发生水疱，破裂形成糜烂或溃疡，愈后存留色素沉着或萎缩性瘢痕。痒感明显，遇热后加剧，溃烂后疼痛。

寒冷是冻疮发病的主要原因，是指冻疮患者的皮肤在遇到寒冷（0~10℃）、潮湿或冷暖急变时，局部小动脉发生收缩，久之动脉血管麻痹而扩张，静脉淤血，局部血液循环不良。此外，患者自身的皮肤湿度、末梢微血管畸形、自主性神经功能紊乱、营养不良、内分泌障碍等因素也可能参与发病。缺乏运动、手足多汗潮湿、鞋袜过紧及长期户外低温下工作等因素均可致使冻疮发生。

较轻的冻疮在气候转暖后可自愈，严重者可通过药物进行扩张血管、改善微循环、增加血流量和溶血栓等方法进行治疗。冻疮非常容易复发，长期反复发作冻疮可导致手指（足趾）畸形。

四、浸渍足

浸渍足又名战壕足、海船足，是由于双下肢长期静止暴露于寒冷、潮湿环境中，局部血液循环障碍引起的一种非冻结性组织损伤。第二次世界大战时间，许多年老体弱的人，在防空壕（洞）内蹲坐或蜷曲时间过久，影响下肢血液循环，局部血液淤积发生的足部损伤，也可归于此类。多发生于不足以引起冻伤的潮湿寒冷环境中，气温一般在冰点以上，主要发生在长期处于战壕里的战士。本病也可发生于长期漂浮在木排、小船上的船工，以及遇海难的水手等。长期站立于水中静止不动、绷带较紧、靴子较小并且潮湿均可引起机械性血液循环障碍，全身情况不良有助于疾病的发生和加重，冷风、吸烟和周围血管疾病也与发病有关。

受冻温度都在组织冰点以上，受伤部位广泛，除有皮肤损伤和血管变化外，尚有广泛的炎性反应，特别是肌肉和神经的损伤和变性。临床表现为：在反应前期，由于血管收缩和痉挛，血管的搏动减弱或消失，足部开始潮红后转为苍白，受冻者足部沉重不适，继之麻木疼痛，尤以足弓部及足底部较著。反应期症状更明显，首先是血管的极度扩张，充血和水肿，局部发热和动脉明显搏动，间或产生水疱及渗血现象。其次是感觉神经紊乱，足部疼痛，活动或下垂位置时加剧。反应后期，足部水肿消退，但对寒冷非常敏感，而且易于出汗，活动时水肿又可出现，且疼痛，影响持久站立，严重者有时可遗留足部肌肉萎缩，骨质疏松。如果神经受损伤，临床可出现疼痛、冷觉敏感和多汗等表现。

第三节　冻伤的致病因素

一、环境因素

寒冷的气候，包括空气的湿度、流速以及天气骤变等，潮湿和风速都可加速身体的散热。在寒冷环境下长时间户外训练、作业时，肢体末端或暴露部位会逐渐麻木，不能及时有效反馈局部受伤情况，往往被忽视而导致冻伤进一步加重。护理发热患者时，经常使用冰袋、降温机等物理方法降温，如果使用不当，或临床巡视不到位，可造成冻伤。

二、局部因素

如鞋袜过紧、长时间站立不动及长时间浸在水中均可使局部血液循环发生障碍，热量减少，导致冻伤。发生意外时，躺卧在地，肢体受压造成局部血液循环障碍，易加重冻伤。长期处于静止状态，骨骼肌产热减少，肢体血液循环较差，易发生冻伤。

三、全身因素

在意识障碍、休克、失血、营养不良、饥饿、过度疲劳、酗酒和外伤等状态下，人体对外界温度变化的调节和适应能力降低，使局部热量减少导致冻伤。老年人由于衰老，微循环差，抵抗力下降，自理能力下降，对外界温度变化的适应和调节能力降低，耐寒力明显下降，容易导致冻伤。此外，一些自身疾病容易导致冻伤，例如雷诺综合征，是由于寒冷或情绪激动引起发作性的手指（足趾）苍白、发紫，然后变为潮红的一组综合征，发作时手足冷、麻木，偶有疼痛。典型发作时，以掌指关节为界，手指发凉、苍白、发紫，继而潮红。疾病晚期，逐渐出现手指背面汗毛消失，指甲生长变慢、粗糙、变形，皮肤萎缩变薄而且发紧（硬皮病指），指尖或甲床周围形成溃疡，并可引起感染，严重时可导致指（趾）头坏死。

参考文献

［1］沈洪，刘忠民．急诊与灾难医学［M］.2 版．北京：人民卫生出版社，2013：172－173.

［2］高钰琪．高原军事医学［M］.重庆：重庆出版社，2005：1－4.

［3］Miao M S，Xiang L L，Bai M，et al．Frostbite animal model preparation specification（draft）［J］.Zhongguo Zhong Yao Za Zhi，2018，43(2)：410－414.

［4］韩德志，陈向军，姚兴伟，等．驻北方高原寒区某部官兵冻伤情况调查分析［J］.人民军医，2014，57(1)：13－14.

［5］Mcintosh S E，Hamonko M，Freer L，et al．Wilderness Medical Society Practice Guidelines for the prevention and treatment of frostbite［J］.Wilderness Environ Med，2019，22(2)：156－166.

［6］杨帆，周其全，高钰琪，等．高原冻伤的预防与治疗进展［J］.人民军医，2014，57(1)：13－14.

［7］薛宝升，王杨，孙海峰．冻伤诊疗研究进展［J］.创伤与急危重病医学，2014，2(2)：65－68.

［8］Rehman H，Seguin A．Lmages in clinical medicine：frostbite［J］.N Engl J Med，2009，361(25)：2461－2465.

第二章

冻伤的病理生理变化

冻伤指在寒冷、潮湿或有风的地带工作劳动时，由于低温或机体长时间暴露在寒冷环境下引起的全身或局部温度下降而发生的损伤，是严寒地区或从事低温下作业人员的常见急症，其损伤程度与寒冷的强度、风速、湿度、受冻时间以及人体局部和全身状态有直接关系。因冻伤的程度不一样，其治疗效果和预后也不一样。了解冻伤的病理生理机制有助于更好地指导其临床治疗。

第一节　冻伤的分度

一、各级冻伤的病理生理变化

1. I 度和 II 度冻伤

肢体受严寒作用后，首先引起浅表微血管收缩，皮肤颜色苍白，皮温也下降。这是一种保温反应，可减少散热并维持中心体温。继而微血管转为舒张，皮肤温度有所回升。后者可能是一种原始的局部保温反应。当寒冷的作用不太急剧时，缩血管和舒血管反应可反复交替。但在降温速度较快或严寒持续作用时，则"回温反应"不明显或维持时间较短，组织温度重新或继续下降，血流减少或中断。

随着皮肤血流减少和温度下降，局部有不适的冷感，继而麻木，有时产生刺痛。当组织温度下降到冰点以下，就可发生冻结。一旦冻结，局部就失去感觉。因细胞外液的水分已结冰，冻区皮肤呈蜡样白色，十分坚硬。但并非组织温度降至冰点（约 −2℃）就会冻结，正常干燥的皮肤降温

至 −10 ~ −5℃仍可不冻结，称为"超冷现象"。这可能取决于表皮角化层的干燥程度。皮肤潮湿可消除这种"超冷现象"，因而促进冻结的发生。

当冻结的肢体转移到冰点以上的环境时，它就开始融化、复温。随着冻肢融化，可出现疼痛，有时疼痛比较剧烈。融化复温后，出现微血管舒张，即"反应性充血"。在反应性充血后，水肿也开始出现。水肿是炎性渗出的结果。过多的渗出液未能被淋巴回流代偿，就在组织间隙中积聚起来。渗出的机理主要是微血管壁通透性增高，以致大量血浆蛋白渗至组织间隙，因而水肿液的蛋白含量较高。冻伤时水肿可扩展到非冻区组织，肿胀十分明显。Ⅱ度冻伤时渗出液在皮肤浅层积聚，形成水疱。水肿液为浆液性，表明血管壁的损伤还不十分严重，脆性增高也并不明显，因而没有大量红细胞渗出。

Ⅱ度冻伤是无菌性渗出性炎症。这种炎症反应一般在冻融后 6h 内就发展起来，而且是可逆的，能够自行消退。可能由于冻结时间较短或冻结程度不很严重，故组织细胞和血管壁内皮没有发生坏死，因而出现较单纯的渗出性炎症。当病程发展到一定阶段，随着微血管壁通透性的回降和血管紧张度的回升，水肿液被吸收，充血消失，炎症也就消退了。

2. Ⅲ度和Ⅳ度冻伤

Ⅲ度和Ⅳ度冻伤与Ⅱ度冻伤的实质区别在于，有无组织坏死。Ⅲ、Ⅳ度冻伤除有渗出性炎症的发生外，还有组织坏死，大致有 4 个阶段：

（1）冻结前反应：与Ⅱ度冻伤一致。

（2）冻结融化过程：冻结是指组织中水分形成冰结晶。一般临床冻伤的冰结晶只形成于细胞外。随着细胞外冰结晶的形成，细胞外液中的电解质（钠）浓度增高，渗透压也随之增高。细胞内水分弥散到细胞外，造成细胞内脱水。细胞内溶质浓度和渗透压也因而增高。脱水可使蛋白质变性，酶的活性也有所改变。渗透压增高和脱水损伤了细胞膜，使它的通透性增高，发生细胞内溶质丢失或细胞外溶质内渗。可见，冻伤造成的损伤，主要不是由于冰结晶的机械损伤，而是细胞内外的代谢尤其是水盐代谢改变引起的。作者把它称为"代谢损伤"，也有人称之为"冻融损伤"。在造成上述损伤的同时，还出现细胞代谢率的下降，作者把它看成是一种保护现象。细胞分解代谢降低可提高组织对冷伤的耐受性，有利于潜伤的修复。冻结肢体转入冰点以上环境后，开始发生融化（解冻），冻固的血管重新流通，组织温度也回升。融化的速度明显影响组织损伤的程度。快速融化可明显减少组织坏死；缓慢融化则延长冻结期，并可能出现"重结晶"现象。即在此过程中，小冰晶重新形成大冰晶。这将使细胞内外渗透压改变而造成的损伤加剧。

（3）融化后反应：融化后一般出现"反应性充血"。血流可一时性增多，但随后血流就明显减少。微静脉和毛细血管迅速显著舒张，并出现血管内红细胞的堆积。其主要原因是冻区血管内纤维蛋白原浓度相对增高，以及变性血浆蛋白附着于红细胞表面，红细胞的堆积对血流起阻滞作用。在冻伤早期，微血管壁也有血小板凝集，因为融化后不久，微血管内皮就有所破坏。微血管内皮损伤、血小板凝集和红细胞堆积，可发展成血管内血栓形成。作者等曾用兔耳进行实验发现，用相当于冻结时能形成的高渗钠液浸润小静脉内膜，就足以引起静脉内血栓形成，从而造成血流减慢或中断。血栓形成引起组织缺血，是冻区组织坏死机制中的一个重要因素。

（4）组织坏死：冻伤组织坏死的机制，有几种不同的解释，包括机械损伤、寒冷直接损伤、局部循环障碍和电解质失平衡等假说。国外多数研究者倾向局部循环障碍假说，认为组织坏死是由于缺血。后者是因大量渗出导致血液浓缩、红细胞堆积和血栓形成。

二、冻伤的病理生理学机制

1. 产热和散热动态平衡破坏

生理调节阶段冻伤之初，人体为了调节产热与散热的动态平衡，表现为产热增加和散热减少。散热减少主要表现为皮肤血管收缩、血流减少、皮肤温度降低；产热增加表现为肌肉紧张度增强，出现寒战、代谢增高，如果寒冷持续时间较长，皮肤血管往往出现短暂的扩张，使局部血流增快，皮温回升，循环暂时得以改善。但人体为了避免热量散失，血管又随之收缩。最后为了保持中心体温，皮肤和肢端血管持续收缩。在受冻之初，各项生理功能均趋亢进。如寒冷持续过久，出现抑制而使代谢降低，心跳减慢，导致中心体温降低。当皮肤及肢端血管出现持续性收缩，皮肤和肢体末端组织就可能发生冻结。

2. 冻结反应

组织冻结阶段，当组织温度降至冰点以下时，就会开始冻结。冻结分为速冻与缓冻。

（1）速冻：如接触温度很低的金属或液体等，可以立即造成接触部位的皮肤冻结。速冻时不仅细胞外液冻结，细胞内液也冻结，形成的冰晶一般较缓冻时小。

（2）缓冻：常见的冻伤发病过程均属于缓冻。首先使细胞外液的水分形成晶体，随着时间的延长，冰晶体逐渐增大。缓冻对组织的损伤过程主要与细胞外的渗透压改变有关。当外界温度低于组织冰点时，细胞外液中的水分形成冰晶体，电解质浓度和渗透压升高，细胞内水分向细胞外大量渗出，使组织细胞脱水，蛋白质变性，酶活性降低，造成细胞内能量代谢物质的耗竭和丢失，从而使细胞线粒体的呼吸率下降，造成大量中间产物堆积，导致细胞死亡。此外，细胞外液冰晶体不断增大，对组织细胞产生机械作用，细胞间桥断裂或细胞膜破裂，细胞内容物外溢，也是造成细胞死亡的重要原因。由于损伤是在组织冻结时造成的，通常称为原发性损伤。

（3）复温融化阶段：表浅的皮肤冻结复温后，局部只呈现一般炎性反应，1～2周后痊愈。深部组织发生冻结，可发生电解质紊乱、代谢障碍以及局部微循环障碍，由于复温后冻区的血流暂时恢复，血管扩张，冻结阶段血管壁已被损伤，甚至破裂，故毛细血管通透性和渗出增加，局部出现水肿和水疱，继而出现血流减慢和血液淤滞，血液有形成分堆积，可导致血栓形成。此种复温后的改变称为冻融性损伤或继发性损伤。有研究认为，在一定条件下，冻伤组织的40%是原发性损伤，60%是由于循环恢复后继发的损伤，因此，复温的方法对减少组织损伤有重要影响，并且随着冻伤程度的加重和冻伤时间的延长，其组织病理结构破坏越严重。

第二节　冻伤对细胞组织的损伤机制

冻伤对远端肢体、手指和那些灌注减少（鼻子、耳朵）和绝缘性降低的暴露皮肤部分有损害。随着暴露皮肤温度的下降，内皮细胞损伤可导致肢体局部水肿。高黏血症和血管舒张导致血流速度减慢，导致微血栓。微血管损伤、静脉淤滞和微血栓的组合都有助于冻伤所致缺血的发生。根据暴露的程度和随后的细胞损伤，损伤可能是可逆的或不可逆的。正常皮肤血流量约为250mL/min，但在冻伤期间，血流量降至20～50mL/min以下。当温度降至0℃以下时，血流量停止。缓慢的静脉系统在动脉系统之前冻结。最初，细胞外冰晶在暴露的组织中形成。持续的冷暴露会导致细胞内冰晶的形成。细胞膜损伤导致电解质失衡。随着跨膜渗透压梯度的增加，细胞膜会破裂，导致细胞死亡。如果组织解冻，通过促炎细胞因子的再灌注，相关炎症反应可能导致额外的组织损伤。更危险的是，解冻再冷冻的额外循环会导致组织缺血和随后的血栓形成逐渐恶化。

一、冻伤局部的不同病理变化

冻伤分为 3 个区域，包括凝结区、停滞区和充血区。凝结区是最远端且通常是受伤害最严重的区域，这里的伤害是不可逆的；停滞区是中度至重度伤害的中间区域，但它是可逆的；充血区是近端区，受伤最少。大多数情况下，从冻伤中恢复可能需要 5～30d，具体取决于受伤的严重程度。

二、冻伤对组织细胞的损伤

冻伤主要通过 2 种方式对组织造成损伤，分别是直接的细胞损伤和进行性的微循环障碍导致的缺血。

1. 直接破坏细胞组织

直接损伤开始于细胞外冰晶的形成，这会使得细胞膜跨膜离子梯度发生改变，进而导致细胞内脱水，增加细胞内离子浓度、细胞内冰晶形成、细胞的机械损伤。冻结导致冰晶形成，冰晶可直接破坏细胞膜、改变离子跨膜浓度梯度进而导致细胞脱水死亡。当组织温度持续降低时，细胞冰晶扩大致细胞机械性损伤。机体对组织变冷的初始反应是血管交替收缩和扩张，扩张使局部部分复温，随之再被冻结，结果使冻伤更为严重。这是由于复温导致小动脉和小静脉短暂和初始的收缩，然后毛细血管循环和血流会短暂恢复。然而，微循环中形成的大量微血栓会很快破坏血液循环，这些微血栓和已经存在的内皮细胞损伤进一步加重血栓形成和组织缺血缺氧，进而加重组织损伤。

2. 进行性微循环障碍与炎性介质释放

冻伤、烧伤及组织缺血再灌注损伤后，普遍存在进行性微循环障碍，其导致的损伤远远严重于冻伤对细胞的直接损伤。冻伤与烧伤一样，其水疱液中的前列腺素 $F2\alpha$（$PGF2\alpha$）、血栓素 B2 水平均显著增加，血前列环素 I2 与血栓素 A2 比值下降促进血栓形成，还会导致组织水肿、血管内皮损伤、真皮血液循环停滞。与烧伤不同的是，冻伤组织在复温后血流恢复较烧伤快，中性粒细胞黏附作用较烧伤小，而血小板功能紊乱及凝血系统异常较烧伤严重。

除此之外，冻伤时由于组织脱水还会造成其他间接损害，如冰晶的形成导致电解质和脂质层的改变，微血管停滞导致血栓形成和局部缺血，复温过程中的再灌注损伤可能造成组织损伤。

三、冻伤对血液系统的影响

血液循环障碍是重度冻伤组织坏死的主要原因之一。寒冷损伤时血管内皮细胞、血流动力学、血凝系统及血液有形成分的改变一直是寒冷损伤的研究重点。

1. 血流动力学改变

有关冻伤组织血液停滞，血流减慢，组织进行性缺血的报道甚多。大鼠冻伤实验表明，冻后血液黏度、红细胞比积、红细胞聚集指数均增加，红细胞变形指数和红细胞硬度增加，使红细胞变形能力降低。上述这些改变，可使循环阻力加大，造成微循环灌流障碍，使组织缺血、缺氧而坏死。在冻伤局部，冻结或未冻结冻伤组织微血管中红细胞的超微结构均发生显著改变。有学者对大鼠实验性冻结性冻伤微血管系统超微结构进行研究，观察了大鼠后肢冷冻至 −20℃后 0h、4h、24h 及 72h 时微血管系统的超微结构改变。冻后 0h，皮下微血管系统及小动、静脉内皮细胞出现变性，少数内皮细胞发生坏死；冻后 4h，内皮细胞坏死脱落增多，并可见红细胞漏出腔外；冻后 24h，皮下和深层微血管内皮均坏死，大部分内皮崩解脱落，有的小静脉内皮脱落殆尽，而由血小板直接贴附于基底膜上形成附壁血栓；冻后 72h，除组织进一步坏死外，皮下间质中尚可见胶原纤维变性及格兰氏阴性杆菌侵入。冻伤后出血时间及凝血时间明显缩短；血小板数增加，聚集率增高；血浆血栓素 A2、纤维蛋白原及钙离子浓度明显增高，而且其变化程度与冻伤程度呈正相关。说明血液系统的改变及由此导致的血液循环障碍是冻伤病理过程中持续存在的重要因素，并直接影响病变的结局。

2. 血栓形成

血管内皮细胞损伤冻结性冻伤时，冰晶体形成及其对毛细血管和小血管的损伤，特别是对血管内皮细胞（VEC）直接和间接的损伤，导致血管通透性增加，血液浓缩，血管内皮受损，暴露的基底膜引起血小板黏附和凝集，诱导凝血机制的启动，冻区血栓形成，血管栓塞导致进行性缺血，毛细血管营养性血流减少，难免使本已受伤的细胞死亡。有研究发现，冻后 15～30min，血流逐渐淤滞；冻后 2～3h，出现明显的血管扩张和循环充血，内皮细胞损伤明显，形成碎片并与微血管的基底膜失去连续性，其后发生水肿和红细胞外渗；冻后 3d，便可见大范围组织坏死。冻伤组织中的血栓形成并不是一开始就出现的，而与 VEC 损伤有关，冻伤时 VEC 损伤为主的病理过程是组织坏死的重要原因。血管内皮细胞对维持机体正常血液循环及血管功能具有重要作用。有学者对冻伤兔耳进行了形态学观察，认为冻伤组织形态学表现完全在于 VEC，尤其是小动脉 EC。实验观察到冻结 1h 内，全部微血管网呈现内皮损伤，融化后即刻便发生血管内血小板聚集，与 EC 损伤呈密切相关，融化 10min，有少量白细胞黏附，间隙组织水肿，1h 后出现红细胞聚集，6h 后进一步加剧，出现红细胞外渗。因此作者认为，冻结性寒冷损伤的最初目标是 EC。冻伤后不仅血管 EC 的形态、结构受到了损伤，而且其生物学功能亦发生了一系列改变。实验表明，冻伤后，VEC 合成并释放的前列环素（PGI）、血管紧张素转换酶（ACE）、因子Ⅷ相关抗原和纤维结合蛋白（Fn）等均发生不同程度的改变。这些生物功能的改变直接或间接地影响血液循环及血管功能，促进和（或）导致冻伤组织血液循环障碍。

3. 凝血系统的改变

冻伤后血液凝集性增强，抗凝血机制抑制，血流止血趋势增强导致冻伤组织坏死、丢失。家兔冻伤实验中，研究人员观察到血液系统的改变：在重度冻伤 72h 后，血液中的红细胞、淋巴细胞、血球容积及白蛋白减少，而白细胞总数、中性白细胞、血小板、纤维蛋白原及抗凝血酶Ⅰ均增加，而且活化部分凝血酶时间延长，血浆凝血酶原时间缩短，凝血因子Ⅶ、Ⅷ、Ⅸ、Ⅹ、Ⅺ均增加，血小板聚集性增强，这些改变与冻伤程度有关。最近的实验证明，大鼠冻伤后，出血时间和凝血时间均缩短，血小板及血小板聚集率、纤维蛋白原含量及钙离子浓度均增加，血液中血栓素含量、T/P 比值亦明显升高。这些与血液凝固机制有关的因素的改变，使血液凝集功能亢进，血液处于高凝状态，导致冻伤组织血液循环障碍而发生坏死。

四、冻伤对组织代谢的影响

有学者认为，直接的细胞中毒反应与进行性血管栓塞是冻伤的基本病理学结果。从水疱液中发现血栓素（TXA2），为进行性皮肤缺血的观点提供了根据。研究发现，组织合成代谢在低到 7℃ 时就已停止，而分解代谢在 $-25 \sim -7℃$ 时才停止，因此长期处于低温可使组织损伤。而损伤的炎性反应受许多因素激活，炎症反应时发生的一系列生化和酶的变化，包括先是细胞磷脂分解成花生四烯酸，最终产生前列环素及血栓素和白三烯，这些血管活性物质能控制血管的舒缩，对维持血液循环起重要作用。作者还对冻伤水疱液进行了分析，发现其 TXA2 和 PGI2 的代谢产物都明显增加，但 TXA2 的代谢产物增加发生较早而且持久，伤后 4h，其含量已增加100 倍，而 PGI2 代谢产物增加 25 倍。有的实验证明，冻伤后肌肉线粒体完整性受到损伤，其氧化磷酸化功能严重障碍，肌肉中 ATP、ADP、AMP和 CP（磷酸肌酸）4 种高能磷酸化合物含量明显降低。另外，冻伤肌肉氧耗量明显减少，冻区组织静脉氧分压及氧含量明显升高等变化都表明冻伤组织代谢发生明显障碍。另有报道，冻伤后由于血液再充盈，引起有关的变化及随着氧自由基的形成，中性白细胞被激活，其他炎性物质得到释放，对组织的损伤都具有十分重要的意义。

五、冻伤对免疫系统的影响

严重创伤可导致机体免疫功能受抑，进而引起感染，多器官功能衰竭，甚至死亡。有学者以白兔为重度冻伤模型，测定兔足重度冻伤 1 ~ 4周自然杀伤脾淋巴细胞（NK）的杀伤活性、T 和 B 淋巴细胞转化及 T 淋巴细胞白细胞介素 Ⅱ（IL－2）的产生能力发现，冻伤后第 1 周 NK 活性明显下降（$P < 0.01$），第 2 周降至最低水平，第 3、第 4 周虽较第 2 周有所升高，但仍低于对照组。卢学春等采用 Wistar 大鼠冻结性冻伤模型，在冻伤前及冻伤后 4h、1d、3d 和 5d 测量 3 种免疫球蛋白（IgG、IgA 和 IgM）、2 种补体（C3 和 C4）和血清循环免疫复合物的含量；用免疫荧光标记技术检测骨骼肌中的组织免疫复合物含量；用免疫黏附法观察红细胞表面免疫复合物的含量变化。结果表明，大鼠冻伤后血清 IgG 急剧下降，冻后 4h 下降至最低值。IgA 在冻伤后 1d 达到最低。血清 IgM 浓度在冻伤后逐渐增高，冻后5d 继续上升。出现免疫复合物沉积。红细胞表面免疫复合物含量明显高于冻前，冻后 3d 达到高峰（$P < 0.01$）。研究结果表明，冻结性冻伤是一种免疫复合物相关性疾病。

六、冻伤对中枢神经系统的影响

冻伤后可引起脑损伤以及颅内压的升高。脑水肿是颅脑损伤最常见、最严重的继发损伤之一，其病理生理过程十分复杂，涉及能量耗竭、缺血后再灌注损伤、细胞因子、兴奋性氨基酸和钙、一氧化氮、氧自由基等。冻伤后脑水肿主要是血管源性脑水肿，也可合并细胞毒性脑水肿。血管源性脑水肿是毛细血管通透性增高引起脑组织水电解质、蛋白质增高，其水肿液来源于血管内液，白质的水肿比灰质明显。细胞毒性脑水肿主要是由于脑细胞受到中毒性损害所致，表现为细胞内水分增多引起脑组织包括神经元、神经胶质细胞和内皮细胞的肿胀，但毛细血管壁通透性不增高，血脑屏障完整。其特点是细胞外液间隙缩小，而细胞容积变大，水肿液来自组织间液（内皮细胞的水肿液则来自血浆）。水肿可发生于灰质，也可发生于白质。无论哪种脑水肿最终都将导致神经元不可逆性损害。冻伤后神经细胞周围出现水肿，同时伴有脑皮质冻伤灶神经元变性、坏死，微血管外间隙扩大，神经细胞和神经胶质细胞的空泡样变，局部出现组织坏死，局灶性脑出血等。也有实验证明，脑冷冻伤后有病灶周围的微血管结构改变和微血栓的形成。中枢神经系统对寒冷的表现，如运动功能的改变（丧失手指灵活性，讲话含糊不清，行走功能障碍，平衡功能障碍），认知能力下降，神经传导速度减慢，最终发展为昏迷。中枢神经系统功能出现重大变化发生在核心温度低于 35℃ 时：体温降至 30℃ 左右时易发生意识障碍、定向障碍、构音障碍、共济失调，25℃ 时脑血管自主调节功能丧失，体温每下降 1℃，脑血流量减少 6% ~ 7%。轻度低体温时寒战效应增强，但随体温进一步下降，寒战效应减弱。在 24 ~ 35℃ 的温度范围内，寒战效应会消失；在中度低体温下，肌肉和关节会变得强直。在严重低体温状态，代谢率会显著下降，因此脑对缺血的耐受性会升高，当体温低于 20℃ 时，缺血耐受性是正常温度时的 10 倍。最初阶段精细运动控制性丧失和共济失调，随后会出现反射减退、伸肌反应减弱和瞳孔反射减弱。

七、冻伤对心血管系统的影响

寒冷可直接或反射性地引起皮肤血管收缩，加之交感神经系统的兴奋、血中儿茶酚胺浓度增加以及产热反应的动员，使心脏负担加重。虽然高血压及室性心动过速发生在初期，低温直接降低心肌收缩，减少心输出量，但也可能会导致休克。休克也可能出现在复温后，由于毛细血管渗漏的液体和血浆蛋白而干扰体内钙磷平衡。局部低温不会影响正常人体冠状动脉的血流，但对冠心病患者则会增加其冠状动脉阻力，减少心肌供血，引起或加重左心室功能异常，有诱发心绞痛的危险。轻度低体温会引起心动过速和外周血管收缩而使心输出量增加；中度低体温时常出现心律失常，使心房至心室的传导变慢，PR 和 QT 间隔延长。心脏自动去极化降低，出现进行性心动过缓。但心输出量减少可被自主神经反射和儿茶酚胺释放引起的全身血管阻力升高来对抗。血红蛋白升高的血液黏滞性和局部的血管收缩性反应使血管阻力升高作用得以维持。复极异常的证据是在心电图上出现 J（Osborn）波，易在前下壁导联上出现，但应除外电解质紊乱。复温休克可导致血中乳酸达到极限，并通过功能不全的心脏循环，耗氧量增加引起心室兴奋性增加，可发生室性早搏。某些病例中患者还可能会因为严重低温而出现死亡的情况。

八、冻伤对呼吸系统的影响

寒冷对呼吸系统的影响是多方面的。冻伤后肺的损害出现最早，程度最为严重。组织病理学改变以广泛的弥漫性水肿为显著特征，在伤后 12h 即可出现，而且呈渐进性加重。同时肺组织内见广泛而严重的出血（灶性或大片状）。其次肺的组织学改变还可见有局限性肺实变、肺气肿和肺脓肿，也可见到有小叶性肺炎性改变。寒冷刺激还可造成肺静脉收缩，引起进行性肺高压，严重者可导致右心衰竭。低温会造成机体的应激反应，使组织灌注不良以及血管发生强烈收缩，组织细胞缺氧，机体物质降解不全，大量不完全代谢产物堆积引起酸中毒，同时由于组织缺氧引起大脑缺氧出现呼吸抑制，肺通气不足，从而出现呼吸性酸中毒和代谢性碱中毒，故血气指标可见 pH、HCO_3^-、PO_2 减少，PCO_2 增加。复温之后毛细血管灌注增加，大脑供氧增加，肺代偿能力恢复，SO_2 和 PO_2 开始升高，出现呼吸性碱中毒和代谢性酸中毒。吸入过冷空气可使呼吸道分泌物增多，导致支气管黏液分泌和支气管痉挛。吸入冷空气及面、躯干皮肤受到冷刺激可反射性地引起气道阻力升高，是冬季运动性哮喘发病的主要原因。当降至中度低体温时，由于气道纤毛功能受损引起的气道保护性反射减弱可能会发生误吸和肺炎。

九、冻伤对肝脏的影响

氧自由基毒性是诱发人类多种疾病的重要因素之一。氧自由基的产生和清除在正常生理情况下处于动态平衡状态，但在病理情况下，生成大量的氧自由基。氧自由基在冻伤后会给机体带来一定的损伤。丙二醛（MDA）不仅反映活性氧自由基产生的情况，而且还反映脂质过氧化的程度，间接反映细胞损伤程度。谷胱甘肽（GSH）和超氧化物歧化酶（SOD）对机体的氧化和抗氧化平衡起着重要作用，它们能够清除自由基，保护细胞免受损伤。乳酸脱氢酶（LDH）是机体能量代谢中一种重要的酶，能清除乳酸等代谢产物对机体带来的不良影响。有实验显示，冻伤引起肝脏和肾脏 MDA、GSH、SOD 和 LDH 含量都显著增高，因此冻伤严重损害肝脏和肾脏。深低温冻伤可造成肝脏的萎缩与纤维化。血清总胆红素（TBIL）、AST、ALT 在冻伤后进行性升高，白蛋白（ALB）下降，可能的原因是冻伤造成大量细胞坏死和机体出现黄疸性肝功能不全。肝实质、胆管、门静脉分支的管壁可呈凝固性坏死；肝实质中，部分肝小叶萎缩，许多肝细胞呈空泡样变、嗜酸性变、核固缩，部分毛细胆管内有胆栓存在，部分肝细胞呈灶性坏死，坏死肝细胞的毛细胆管内的胆汁外溢形成"胆湖"；肝小叶中有小脓肿存在，小叶间胆管扩张。肝门部胆管系统在冻伤后会出现严重损伤，表现为进行性的胆管坏死、狭窄、胆瘘、化脓性胆管炎等并发症。深低温冻伤可造成肝叶肝管的坏死、狭窄，甚至阻塞，但肝动脉、门静脉分支的血流保持通畅。胆管冻伤后可引起胆汁逆流入血和对肝细胞的损伤，造成血清转氨酶和胆红素升高。

十、冻伤对肾脏的影响

寒冷使肾脏通过排泄大量的肾小球滤液而导致多尿，这可能是因为血管扩张的肾血流量增加和远端肾小管重吸收水能力的降低以及对血管紧张素作用［抗利尿激素（ADH）］的抵抗，同时肾小管钠重吸收功能减弱导致尿电解质排出增加。但低温过久可导致代谢性酸中毒、氮质血症及急性肾衰竭，引起肾小球毛细血管充血、肾小管变性坏死，肾脏的缺血再灌注损伤导致肾血流量减少，尿量减少，肾小管对 H^+ 的重吸收增加，机体排钾障碍；并且急性肾衰竭使维生素 D 合成减少，影响钙从小肠的吸收。另外，冻伤应激反应使肾上腺皮质激素分泌增多，导致血糖浓度升高。

参考文献

［1］Imray C，Grieve A，Dhillon S. Caudwell Xtreme Everest Research Group. Cold damage to the extremities：frostbite and non – freezing cold injuries［J］. Postgrad Med，2009，85（1007）：481 – 488.

［2］Washburn B. Frostbite［J］. N Eng J Med，1962，266：974 – 989.

［3］Robson M C, Heggers J P. Evaluation of frostbite blister fluid as a clue to pathogene-sis［J］. J Hand Surg（Am）, 1981, 6：43 - 47.

［4］Raine T J. Antiprostaglandins and antithromboxanes in thetreatment of frostbite［J］. Surg Forum, 1980, 31：557 - 558.

［5］Marsigny B. Mountain frostbite［J］. ISSM Newsletter, 1998, 8：8 - 10.

［6］Thomas W B. Hydrocephalus in dogs and cats［J］. Vet Clin North Am Small Anim Pract, 2010, 40（1）：143 - 159.

［7］Shapovalov K G, Tomina E A, Mikhailichenko M I, et al. The role of lymphocyte - platelet adhesions, cytokines and endothelial dysfunction in pathogenesis of cold - induced lesions［J］. Patol Fiziol Eksp Ter, 2009（1）：39 - 40.

［8］王德文. 现代军事病理学［M］. 北京：军事医学科学出版社, 2002：932 - 942

第三章

冻伤的临床表现及诊断

冻伤多发生于身体的末梢部位，以足部最多见（约占一半以上），其次为手，耳、鼻、面颊也占一定比例。组织冻结后，冻区局部血流停滞，皮肤苍白无血色或呈蜡样灰色，触之冰冷、坚硬，皮肤麻木、无感觉，运动受限。冻伤损伤的严重程度取决于环境冷强度及冷暴露持续时间，伤员的健康状况与耐寒能力，防护条件及救治措施。根据临床表现和预后，一般将冻伤分为四度，即 I、II、III、IV 度冻伤。因 III 度和 IV 度冻伤较难鉴别，且早期治疗相同，有人建议将四度分类法中的 III 度和 IV 度冻伤合并，统称为 III 度冻伤，从而采用三度分类法。我国多采用四度分类法。下面按四度分类法介绍。

第一节 冻伤的临床表现及病理

一、I 度冻伤

I 度冻伤：仅伤及表皮层，常由短时间冷空气暴露或接触冷物体所致。早期症状为皮肤色白，运动正常。复温融化后皮肤呈红色或微紫红色，局部热，有轻度刺痛或烧灼感，2～3h 内出现水肿，无水疱。5～10d 内表皮脱屑，长者可持续 1 个月。7～10d 痊愈。

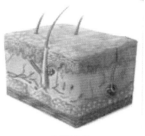

Ⅰ度冻伤

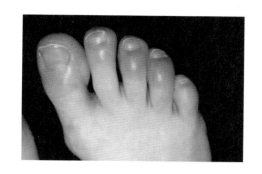

图 3-1　Ⅰ度冻伤

二、Ⅱ度冻伤

Ⅱ度冻伤：伤及表皮和真皮层。冻结状态下，皮肤呈灰白色，触之冷、硬，运动受限，感觉丧失。复温融化后，皮肤呈红色或暗红色，水肿明显，触之灼热；有较重跳痛或刺痛，持续 3~10d；融化后 12~24h 出现较大澄清浆液性水疱，往往连成片，水疱内充满橙黄色或粉红色透明液体，疱底鲜红。无感染时症状逐渐减轻，水疱干燥后形成较薄痂皮，脱痂后痊愈。病程 3~4 周，不治而愈，无组织丢失。

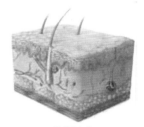

Ⅱ度冻伤

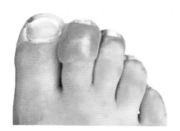

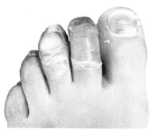

2周后

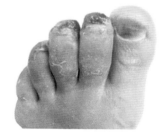

3周后

图 3-2　Ⅱ度冻伤

23

三、Ⅲ度冻伤

Ⅲ度冻伤：全层皮肤和皮下组织冻结。冻结状态下，冻区肤色苍白，触之冷、硬，无感觉，运动受限。融化后，肤色转为紫红色或青紫色，皮肤温度较低，水肿明显，一般 5～6d 后消退；感觉迟钝或消失；出现散在的厚壁血性水疱，疱底暗红，局部渗出较多。如无感染，水疱逐渐干燥，组织坏死形成较厚的黑痂，脱落后形成溃疡或瘢痕；如合并感染可导致大片组织丢失。Ⅲ度冻伤症状较严重，自第 5d 至第 4 周常见烧灼痛或跳痛，患者疼痛难忍。融化后，受冻局部运动能力暂时恢复，但水肿的形成限制运动。重度冻伤伤员常见骨－筋膜室综合征，可能是血管内皮渗漏所致。该度冻伤预后留有瘢痕，严重时可影响功能。

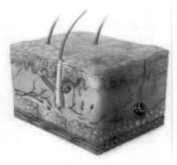

Ⅲ度冻伤

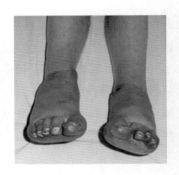

图 3－3　Ⅲ度冻伤

四、Ⅳ度冻伤

Ⅳ度冻伤：伤及全层皮肤及其下的神经、肌肉、骨骼等深层组织。冻结时肤色苍白，触之冷、硬，无感觉，无自主运动能力。一旦复温融化，皮肤呈紫蓝色或深青紫色；皮肤温度低，中度水肿，出现较晚；感觉丧失；有厚壁血性小水疱，疱液咖啡色，疱底污秽，严重时无水疱，局部渗出多；被动运动恢复，但肌肉固有功能缺失。无感染时，一般冻后 10～21d 冻区逐渐干燥变黑，组织干性坏死（木乃伊化），坏死组织自行脱落形成残端或需截肢；如合并感染，坏死组织形成湿性坏疽、气性坏疽甚至危及生命（表 3－1）。病程 2～3 个月。一般约需 45d 才能确定坏死分界线；冻—融—再冻损伤、过热复温损伤在冻后 3～5d 即可出现组织坏死，5～

10d 即可木乃伊化。

一般情况下，以Ⅰ、Ⅱ度冻伤多见，Ⅲ度冻伤较少，Ⅳ度冻伤更少。颜面部多为Ⅰ度冻伤，鼻部最易发生Ⅱ度冻伤。应注意，冻伤多两侧对称发生，部分伤员可为单侧肢体冻伤。同一伤员可有多个部位同时发生冻伤，而同一受冻肢体的不同部位常同时有不同伤度的冻伤共存。

表 3-1　冻伤的分度与伤度诊断标准

分度	临床表现			转归
	皮肤	水疱	渗出物	
Ⅰ度	潮红，轻度水肿，温度正常或略高，痒感，轻度疼痛	无	无	无组织坏死
Ⅱ度	红色或暗红色，水肿明显，温度升高，疼痛加重	大水疱，往往成片，疱壁薄，疱液橙黄、清亮，疱底鲜红	少（浆液性渗出）	无组织坏死
Ⅲ度	紫红色或青紫色，水肿明显，温度较低，感觉迟钝	较大水疱，散在，疱壁厚，疱液红或暗红，疱底暗红	较多（血性渗出）	全层皮肤或皮下组织坏死
Ⅳ度	青灰色，中度水肿，皮肤温度低，感觉丧失，肢体痛	小水疱或无水疱，疱壁厚，疱液咖啡色，疱底污秽	多（血性渗出）	全层组织坏死

Mills 等在20世纪60年代提出，将冻伤分为浅表冻伤与深部冻伤，用以替代过去的四度分类法。浅表冻伤（又称轻度冻伤）为皮肤冻伤，相当于四度分类法中的Ⅰ度、Ⅱ度冻伤；深部冻伤（又称重度冻伤）是指涉及皮下组织、肌肉、肌腱、神经、血管和骨的损伤，相当于四度分类法中的Ⅲ度和Ⅳ度冻伤。

第二节　冻伤诊断与鉴别诊断

一、深度诊断

依据冷暴露史、组织冻结—融化后伤员的症状（麻木、刺痛、跳痛、烧灼痛、压迫感或其他特殊感觉)与体征(皮肤颜色、水肿、水疱、渗出、痂皮情况、坏死分界线组织类型、有无脉搏搏动)等,确定冻伤诊断一般并不困难。伤员就诊时,如冻结部位皮肤呈绛红色或灰蓝色,提示为冻区融化后再冻;如融化后 3~5d 冻区干瘪皱缩,多为冻—融—再冻损伤或过热融化复温损伤所致。

二、面积诊断

建议采用中国九分法做冻伤面积诊断。中国九分法是以伤员自己的手掌大小为准,五指并拢时一侧手掌面积为体表总面积的 1%。体表各部位的具体面积为:头颈面积(1×9%),其中头、面、颈各占 3%;双上肢(2×9%),其中双手占 5%,双前臂占 6%,双上臂占 7%;躯干(3×9%),其中前躯干占 13%,后躯干占 13%,会阴占 1%;双下肢(包括臀,5×9%+1%),其中臀部占 5%,双大腿占 21%,双小腿占 13%,双足占 7%。

冻伤面积计算的关键,是冻伤多发部位耳、手指和足趾面积的计算。以下为这些部位面积的估计值:耳的面积占体表总面积的 0.4%;每个手指面积占 0.3%,单纯手背或手掌(不含手指)占 0.5%;足拇趾占 0.4%,第 2~第 5 足趾各占 0.15%,单纯足底或足背各占 1%,内踝面占 0.5%。这里的某些数值明显有偏差,如第 2 足趾和第 5 足趾同样占体表总面积的 0.15%,但第 2 足趾面积明显大于第 5 足趾。手指的面积估算也一样,中指面积明显大于小指面积,但中指和小指面积均占体表总面积的 0.3%。因此,需根据伤员的具体情况,对这些部位面积的上述估计值做适当调整。

三、鉴别诊断

冻伤与烧伤虽然致伤因素完全不同,但同属于损伤皮肤不同层次,其临床表现类似,很难进行分辨,需结合病史及临床表现进行鉴别(表 3-2)。

表 3-2　冻伤与烧伤临床表现鉴别诊断

分度	冻伤	烧伤
Ⅰ度	皮肤潮红,轻度水肿,温度正常或略高,痒感,轻度疼痛,无水疱,无明显渗出,无组织坏死	表面红斑状,红肿干燥,有灼烧感,无皮肤破损

续表

分度	冻伤	烧伤
Ⅱ度	皮肤红色或暗红色，水肿明显，温度升高，疼痛加重，大水疱，往往成片，疱壁薄，疱液橙黄、清亮，疱底鲜红，少量浆液性渗出，无组织坏死	分为浅、深Ⅱ度；浅Ⅱ度出现大小不一水疱，局部红肿明显，创面基底潮红，疼痛明显，创面皮温较高；深Ⅱ度出现大水疱，创面基底呈红白相间或猩红色，痛觉迟钝，皮肤温度较低
Ⅲ度	皮肤紫红色或青紫色，水肿明显，温度较低，感觉迟钝，较大水疱，散在，疱壁厚，疱液红或暗红，疱底暗红，较多的血性渗出，全层皮肤坏死	创面无水疱，深达皮肤全层，创面干燥，皮肤呈焦黄、焦黑或蜡白色，皮温发凉，痛觉消失
Ⅳ度	皮肤青灰色，中度水肿，皮肤温度低，感觉丧失，肢体痛，小水疱或无水疱，疱壁厚，疱液咖啡色，疱底污秽，血性渗出多，皮肤全层坏死	临床表现与Ⅲ度烧伤相似，损伤范围深达皮肤全层、肌肉甚至骨

四、其他诊断技术

冻伤初期，特别是患部处于冻结状态时，冻伤分度较困难。临床上，一般根据冻结部位融化后 24～72h 的症状、体征发展变化情况，进行回顾性诊断，诊断标准见表 3-1。但仅靠临床症状和体征，要在冻伤早期正确判定冻伤伤度和范围，特别是确定肢端坏死脱落或截肢的具体部位比较困难。一般冻伤后 4～5d 才能确定是轻度冻伤抑或是重度冻伤，重度冻伤后一般约 45d 才能确定冻伤组织坏死分界线，界定最适截肢部位。为此，学者和临床医师一直开展各种影像技术研究，以便能在冻伤早期准确地预测冻伤伤度和范围。目前可借助的医学影像学方法有激光多普勒血流图、红外热像图、计算机辅助诊断技术、99m 锝骨扫描术、磁共振成像等。

1. 普通 X 线照片

普通 X 线照片可确定骨、软骨和关节的损伤，但不能确定组织坏死分界线的最终部位。有作者曾试图用 ^{133}氙（^{133}Xe）扫描确定软组织损伤的范围，但 ^{133}Xe 扫描只能测定局部软组织血流，不能测定骨血流。血管造影可确定血管损伤范围，但检测经费较昂贵，且不能显现小动脉和毛细血管的影像。

2. 激光多普勒

激光波束经皮肤传入体内遇到移动的红细胞时，反射激光束的频率会发生变化（即多普勒效应），利用激光频率变化的程度与红细胞移动速度成正比的原理，可以判断血管是否畅通。此法是评价冻伤后局部血液循环状态的最好方法之一，但不能评估微循环或毛细血管功能。

3. 红外热像图法

红外热像图法（infrared thermography）是由轨道空间卫星探测地球资源图像分析技术发展而来的。该技术利用红外线辐射强度与物体表面温度成正比的原理，采用专门的红外线检测仪检测体表的红外线辐射，以数字化技术分析处理检测结果，可准确检测全身或某个部位的温度图像（不同的颜色分别代表不同的温度）。红外热像图作为辅助诊断方法，可以了解受冻部位组织代谢和血液循环状况，用于确定冻伤的伤度和范围，判断预后，评估治疗疗效。该技术为非介入性，测定时探头和电极不必附于体表是其优点。

4. 计算机辅助诊断

结合医学图像的计算机辅助诊断技术是实现医学诊断自动化及客观化的途径之一，随着医学图像检测技术的不断发展，其诊断准确性也在逐步提高。基于医学图像大数据的人工智能辅助医学诊断技术，在实现高水平客观化诊断上展示了良好的前景。基于成像的烧伤深度诊断技术通过检测受损皮肤的温度、血流等因素间接判断冻伤深度，借助计算机图像处理技术和算法研究，在一定程度上实现冻伤深度的自动化诊断。有学者利用多光谱成像技术检测冻伤创面深度，通过机器学习建立冻伤深度分类模型，识别并去除训练数据的异常值，将测试准确率从63%提高到76%；高光谱成像技术也可用于冻伤创面深度的检测，相关研究用计算机建立的线性光谱解混模型对所检测的图像进行了深度评估，展现了高光谱成像技术在创面深度诊断方面的优势。有学者利用深度学习技术对冻伤创面进行图像分割，并在专业人员的帮助下标记冻伤深度信息，以此建立模型对150张创面图像进行快速深度评估，平均准确度达到84.51%。目前冻伤创面缺乏统一的图像采集方式，数码照片虽然常用，但提供的信息有限。评估冻伤深度时所考虑的主要特征是颜色、纹理及微循环情况，因此，采集系统必须尽可能地保留这些属性。

5. 骨扫描

临床使用^{99m}锝－羟甲二磷酸钠盐（^{99m}Tc－HMPD）做骨扫描。^{99m}Tc 产生低能 γ 射线，能量仅为 142 keV。这种能量的 γ 射线既能透过躯体被显像仪器探测，又能满足对机体辐射剂量小的要求，适用于核医学临床诊断。^{99m}Tc 半衰期短（6.02h），^{99m}Tc 衰变后转变成^{99}Tc，放射性强度 1mCi（3.7×10^{10}Bq）的^{99m}Tc 衰变后生成的^{99}Tc 还不足 10^{-11}g，因此锝化学中毒的可能性极小。^{99}Tc 也是放射性核素，其辐射剂量可忽略不计；在一定 pH 条件下，^{99}Tc 可与多种含氧、氮、硫等的有机化合物或无机化合物反应生成络合物，这些络合物无毒性，在体内、外均比较稳定。骨扫描可评估软组织和骨骼的微循环，准确判断组织坏死程度，便于制定治疗计划及评估预后。Kenney 等，Lisbona 等，Mehta 等和 Ristkari 等已使用该技术确定冻伤后的截肢水平。注射^{99m}Tc 后可做早期血池像、早期骨像和晚期骨像。Ristkari 等推荐伤后 7d 做三相骨扫描，Mehta 等推荐入院后 48h 做三相骨扫描。他们发现，冻伤有 3 种类型的影像：充血血流、血池像增强，骨骼肌和软组织延迟扫描（delayed scan）影像正常；无血流和血池像，但延迟扫描的骨摄取影像正常；无血池像，延迟扫描也无骨摄取影像。其中，延迟骨扫描影像对准确确定组织坏死分界线非常有用：如延迟影像（delayed image）正常则采用非手术疗法；如无延迟影像，则表明骨骼未摄取放射性核素^{99m}Tc，建议早期截肢。Greenwald 等使用三相骨扫描确定严重冻伤伤员是否应采取保守疗法或者截肢。Cauthy 等对最终需要做指（趾）截肢的 88 例重度冻伤伤员做了回顾性分析，认为使用^{99m}Tc－HMPD 做 2 次骨扫描更便于确定最适疗法及观察疗效。四肢重度冻伤复温后 2～4d 做第 1 次骨扫描（包括组织相和骨相），以确定指（趾）最后能否保留；复温后 7～10d，对指（趾）骨放射性核素低摄取或无摄取的伤员做第 2 次骨扫描，追踪病情进展，有助于外科医师确定截肢部位。Cauthy 等认为，骨扫描法敏感性好、专一性强、无禁忌证和副作用，是评估四肢重度冻伤的最好方法之一。

6. 磁共振成像和磁共振血管造影术

由于^{99m}Tc 骨扫描法不能显示清晰的周围软组织分界线，有学者研究了磁共振成像（magnetic resonance imaging，MRI）和磁共振血管造影术（magnetic resonance angiography，MRA），用于冻伤的早期诊断。磁共振成像又称核磁共振成像（nuclear magnetic resonance imaging，NMRI），或自旋成像

(spin imaging)，是利用核磁共振（nuclear magnetic resonance，NMR）原理，依据射频脉冲信号释放的能量在人体内不同结构中的衰减不同，通过外加梯度磁场检测核磁共振产生的电磁波，即可精确地检测到原子核振动的微小差别，经计算机处理可获得反映组织结构的三维图像，这是随着计算机技术、电子电路技术和超导体技术的进步而迅速发展起来的一种成像技术。由于该技术有以下特点：①图像非常清晰、精细，对软组织有极好的分辨力。②测定本身不使用 X 线或射线，对人体无电离辐射损伤。③通过调节磁场，可得到其他成像技术不能或难以得到的图像。④氢核密度、弛豫时间 T_1、T_2 3 个成像参数可提供丰富的信息，使得人体代谢与功能研究及临床诊断更方便、更有效。使用磁共振成像/磁共振血管造影术可直接观察阻塞的血管及周围组织的图像，能在临床上出现坏死征象前精确地确定组织缺血的范围。T_2 加权影像表明，细胞膜崩解后肌肉信号增强和细胞外水分增多是细胞死亡的标志。根据细胞代谢状况判断组织是否存活的磁共振影像，适用于检测肢体肌肉较多的部位，用于确定重度冻伤的组织缺血范围，有助于在出现感染、菌血症/败血症前较早进行外科清创，防止坏死组织感染后发展成菌血症、败血症等合并症的原发病灶。Barker 等认为，尽管磁共振成像/磁共振血管造影术的检测费用较高，但做该检查有助于早期观察血管阻塞及周围组织的图像，尽早精确确定组织缺血范围，以便早期外科介入治疗，反而能缩短住院时间、节省治疗经费。目前有关磁共振成像/磁共振血管造影术在冻伤早期诊断和治疗中应用的资料尚不足，有待进一步积累。

第三节　特殊类型冻伤

局部性冷损伤又分为冻结性冷损伤（freezing cold injury），即冻伤（frostbite）和非冻结性冷损伤（nonfreezing cold injury）。临床上将非冻结性冷损伤的发病过程分为 4 个阶段，各阶段持续的时间不同，相邻阶段的症状、体征常交融在一起，不易区分。

一、冻结性损伤

1. 第 1 阶段（冷暴露中）

冷暴露温度为 0～20℃，持续冷暴露时间（1h 至 1 周）随环境条件不同而异。感觉消失是该阶段最重要的特征，典型症状为局部完全麻木，与外周部位极冷的先兆感觉不同。伤员本体感觉丧失，步态笨拙、蹒跚。本病几乎只见于足部，手部少见。开始时受累肢体皮肤呈亮红色，此后转为灰白，甚至苍白，不痛、不肿。

2. 第 2 阶段（冷暴露后）

脱离冷环境后、复温开始后或复温中（一般在复温后 1 ~ 7d）即进入第 2 阶段，该阶段持续时间短暂，多数病例持续数小时，个别可持续数日。该阶段特征为缺血组织再灌注起始时，外周血流量早期小幅度增加，受累肢体肤色特征性地由白色变为淡蓝色斑状阴影；肢体冷、麻木，不能行走或不能保持平衡，感觉与运动功能丧失。有时可见肢体开始水肿或（和）肿胀，常不能触及外周动脉搏动。

3. 第 3 阶段（充血阶段）

复温后 2 ~ 10 周进入第 3 阶段，患肢血流量增加，持续数日至数月，通常为 6 ~ 10 周。该阶段突然出现，最显著的症状是患部红、热、发亮，水肿明显，重伤员可见浆液性或血性水疱，患肢感觉恢复。另一个特征性症状为持续性剧痛，许多伤员夜间疼痛加重，可致失眠。足非冻结性冷损伤伤员足底部疼痛，典型的疼痛横跨跖骨底部，酷似跖骨痛。常用的止痛药和抗炎药不能缓解剧痛，注射吗啡仅能消除剧痛之不快，局部麻醉可使疼痛完全缓解（即使是短期缓解）。患肢血管充盈、脉搏搏动有力。以外力压迫趾尖，撤去外力压迫后，受压造成的肤色苍白持续数秒钟而非迅速消失。常见脱水，无法预测脱水的出现及其部位，但常见于感觉丧失，特别是温热感丧失的部位。临床检查可见某些神经肌肉功能缺失，肌肉无力、电兴奋性降低，冷、热刺激所致血管反射性运动活性常缺失。

4. 第 4 阶段（充血后阶段）

复温后数周、数月或数年进入第 4 阶段，该阶段持续数周到数年，甚至伴其余生。该阶段无明显的体征，炎症反应减轻，患肢温度降低、远端仍冷，60% 以上的伤员对冷刺激的敏感性增高、血管收缩时间延长。当内、外环境因素刺激引起肢体冷却时，较轻伤员的血管收缩张力正常，但去除刺激后肢体仍可持续冷数小时。部分伤员的患肢对温度持续敏感，通常仅对冷刺激敏感性增高，偶尔对热刺激敏感性也增高。持久的冷敏感性增高是非冻结性冷损伤的又一突出症状。冷暴露时诱发伴有血管收缩的持续性疼痛，可为 70% 以上伤员的主要症状。持续、明显的感觉丧失不多见，但小范围的麻木可伴伤员终生。少数重伤员可见水肿，常造成反复真菌感染；重伤员可有干性坏疽，热暴露及情绪激动时可见多汗。非冻结性冷损伤伤员可出现冻伤的所有长期后遗症。

二、非冻结性损伤

1. 冻疮

冻疮是最常见的一种非冻结性冷损伤，多见于初冬或早春季节，在长时间反复湿冷（0～10℃）环境暴露后发生。我国南方地区的气候特点是湿度较大，冬季多无取暖设施。潮湿可加速体表散热。秋末冬初及早春季节，在气温低于10℃的湿冷环境中暴露后常见冻疮发生，可持续至气温回暖后才痊愈。冻疮一般不造成永久性损害，但每年入冬后往往易复发。此外，自主神经功能紊乱、肢端血液循环不良、手足多汗、缺少运动、营养不良、贫血及一些慢性病常为冻疮的发病诱因。冻疮的原发病变为慢性真皮血管炎，毛细血管系统出现功能障碍，主要累及真皮浅层及中层，局部血管壁因水肿而显得疏松，周围有单核细胞浸润。

（1）临床表现：冻疮常见于人体暴露部位，四肢末梢和受挤压部位特别易受影响。手、足、耳、鼻等处为好发部位，尤其是手指和足趾，其次是手足边缘处及足跟、耳垂、耳郭边缘及鼻尖等处。初发时，患部皮肤呈红色或紫红色大小不一、界限不明显的淤血性红斑，按压时褪色，压力除去后红色缓慢恢复，触之柔软、冰冷，局部肿胀，可有大小不等的结节。患部温暖时感觉灼热、刺痒、疼痛（重时可出现刺痛）。病情严重时可出现水疱，破溃后形成浅表溃疡，合并感染时呈化脓性炎症，愈后留有色素沉着或萎缩性瘢痕。

（2）诊断与鉴别诊断：根据冷暴露史、临床表现，特别是损伤部位无冻结、初冬及早春季节发病、每年冬季复发的特点进行诊断。冻疮与冻伤的发病原因、临床症状和体征不同，据此进行鉴别。冻疮系长时间湿冷环境暴露引起的非冻结性冷损伤，而冻伤是较短时间严寒环境暴露引起的冻结性冷损伤；冻疮皮肤紫红、肿胀、硬结，水疱破裂可形成溃疡、糜烂，而冻伤融化前局部苍白、冷、硬，感觉麻木，融化后红、肿、有水疱、渗出。冻疮与冻伤的最大区别，就在于冻疮发生时皮肤无冻结。

（3）治疗：冻疮不治疗亦可自愈，治疗可加速痊愈。如未合并感染，冻疮一般在离开低温环境后5～7d可自愈。冻疮治疗的重点在于护理，关键应做好以下几点：①脱离冷环境，防止进一步受冷。②在温暖环境中脱掉潮湿、冰冷的鞋袜、手套，换干燥、洁净、舒适的鞋袜、手套，使患部保持温暖、干燥。③每日用温水浸泡患部，待患部自然干燥后外涂 1% 呋喃西林乳膏，或外涂 2% 硫酸新霉素霜，或 5% 磺胺嘧啶锌霜，或冻疮膏等，1~2 次/d，并包扎保暖。④抬高患肢，用温暖松软的服装覆盖使之保暖。⑤出现水疱时，等待其自然干燥、脱痂后痊愈，切勿将水疱弄破。⑥可采用红外线、超短波理疗。注意：不宜烘烤受冻部位，以免患处溃烂。年年复发者，秋末冬初需注意预防，加强局部保暖。

2. 战壕足

长时间在低温(0~10℃)、潮湿地区(如战壕或防空洞)停留，站立不动或少动，肢体下垂，体位不变所引起的下肢非冻结性冷损伤称为战壕足，因第一次世界大战中陆军在战壕中多发此病而得名，亦有人称之为"湿冷病"。部队在寒冷潮湿地区展开时，或穿胶靴在湿冷地区作业时，或靴子太紧时，汗液在靴中积聚导致足部湿冷暴露，暴露 12h 或更长时间多面临发生战壕足的危险。

(1)临床表现：战壕足主要累及足和小腿。战壕足早期的主要症状是自觉局部冷、麻木、僵硬，患足和足趾发白，行走困难。如不及时采取措施，双足将肿胀、疼痛，皮肤呈淡红色、蓝色或黑色，可有水疱，有时有渗出或出血。如血栓机化，可引起闭塞性脉管炎、骨骼肌变性坏死或蜂窝织炎，重者病变部位萎缩，可出现组织坏死、溃烂甚至露出肌腱。其病理改变为寒冷缺血引起的深部组织血管神经损伤及无菌性炎症。使用兔战壕足实验模型证实，战壕足也是缺血－再灌注损伤，战壕足选择性地损伤有髓鞘的大神经纤维，而有髓鞘的小神经纤维及无髓鞘神经纤维损伤轻微；神经损伤从肢体近端开始，随着时间的推移向远端延伸。

(2)诊断与鉴别诊断：有在湿冷环境中冷暴露，肢体下垂、体位不变的病史。除相应的临床表现外，战壕足往往有一明显的分界线(水线)，与靴中积水的高度一致，足底部分的皮肤变化与长时间浸泡在水中相似。除早期外，疼痛感觉和肿胀感觉非常强烈。战壕足是一种非常严重的疾病，若不及时治疗，往往导致截肢。战壕足早期无疼痛感，所以必须注意足部检查，以便早期发现。

(3)治疗：战壕足伤员须后送至医疗单位治疗。战壕足的治疗方法可参照冻疮的治疗，尽早开始。将病人转移至温暖环境卧床休息，除去湿冷的服装，换穿干燥温暖的服装，抬高患肢，注意局部保暖。不要让伤员用伤肢行走，不要揉搓或按摩患肢。患肢疼痛时，给予对症治疗。在护理和治疗中，应注意预防感染，减少合并症。

3. 浸渍足

下肢（主要是足）长时间浸泡在 0～10℃ 的冷水、泥浆中静止不动或缺少运动时，发生的非冻结性冷损伤称为浸渍足，多见于海员、水手和海军指战员。

（1）临床表现：浸渍足病程缓慢，大体上经历缺血期、充血期、充血后期及后遗症期。缺血期开始时足部潮红而后苍白、肿胀，足背发凉，有沉重和麻木感，尤以足底部为重，足背动脉搏动微弱或消失。复温后的充血期有时有水疱，患肢红肿，疼痛加重，重者伴有肌无力和肌萎缩。此后为充血后期，患肢肿胀和炎症反应逐渐减轻，皮肤温度下降，严重的浸渍足可造成组织坏死与脱落。后遗症期伤员患部对冷和负重较敏感、局部多汗、疼痛等症状可持续多年。缺血期：暴露于湿冷环境后不久即可发生，可持续数小时至数天。开始仅感觉局部寒冷不适，随着暴露时间的延长，足部由潮红转为苍白、轻度肿胀，足背发凉，足部疼痛、有沉重和麻木感，尤以足底部为重，足背动脉搏动微弱或消失。充血期：自伤员脱离湿冷环境后数小时开始，可持续 6～10 周。患肢红肿，足背动脉搏动明显，出现弥漫性灼痛，并不断加剧，第 10d 左右转为发作性刺痛，受热加剧、遇冷缓解，并可由多种刺激诱发。可出现水疱、血疱，皮内或皮下出血、表皮剥脱、浅表坏疽及甲板脱落，常继发细菌感染。严重者伴有肌无力和肌萎缩。充血后期：可持续数月或数年。肢体肿胀和炎症反应逐渐减轻，患肢皮肤温度下降、有冰冷感，常见雷诺征现象，严重者可形成组织坏死与脱落。后遗症期：患部对寒冷和负重较敏感，可有疼痛、多汗、关节僵硬、复发性水肿、大疱、皮肤萎缩等症状，可持续数年。

（2）诊断：有长时间在冷水、泥浆中暴露且缺少运动的病史，根据临床表现可以确诊。

（3）治疗：浸渍足的治疗方法可参照冻疮和战壕足的治疗，早期治疗，可预防感染，减少合并症。

参考文献

［1］Brody H. Medical imaging［J］. Nature，2013，502（7473）：S81.

［2］田娟秀，刘国才，谷珊珊，等．医学图像分析深度学习方法研究与挑战［J］．自动化学报，2018，44（3）：401 – 424．

［3］Li W，Mo W，Zhang X，et al. Outlier detection and removal improves accuracy of machine learning approach to multispectral burn diagnostic imaging［J］. J Biomed Opt，2015，20（12）：121 – 305．

［4］Calin M A，Parasca S V，Savastru R，et al. Characterization of burns using hyperspectral imaging technique – a preliminary study［J］. Burns，2015，41（1）：118 – 124．

［5］Parasca S V，Calin M A，Manea D，et al. Hyperspectral index – based metric for burn depth assessment［J］. Biomed Opt Express，2018，9（11）：5778 – 5791．

［6］Jiao C，Su K，Xie W，et al. Burn image segmentation based on Mask Regions with Convolutional Neural Network deep learning framework：more accurate and more convenient［J］. Burns Trauma，2019，7：6．

［7］周利安．冻伤的治疗［M］．北京：人民军医出版社，1987：97 – 116．

［8］孙景海．军队寒区卫生学［M］．北京：人民卫生出版社，2012．

［9］刘嘉瀛，杨增仁．寒区环境对健康的影响及其卫生防护//程天民．军事预防医学［M］．北京：人民军医出版社，2006：122 – 167．

［10］刘嘉瀛，李凤芝．冷环境卫生//陈宁庆．军事预防医学［M］．济南：济南出版社，2002：234 – 254．

［11］刘嘉瀛．高原环境因素寒冷损伤及其防治措施//汪海．高原军事作业医学［M］．北京：军事医学科学出版社，2010：303 – 340．

［12］Hanson H，Goldman R. Cold injury in man：a review ofits etiology and discussion of its prediction. ［J］Mil Med，1969，134：1307 – 1316．

［13］Andrew Hall M D，Kendrix Evans M D，Shea Pribyl D O. Cold Injury in the United States Military Population：Current Trends and Comparison with Past conflicts［J］. Journal of Surgical Education，2010，67（2）：61 – 65．

［14］Pilcher J J，Nadler E，Busch C. Effects of hot and cold temperature exposure on performance：a meta – analytic review［J］. Ergonomics，2002，45（10）：682 – 698．

第四章

冻伤的院前急救及转运

　　及时有效的院前急救和转运可以减轻冻伤的损伤程度，降低早期的死亡率和后期治疗的截肢率。它是冻伤患者入院后续治疗的基础，与冻伤患者治疗转归有密切联系。和平时期高寒山区是冻伤患者的多发地区，高寒山区通常地形复杂，气候变化大，冻伤的严重程度和低温强度、作用时间、空气湿度等密切相关。既往多注重患者入院后的救治工作，对院前急救和转运重视不够，主要是因为冻伤救治网建立不够完善，专科技术力量难以第一时间到达，致使院前急救和转运延误的患者时有发生。随着社会的发展和医疗资源的健全，冻伤救治网络的完善，冻伤的院前急救必将得到进一步的重视，在冻伤患者的救治中发挥作用。

第一节　院前急救

　　冻伤是人体遭受低温侵袭后发生的损伤，除了与寒冷有关外，还与潮湿局部血液循环不良和抗寒能力下降有关，气候、风速、海拔、衣着保暖也对冻伤的发展有一定的影响。迅速安全的转移后送是救治患者的最基本环节。但在高寒地区，受地理条件、气候因素的影响，给及时转运造成了不少困难。因此，当搜救到冻伤患者后除了积极转运后送，还要根据冻伤患者人数、病情及现场条件，进行必要的现场急救。

　　医疗队到达冻伤现场，发现冻伤患者后，迅速鉴别冻伤部位及程度，确定病情，对于呼吸心搏骤停或极度呼吸心跳缓慢者，应立即进行人工呼吸及胸外按压现场抢救；对于批量冻伤患者，应在搜救现场搭建临时帐篷，将患者迅速转入帐篷，进行统一鉴别诊断，以区分治疗的轻、重、缓、急和后送的先、后、快、慢。常用的现场急救措施如下：

1. 冻伤部位保温

尽早将患者脱离寒冷环境，避免低温持续作用；脱掉被冰雪浸渍湿的衣物，采取保暖措施如换干衣物、手套、袜子、毛毯等。神志清醒，病情平稳的患者可适量摄入热饮。

2. 现场快速复温

大量动物实验和临床观察证实，温水快速复温是目前救治处于冻结状态的冻伤的最有效方法。无论是就地取材化雪烧水还是携带复温设备，给生命体征平稳的冻伤患者进行现场快速复温，能改善微循环，避免冻伤休克，减少全身或局部并发症的发生，为后续专科治疗创造良好条件，降低致死率和致残率，是改善预后的有效办法，是现场急救的关键环节。1947年，Fuhrman 与 Crismon 首次报道以温水快速复温法治疗冻伤。1952 年，美军将本法列为冻伤治疗的法定方法。目前，世界各国均采用此法治疗尚处于冻结状态的冻伤。具体方法是：尽量采取快速水浴复温，将水温维持在 38～42℃，浸泡冻伤部位 2h 以上。液面应高出冻伤部位 2～3cm。当冻伤皮肤组织发红或发紫，触之柔软，提示复温完成。如果患肢有水肿，可以在热水中加入 1:1000 氯己定消毒抗炎。浸泡复温过程中，应注意保持水温恒定。可使用具有恒温功能的冻伤复温槽，也可采用添加热水的方法保持水温恒定。为了避免烫伤受冻部位，添加热水时应先移出冻伤肢体，严禁使水温超过 44℃。严禁明火直接加热容器，浸泡肢体不得接触容器壁。复温过程中，鼓励伤员活动伤肢，以促进血液循环重建。但严禁揉搓、按摩冻伤部位。当鞋靴、袜子与患部冻结在一起时，应连同鞋靴、袜子一起浸泡复温，待其融化后再用剪刀将鞋靴、袜子剪掉，切不可强行脱下。不易浸泡的冻伤部位，如鼻、面颊、耳郭等部位，可用 42℃的湿毛巾局部热敷。复温后，外涂 1% 呋喃西林乳膏或 5% 磺胺嘧啶锌霜，约 1mm厚，再用无菌纱布轻轻包扎。

3. 院内早期处理的前移治疗

一些院内常规治疗，有条件的情况下，可以前移至急救现场：①镇痛：非甾体抗炎药物能阻断花生四烯酸途径，减少前列腺素和血栓烷的产生，从而减少血管收缩，降低组织损伤。复温过程中，如果患者疼痛明显，可以使用非甾体抗炎药或阿片类镇痛药。研究表明，应每天给予冻伤患者布洛芬 12mg/kg，分 2 次使用；如果患者疼痛明显，每天最多可以使用 2400mg，分 4 次给药。阿司匹林具有抗炎和抗血小板聚集作用，被广泛推荐用于缓解冻伤时的疼痛。②吸氧：虽然辅助供氧在治疗冻伤中缺乏证据支持，但如果患者缺氧（血氧饱和度＜90%）或位于海拔 4000m 以上，在条件允许的情况下，通过面罩或鼻导管给氧，改善机体的氧气供应，对于稳定病情有一定帮助。③补液：冻伤会导致血液停滞，避免有效循环血量减少、适当补液在冻伤治疗中十分重要，同时应控制补液量。如果患者清醒，且没有胃肠反应，可选择口服补液；如果患者出现恶心、呕吐或精神状态改变，应通过静脉补充预热的生理盐水，液体可小剂量推注，以保持预热温度。在冻伤的治疗中，静脉使用低分子右旋糖酐能够通过抑制红细胞聚集和微血栓形成，降低血液黏滞度，增加体内有效循环量，改善病情。

4. 冻伤创面的保护

现场创面仅宜行简单的保护处理，以避免二次污染为主要目的，不应使用有颜色的药物，以免影响后续治疗中对创面深度的判断和清创。对于小的水疱可予以保留，大水疱仅做低位破口引流即可，尽量保留水疱皮的完整性，能对创面起到一定的保护作用。

5. 简单书写医疗病例

现场救治后应对每个患者写一份简单的医疗病例，包括性别、年龄、单位、受伤事件、初步估算冻伤的面积和深度、合并的危重体征和做过的特殊处理，以便分类安排后送和作为医疗单位的救治参考。如患者病情严重或成批人数较多，应及时向上级卫生主管部门通报，申请专科技术力量支援，实施伤员分流方案。

第二节　冻伤患者的转运

在寒区冰雪低温条件下，室外温度通常在 −30℃左右，易使伤员和救治人员冻伤、冻僵，因此高效转运伤者的工作，是冻伤患者救治的重要环节。在高寒地区，寒冷易加重伤情，普通的运输工具难以行驶。伤员长时间暴露在气温极低的寒区室外，轻则加重伤员的痛苦，重则将造成伤员残疾甚至死亡。转运伤员时应根据不同伤员和伤情，因地制宜地选择合适的搬运方法和工具。

一、冻伤患者转送的影响因素

1. 患者伤情复杂

冻伤患者，尤其是成批冻伤患者，多发生于高寒地区，伤员机体耐受性差，血液黏滞度大，微循环差，多伴有低体温和低氧血症，伤情往往较为复杂，且伤员通常被困时间长，严重饥饿、失水等易造成营养差、代谢性酸中毒等。一旦缺氧诱发肺水肿、脑水肿，极易发生多器官功能障碍，严重威胁患者生命安全。

2. 救治环境受限

高原、高寒地区地理环境复杂，道路条件及交通设施差，加之高寒缺氧、昼夜温差大、气象条件多变，有时伤员可能被大雪覆盖，给搜救工作和及时合理的医疗救治及后送都增加了很大的难度和负担。现场救治展开场地、气候环境、照明、安全防护等设施受限，限制了救治工作的展开规模。恶劣的自然条件，也对进行救援的工作人员健康和安全构成了威胁。

3. 后送影响因素多

相对于低海拔平原地区，高原地区复杂的地理条件限制了后送交通工具的运行，往往是因地制宜选择有效的交通工具，大大延长了转运后送的时间。多变的高原气候也会影响医疗物资、装备、给养的补充，在极端的气候条件下还可能严重威胁救治人员和伤员的生命安全。

二、转运前处理

1. 镇痛、镇静

一般可用哌替啶或吗啡，但有颅脑外伤或吸入性损伤者忌用，可选用地西泮。后送前应避免用冬眠合剂，以防后送途中发生直立性低血压。

2. 自动或被动融化

如果冻伤现场不能快速复温，可以使用自动/被动融化，即将患者转移到温暖的地方，同时将患肢贴近患者自己或陪护者的身体（如腋下或腹部），以便取暖。

3. 创面处理

应妥善保护创面，现场急救未经包扎或包扎不良者，应以清洁被单或消毒敷料予以包扎。切忌用塑料布包扎或覆盖创面，因其不透气，易使创面发生浸渍加速感染。

4. 补液

冻伤会导致血液停滞，循环血容量下降，适当的补液对冻伤患者十分重要，但应控制补液量，根据患者情况，可以给予口服糖盐饮料或静脉补液。尤其是重度患者和后送途中时间较长者，应准备好途中输液。静脉补液时，应补充预热后温度在 40～42℃的生理盐水，缓慢滴注。

5. 其他

有合并伤者，应予以适当治疗，如骨折应予以固定；低氧血症者予以吸氧；低体温者除了局部复温，还应全身保温复温；有浸渍的衣物、鞋袜应予以脱去，避免加重冻伤。对于重度患者，为了了解休克情况，应留置导尿。此外，为了预防感染还应根据伤情，给予抗感染治疗。

三、转运方式

冻伤伤员救治成功的关键在于早期或超早期进行快速保温复温，改善微循环，避免冻伤休克，减少全身或局部并发症的发生，为后续专科治疗创造良好条件，降低致残率、致死率。因此，现场急救后快速转运冻伤患者至专科医院是当务之急。转运轻、中度冻伤伤员时，因地制宜对转运工具无严格要求，对于重度冻伤，甚至出现休克的冻伤伤员应根据现场条件选取最有利于患者病情的转运交通工具。尽可能减少转运时间和路途颠簸，转运工具中应配备有治疗和抢救的器材及药品。有条件时首选飞机，距离在 400km 以内使用直升机，超过 400km 使用固定翼飞机。如客观条件受限，应根据当时条件，选取最佳的转运工具。

四、转运途中注意事项

后送的主要目的是使患者能顺利、安全地到达指定的医疗单位，以便接受正规的专科治疗。因此尚需要注意以下问题：

1. 统一协调

冻伤多为成批患者，具体救治措施应设置救治指挥中心，统一协调专家救治组、患者转运组及院外医疗队；分组协调合作，使搜、救、治、送等任务得到统筹安排，有序进行。分组目标明确，救治指挥中心接到求救电话后，立即通知各分队快速做好相关准备，专家组快速预定应急救治预案，医疗队快速做出反应，合理安排救治人员并同时报告指挥中心，快速协调车辆投送医疗队员到事发地，并且指导医疗队人员进行全程搜寻、救治，运送、治疗。

2. 安全防护

批量患者的整体转运过程中，安全问题十分重要，转运前应合理计划，尽量减少室外停滞时间，避免加重冻伤。应急工作中应制订成批患者运送指挥预案，如信息登记、分组运送管理、途中防护流程等模块，通过周密计划与组织细节管理，建立详细的转运流程预案，提前对运送中出现的困难有充分的估计和相对应的处置措施。

3. 注意保温、复温

4. 吸氧

飞机后送患者时，将患者横放，给予吸氧，以防止直立性低血压或脑缺血。如不能横放，起飞时患者头应朝向机尾，降落时头朝向机头，以减轻头部压力。

5. 携带必需的急救器材和药品

如气管切开包、急救药品和氧气瓶。

参考文献

[1]高钰琪. 高原军事医学[M]. 重庆：重庆出版社，2005：1-4.

[2]Deana S Shenaq，Lawrence J Gottlieb. Cold Injuries[J]. Hand Clin，2017，33(2)：257-267.

[3]李涛，郝岱峰，柴家科. 冻伤防治研究进展[J]. 人民军医，2009，52(7)：467-468.

[4]暴龙，朱清，殷智颖，等. 某部边防巡诊医疗队高原寒区救治批量冻伤的措施及体会[J]. 东南国防医药，2018，232(3)：113-116.

[5]黄梅红，杨琼，葛君. 批量患者搬迁流程管理在突发公共事件中的应用效果研究[J]. 东南国防医药，2016，18(3)：313-316.

[6]赵晓明，王远征，马晓兵. 批量冻伤伤员医疗运输车的研制与应用[J]. 临床军医杂志，2013，41(11)：1171-1176.

[7]鲁传龙，李军，高燕. 高原地区战时伤员的寻找与转移后送方式的探讨[J]. 沈阳部队医药，2012，25(5)：356-357.

第五章

冻伤的早期处理

冻伤早期处理通常是指患者经院前急救及转运送达医疗单位后的首次专科处理。处理重点是诊断伤情、复温治疗、预防感染、改善血液循环、加强伤员护理，开展辅助治疗，促进组织修复与功能恢复。主要包括：冻伤的局部处理、全身处理以及冻僵的处理。

第一节　冻伤的局部处理

一、局部复温治疗

冻伤后组织损伤的严重程度主要取决于暴露在寒冷环境的时间、组织中冰晶持续时间及快速复温。早期快速复温治疗后，组织保留多、功能恢复好、见效快，是治疗冻结状态冻伤最有效的办法。以下介绍几种常见的复温方法。

1. 温水快速复温法

温水快速复温（rapid rewarming in warm water）法是使用温水浸泡救治冻区仍处于冻结状态的冻伤，尤其是重度冻伤的最有效方法。具体方法是：将受冻肢体浸泡在 38～42℃水中，直至冻区融化、肢体远端皮肤尤其是指（趾）端皮肤红润为止，一般需 20～30min。液面应高出冻伤部位 2～3cm。大量实验已证实，浸泡水温过低不利于冻伤组织存活，浸泡水温过高可引起烫伤，使病情复杂化。因此，浸泡复温过程中，应注意保持水温恒定。可使用具有恒温功能的冻伤复温槽，也可采用添加热水的方法保持水温恒定。为了避免烫伤受冻部位，添加热水时应先移出冻伤肢体，严禁使水温超过44℃。严禁明火直接加热容器，浸泡肢体不得接触容器壁。复温过程中，鼓励伤员活动伤肢，以促进血液循环重建，但严禁揉搓、按摩冻伤部位。当鞋靴、袜子与患部冻结在一起时，应连同鞋靴、袜子一起浸泡复温，待其融化后再用剪刀将鞋靴、袜子剪掉，切不可强行脱下。不易浸泡的冻伤部位，如鼻、面颊、耳郭等部位，可用42℃的湿毛巾局部热敷。复温后，外涂1%呋喃西林乳膏或5%磺胺嘧啶锌霜，约1mm厚，再用无菌纱布轻轻包扎。

在温水快速复温过程中，冻区恢复感觉时会出现剧烈疼痛，这是正常现象，可口服布洛芬、吲哚美辛（消炎痛）等止痛。若伤员口服布洛芬等止痛药后疼痛仍不能缓解，可口服或注射镇痛药。有作者报道，连续24h硬膜外给予吗啡治疗既可选择性止痛，又可避免注射麻醉剂引起的深度镇静、呼吸抑制、恶心、呕吐等副作用，认为该法在缓解或解除冻伤复温时的剧痛方面有应用前景。

采用本法救治后，组织保留多，功能恢复好，见效快，但冻结时间长、冷冻程度重这2个因素均降低该法的疗效。复温后，如冻伤肢体远端出现针刺样感觉，皮肤色泽正常，触摸时感觉温暖，早期出现澄清的大水疱、水疱甚至扩展到指（趾）尖端等改变，表明预后良好；复温后，如冻伤肢体近端出现水肿、水疱、疼痛，而肢体远端无水肿、水疱、疼痛等变化，则肢体远端冻伤预后不良。

2. 氯己定液多次温浸治疗

该方法是1983年张中兴等提出的治疗冻区已融化重度冻伤的方法。氯己定（chlorhexidine）俗称洗必泰，化学名为1，1′-己基双［5-（对氯苯基）双胍］，是一种外用抗菌剂和阳离子表面活性剂，对多数革兰氏阳性菌和革兰氏阴性菌有杀灭作用。常使用氯己定醋酸盐（分子式为 $C_{22}H_{30}Cl_2N_{10} \cdot 2C_2H_4O_2$，分子量为625.55），其刺激性低，应用中很少出现过敏反应，但不能与其他阴离子表面活性剂混合使用，也不能与碘酊合用。配制时禁用金属制品。也可使用氯己定盐酸盐。氯己定醋酸盐和氯己定盐酸盐在20℃水中的溶解度分别为1.9g/100mL和0.6g/100mL，醋酸盐的溶解度更大些，使用中不易析出沉淀。具体温浸方法是：用40℃、1‰氯己定醋酸盐溶液浸泡冻伤部位20~30min，浸泡液面应超出冻伤部位2~3cm，2次/d，连续6d。在浸泡过程中，应注意保持浸泡液的温度（40℃）恒定，不断搅拌以使温度均匀；鼓励伤员适当活动患肢，如做搅水动作或屈伸指、趾等，以促进肢体功能恢复。有条件时最好使用涡流浴（whirlpool bath）。涡流浴可使浸泡液流动，既可使药物浓度和水温均匀，也可不断地冲洗患部，有利于无创性清除冻区表面的脱屑、痂皮和组织碎片，去除创面表面的细菌，疗效更好。不易浸泡的冻伤部位，如面部、耳郭，可用毛巾沾40℃、1‰氯己定醋酸盐溶液热敷。浸泡后，用无菌纱布轻轻拭干患肢或令其在空气中干燥，局部涂敷1%呋喃西林乳膏或5%磺胺嘧啶锌霜。将棉拭子或棉垫放在受冻指（趾）间，以免渗出液浸软损伤部位及指（趾）间摩擦，然后用无菌纱布包扎。冻指（趾）严重水肿时，在指（趾）间放置棉拭子或棉垫可压迫指（趾）血管，危及血液循环，因而不宜使用。也不使用湿辅料和凡士林纱布。研究表明，氯己定液多次温浸的治疗作用是温度与药物二者的协同作用，其主要作用是：①改善血液循环。②清洁皮肤，清除坏死组织，防止或减轻感染。③促进组织修复，加速组织愈合。

目前有氯己定葡萄糖酸盐市售（商品名 Hibiclens），美军推荐使用浓度为4%（相当于44.6mmol/L）。氯己定葡萄糖酸盐可与水互溶，使用中注意不要使其飞溅到眼睛中。曾有报道，角膜意外接触高浓度氯己定（4%氯己定葡萄糖酸盐）溶液5～15min，造成严重的角膜炎及视力的逐渐降低。如无氯己定，可使用40℃、1‰新洁尔灭溶液，或40℃、1‰度米芬溶液替代，但疗效不如氯己定溶液。

重度冻伤多发生在环境条件恶劣、防护条件较差的情况下，此刻即使是很简便的治疗方法往往也难以实施。因此，伤员就诊时，多数重度冻伤已完全融化，温水快速复温法常常失去应用时机。本法在冻区融化72h内使用有显著疗效，使用越早疗效越好，因而延长了冻伤特别是重度冻伤的救治时机，在重度冻伤治疗上有重要价值。本法亦可用于治疗冻区仍冻结的冻伤。

3. 利用体热复温

指由他人或伤员本人怀抱冻肢，利用体热复温，如将冻伤的手指放在腋下、腹部或大腿根部复暖，将冻伤的脚踝放在伙伴腹部衣服下复暖，用温暖的双手捂住面颊、耳郭直至冻伤部位疼痛恢复等。该法预后虽不如温水复温快速，但也可收到一定的治疗效果。

4. 自然融化复温

指冻伤急救时，在室温（7～32℃）下盖上棉衣、棉被、睡袋等包裹保温，使受冻部位自然融化复温（spontaneous thawing at room temperature）的方法。此外，在荒野或在高原救援过程中，或在保温掩蔽所内等待后送的过程中，或在步行后撤、乘车后送途中，常见因室内或睡袋内温暖使冻区融化引起的自然融化复温。该法复温速度明显较慢、复温所需时间明显较长，其预后明显不如温水快速复温和利用体热复温。由于组织冻结的深度不同、组织冻结的持续时间不同，伤员在被营救前、被营救及冻结组织融化过程中的活动度不同，自然融化复温的预后也不同；同时，由于室内温度变化大，自然融化复温预后差异也很大。在冻伤急救中，应尽一切努力创造条件采用温水快速复温法复温，只有在不得已时方可采用本法复温。

5. 严禁采用的复温方法

冻伤伤员急救时，严禁采用民间流传的延迟复温（delayed thawing）、过热复温（thawing by excessive heat）等错误复温方法，这些复温方法加重组织损伤，往往造成严重的组织丢失，预后极差。①延迟复温：指冻伤急救时，使用冷水浸泡、冰雪搓擦、捶打按摩等措施复温受冻组织的方法。即在温暖处，采用冷的方法，通常是在接近冻结温度的条件下复温，其复温速度明显慢于温水快速复温法，复温所需时间明显延长，预后不良。研究发现，在15℃左右时，细胞的分解代谢速度大于合成代谢速度，长时间滞留在15℃左右将造成细胞损伤，导致组织的存活时间最短。采用延迟复温方法救治冻伤时，组织温度长时间滞留在10~25℃，往往造成严重的组织丢失，预后很差。因此，严禁采用延迟复温方法救治冻伤。②过热复温：指冻伤急救时，使用篝火、炉火等明火烘烤，或使用汽车发动机废气、柴（汽）油发电机废气等干热热源烘烤，或用温度高于48~50℃的热水浸泡，实施冻伤复温的方法。过热复温常使原已冻伤的部位再添烧（烫）伤，加重组织损伤和丢失，导致多数病例出现灾难性后果，特别是使用温度为66~82℃的干热条件，如柴（汽）油发电机废气、篝火、炉火复温时。重度冻伤组织常在过热复温后第3~5d内出现末端钝平的干性坏死（实施正确的复温方法时，组织坏死出现在冻后第10~21d），过热复温后第5~10d出现木乃伊化（实施正确的复温方法时，一般在重度冻伤后约45d才能确定组织坏死分界线），导致大量组织坏死。过热复温导致伤员截肢率增高，而且常常是截肢部位更靠近身体近端的大截肢，如在手的掌指关节近端或拇指指间关节近端截肢，或在足的跖趾关节近端截肢，预后极差。因此，严禁使用过热复温方法复温冻伤组织。

二、冻伤的局部用药

确诊浅表的冻伤，无须特殊用药，温水复温后，外涂凡士林乳膏即可。中重度的冻伤组织，皮肤全层均受到不同程度的损伤，失去了屏障保护作用，易受细菌感染，而冻伤组织的坏死分界线约需 90d 才会明确，这段不活跃时期，通常需要采取严格的保守治疗，一旦冻伤组织继发感染，会严重影响预后。在冻伤早期的保守治疗中，应注意预防感染，防止水（血）疱破溃，创面尽可能做无菌包扎。重度冻伤伤员常有骨骼、软骨及关节的无菌性创面，应采取严格的无菌措施，注意无菌操作，以防继发感染。

引起感染的常见细菌有葡萄球菌、链球菌、假单胞菌和革兰阴性杆菌，偶见梭状芽孢杆菌。在耐药菌株不断增多的情况下，多数专家不主张预防性使用抗菌药物，但应做常规细菌培养和药物敏感实验，深部感染及涡流浴不能清除的感染才是使用抗菌药物的指征。有报道，冻伤 24h 内入院、全身使用抗生素预防感染的伤员，其伤口感染率（31%）几乎为局部外用弗氏菌丝素（framycetin）纱布或杆菌肽（bacitracin）软膏伤员伤口感染率（19%）的 2 倍，因此建议不要预防性使用抗生素。冻—融—再冻损伤、过热复温及合并肢体创伤时多有严重感染，可引起败血症，为避免发生中毒性休克常需截肢。在保守治疗期间，医务人员应严密观察感染情况，及时处理气性坏疽等严重并发症。

美军建议使用涡流浴治疗，在水中加入六氯酚（商品名 pHisoHex）、4% 氯己定葡萄糖酸盐或聚维酮碘（商品名 Betadine）。作者提出，使用涡流浴治疗时，外涂软膏或油膏妨碍损伤组织的洗涤，无益于冻伤治疗。亦可用 0.5% 硝酸银溶液做冻伤区域灌洗。该制剂一直用于治疗烧伤肢体表层甚至深层感染，疗效类似于六氯酚、4% 氯己定葡萄糖酸盐或聚维酮碘，可减轻疼痛和感染。

重度冻伤伤员未曾做破伤风免疫者应注射破伤风抗毒素，曾做破伤风免疫者应注射破伤风类毒素。

第二节　冻伤的全身处理

冻伤的全身处理主要针对改善体温过低，增加有效循环血容量。血液循环障碍是冻伤组织损伤的主要原因之一，改善血液循环状况是治疗冻伤的重要措施。

一、低体温治疗

低温作用下，中心体温低于35℃，称为体温过低。严重冻伤患者常伴有体温过低现象。低温会导致外周血管收缩，从而损害到四肢的血液流动，加重患肢病情，严重时会使生命重要器官活动障碍，机体代谢出现紊乱，如不能及时得到纠正可危及生命。因此，在治疗冻伤之前，低体温情况应该得到有效的治疗。复温是首选的治疗方式，在复温的基础上，注意对冻伤合并症和机体代谢紊乱的纠正。目前将低体温的复温方法分为2类，即被动复温和主动复温。

1. 被动复温

是指不通过治疗给予热量，而只是将患者送入温暖的房间，盖上毛毯或棉被加强保暖，依赖体内产热达到体温恢复。

2. 主动复温

是通过治疗措施，给患者以热量，促进其体温恢复。此类复温法又分为体外或体表复温和体内或中心复温法。①主动体表复温法：是把外来的热量直接通过体表供热给机体，包括应用电热毯、温水、热水袋、红外灯或超短波透热法给低体温患者体表加温。②主动中心复温法：是把热量输入体内，使中心层先恢复，即先提高内脏的温度。此法包括应用心肺旁路或体外旁路循环血液加温、温水灌肠、洗胃、开胸用温盐水冲击纵隔、加温腹膜透析和吸入加温的氧气等。根据体外膜肺氧合程度的不同，有多种方法可以使患者体温升高，每种方法的侵袭性都不同：体外膜氧合或静脉灌注最严重；加温腹腔或胸膜冲洗，加温静脉液和中度低温洗胃；在40℃下将躯干浸入水中以纠正轻度至中度低温。当一次浸泡一个肢体时，在中心温度达到35℃之前，不应重新浸泡另外冰冻肢体。如果在核心复温之前四肢被浸没，一种叫作afterdrop的现象就会发生，这是由于寒冷的外周血返回核心，导致中心温度骤降。如果返回的血液呈酸性，钾含量高，可能导致心律失常和血管崩溃，称为复温休克。

目前，对于复温方法的选择，多数学者认为，快速主动中心复温是较好的复温办法，中心复温恢复速度较快，可以避免体表复温时间过长引起的不良后果，如心室纤颤、心脏停搏以及复温休克。近年来，用主动中心复温法治疗意外低体温的成功报道越来越多，不少研究者采用腹膜加热透析法，方法简单，效果显著，6h 以内就可使体温恢复正常。尤其是对于有心肺功能障碍的严重低体温患者，均应采用腹膜透析中心复温法。

二、全身药物治疗

血液循环障碍是冻伤组织损伤的主要原因之一，改善血液循环状况是治疗冻伤的重要措施。轻度和小面积的冻伤多不需要补液，当冻伤深度达Ⅱ度以上且面积大于 5% 时，需要液体复苏，改善血液循环。对于局部冻伤的患者，依据患者冻伤面积、深度和体重，计算胶体和晶体补液量。通常对于Ⅱ~Ⅳ度冻伤，伤后第 1 个 24h 计划补液量为 0.5mL 胶体和 1mL 胶体每 1% 冻伤面积 1kg 体重，另外尚需补充水分 100mL 每 1% 冻伤面积。伤后第 2 个 2h 补充的胶体和晶体为第 1 个 24h 的一半，水分补充量不变。晶体首选平衡盐或生理盐水，胶体可选择低分子右旋糖酐、新鲜冰冻血浆等，水分首选 5% 葡萄糖。

1. 扩张血容量

复温后，静脉滴注 6% 或 10% 低分子量右旋糖酐，10~20mL/（kg·d），1 次/d，连续 1~2 周，具有扩张血容量的作用，冻后 24h 内应用效果最好。由于外周动脉毛细血管树明显收缩，冻伤伤员常有低血容量的情况存在，通过纠正低血容量，可增强血流、改善微循环。人们认为，静脉滴注低分子量右旋糖酐可消除或逆转红细胞聚集，减轻毛细血管床血液淤滞。

2. 血管舒张药

盐酸妥拉唑啉（tolazoline）与盐酸异克舒令（isoxsuprine，盐酸苯氧丙酚胺）通过舒缓血管平滑肌发挥作用。盐酸妥拉唑林具有舒张血管、阻断交感神经的作用，可使冻伤部位水肿快速消退、较早出现坏死分界线、减少组织丢失、缓解血管痉挛性疼痛，一般静脉内给药，亦可皮下给药，10~50mg/d，4 次/d，开始时给予低剂量。盐酸异克舒令口服给药，一般剂量为 10~20mg，3~4 次/d。丁咯地尔、萘呋胺舒张血管，疗效亦较好。

3. 钙通道阻断剂

硝苯地平（nifedipine），亦称心痛定（procardia），通过抑制钙离子内流发挥作用。硝苯地平抑制心肌和血管平滑肌的收缩过程，借此舒张主要的冠状动脉和全身动脉。口服给药，30~60mg，1 次/d。

4. 降血压制剂

利血平为萝芙木属植物的生物碱生成的酯，通过抑制交感神经导致血管舒张，增加皮肤血流，伴有脸红。口服给药，起始剂量为 $0.05 \sim 0.1mg$，此后隔日服用 $0.1mg$。有报道，动脉内注射利血平可防止冻区血管痉挛。

5. 交感神经阻断剂

酚苄明（phenoxybenzamine，dibenzyline）作用于血管平滑肌 α - 肾上腺素能受体，阻断肾上腺素诱导的血管收缩，使外周血管舒张。起始剂量为 $10mg$，2 次/d，$24 \sim 48h$ 后增加至 $20mg$，2 次/d。酚苄明引起低血压，需要增加静脉或口服液体摄入。可作为交感神经阻断药使用。有报道，硫酸胍乙啶能选择性阻断外周传出交感神经，口服给药，起始剂量 $10mg/d$。在上述药物中，有作者认为酚苄明和低分子量右旋糖酐是最有效的复温后用药。

6. 5 - 羟色胺 S2 受体阻断剂

有报道，5 - 羟色胺 S2 受体阻断剂酮色林具有扩张血管、抑制血小板聚集的作用，效果亦佳。

7. 抗炎剂

过去一直将阿司匹林作为全身抗血栓素 A_2（TXA_2）的药物使用。阿司匹林属于非固醇类抗炎剂，通过干扰组织中花生四烯酸级联反应的能力，不仅抑制 TXA_2 合成，也抑制前列腺素合成，包括对组织愈合有益的前列环素（PGI_2）。目前建议使用另一种非固醇类抗炎剂布洛芬（ibuprofen）代替阿司匹林，以抑制小血管腔内血凝块的形成。伊洛前列素（iloprost）是前列环素的一种稳定代谢产物，可显著扩张血管、抑制血小板聚集、溶解纤维蛋白原，对细胞有保护作用。伊洛前列素扩张血管可改善侧支循环，可能是其治疗冻伤的作用机制。有报道，5 名 Ⅱ 度和 Ⅲ 度冻伤伤员入院后静脉注射伊洛前列素，初始剂量为 $0.5ng/kg$ 体重，此后 3d 内增加至 $2ng/kg$ 体重，连续用药 $14 \sim 42d$。治疗 $1 \sim 3d$ 后，5 名伤员的疼痛均有所缓解，受冻区域血液灌流出现实质性改善，最后完全恢复、均未截肢。提示伊洛前列素可能是一种非常有效的冻伤治疗药。

三、抗凝与溶栓治疗

冻伤后，冻区血管内血栓形成是冻伤组织血液循环障碍的主要原因之一，因此，抗凝与溶栓可改善血液循环，减轻冻伤特别是重度冻伤组织损伤。

1. 抗凝剂

动物实验证实，肝素（heparin）可有效减轻冻伤组织损伤，明显增加兔后足冻伤组织的存活。而在临床上，冻结融化后使用肝素做抗凝治疗，不影响冻伤的自然病程。尚无证据证实肝素治疗冻伤有效。

2. 溶栓酶

链激酶（streptokinase）、尿激酶（urokinase）、蝮蛇抗栓酶（ahylysantin-farctase）及组织型纤溶酶原激活剂（tissue plasminogen activator，t-PA）等溶解血栓疗法治疗冻伤有效。蝮蛇抗栓酶具有降低血黏度、去纤、抗凝和溶栓作用，用于重度冻伤治疗可明显改善肢体血液循环，促进组织修复和功能恢复。用法为：蝮蛇抗栓酶 0.5~1.0U 缓慢静脉滴注，1 次/d，治疗7d。李凤芝等采用蝮蛇抗栓酶与磺胺嘧啶锌霜治疗实验性兔足重度冻伤，可纠正凝血和血液流变性质的异常改变、抑制血栓形成、有效改善血液循环，使冻区组织活存面积由对照组的 22.3% 明显提高至 45.2%；邸文学等将其用于 86 例重度冻伤伤员的临床治疗，能显著改善血液循环，使肢体保留长度显著增加至 96%，创面治愈面积显著提高至 89%，治愈时间明显缩短至 22.4d。血液灌注异常的 6 例手、足重度冻伤伤员，于冻后 24h 内动脉内给予 t-PA 治疗，伤员截肢率为 10%，而未使用 t-PA 治疗伤员的指、趾截肢率高达 41%，提示冻后尽早给予 t-PA 治疗可明显减轻组织损伤。也有人采用 t-PA/肝素疗法治疗重度冻伤：首次以 t-PA 0.15mg/kg 体重静脉注射，6h 内以 0.15mg/（kg·h）的速度给予 t-PA 至总量 100mg，然后使用肝素使部分凝血活酶时间（partial thromboplastin time，PTT）延长为正常值的 2 倍，治疗 3~5d，最后使用华发林治疗 4 周。研究表明，温水快速复温后采用静脉注射 t-PA/肝素方法治疗安全，可明显减少指、趾截肢（18 例重度冻伤伤员的 174 个指、趾面临截肢危险，治疗后仅 33 个指、趾部分或完全截肢）。对于持续冷暴露时间超过 24h 或冻—融—再冻损伤的重度冻伤，溶栓疗法无效。

尽管溶栓疗法很有希望，但使用溶栓药物治疗时，应监测出血时间和凝血时间，防止用药过量。如伤员有颅内损伤、脊柱损伤或其他创伤，采用溶栓疗法可能增加局部或全身出血，因此不能使用这些药物。冷损伤已引起血管壁损伤的伤员，使用溶栓药物可引起局部进一步出血，增加骨-筋膜室压力。此外，给药途径也很重要，如 t-PA/肝素动脉内给药治疗 6 名伤员，2 人并发出血；13 名伤员静脉内给药治疗均无并发症，更安全。

临床上应严格选择冷损伤伤员与对照组，在严密设计下进行溶栓药物治疗研究，以便确定适宜、安全的用药方案。

四、高压氧治疗

最早由勒丁汉姆在 1963 年使用高压氧治疗冻伤发现，增加血浆中溶解氧的含量可促进血管生成和新生血管形成，降低炎症反应。目前认为，高压氧疗法能改善红细胞流变学特性，增加受冻部位皮肤营养性毛细血管的数目，减轻组织水肿，改善氧合作用，阻断白细胞黏附，减轻脂质过氧化作用。因此，部分学者认为冻伤后尽早使用高压氧治疗的预后更好，建议将高压氧治疗作为重度冻伤的辅助疗法。但这与目前动物实验研究结果互相矛盾。如有报道，高压氧治疗不能减少兔实验性冻伤的组织丢失。也有报道，复温后立即做高压氧治疗，$2h/d$，可使组织丢失减少；如每日治疗 $1h$ 或复温 $24h$ 后再开始治疗，则对冻伤组织丢失无影响。临床应用高压氧治疗冻伤成功的病例报告确实令人鼓舞。如 1 名双足足趾冻伤的登山者做高压氧治疗，氧浓度 100%，氧气压力 $2.5 \times 10^5 Pa$，每天治疗 $90min$，共计 $28d$。治疗后使用激光多普勒血流仪和毛细血管显微镜检查发现，皮肤营养毛细血管数增多，受冻部位皮肤营养性血流改善，组织丢失减少。1 名 11 岁男孩双手 6 个手指Ⅲ度冻伤，自行采用炉火烘烤复温，并于冻伤后第 $7d$ 就医，医师接诊后给予高压氧辅助治疗（$100\% O_2$、$2.4 \times 10^5 Pa$，$90min/d$），$14d$ 后患儿完全恢复，无组织丢失和副作用；冻后 28 个月感觉完全恢复，未见成熟前骨骺愈合及干骺端硬化。还有报道，1 名女性登山爱好者手指冻伤后做高压氧治疗，除 1 个手指畸形、指尖感觉轻度减退外，其余手指均恢复正常。有作者认为，如果血液运输系统出现障碍，高压氧治疗就不可能有作用。例如动脉、静脉血管损坏，或管腔内血凝块栓塞，或血管树的内皮层严重破坏，此时无论所用氧气气压如何，氧都不能被血液循环运送至细胞，高压氧就不会显现出治疗作用。目前，高压氧治疗冻伤尚无标准，积累的少数病例还不足以确定治疗方案。在将高压氧疗法定为标准辅助治疗之前，需进一步开展动物实验研究和临床实验观察，针对损伤程度不同的冻伤，进行客观、标准（如激光多普勒血流图、$^{99m} Tc$ 三期骨扫描、磁共振成像）检查，以证实高压氧治疗冻伤的疗效。

五、抗氧化剂

维生素 E 是作用很强的氧自由基清除剂，可用于冻伤治疗。也有人给予维生素 C 口服，500mg/d，以消除或减轻氧自由基造成的损伤。

六、支持治疗

重度冻伤患者入院后应给予高蛋白、高热量饮食，补充必要的维生素和微量元素。鼓励伤员饮水以纠正脱水，可用碳酸氢钠纠正酸中毒，维持水、电解质和酸碱平衡，促进血液循环恢复和组织修复。发生血液浓缩的伤员应视尿量和红细胞压积情况，给予乳酸化的 Ringer 液 1000～3000mL，使 24h 排尿量保持在 1mL/(kg·h) 以上。冻伤伤员多伴有动脉血氧饱和度 (arterial oxygen saturation，SaO_2) 降低，给氧 24h 可恢复正常。

第三节　冻僵的处理

冻僵又称意外低温，是寒冷导致的急性全身性损伤，对神经系统和心血管损伤较重。冻僵多发生在严寒季节，在寒地野外活动时间过长，遭寒流袭击，风雪迷途或浸没在冰水中均能造成冻僵。冻僵患者在受寒冷初期有头痛、不安、四肢肌肉和关节僵硬、皮肤苍白冰冷、心跳和呼吸加快、血压增高；体温低于 33℃时有嗜睡、记忆丧失、心跳和呼吸减慢、脉搏细弱、感觉和反应迟钝；体温低于 26℃，出现昏迷、心输出量减少、血压下降、心律失常，甚至发生心室颤动。肝细胞缺氧，影响葡萄糖代谢，使血糖降低和血钾增高。寒冷影响肾小管水和钠的再吸收，使尿量增多，血容量减少。20℃时心跳停止。低温还可引起胃黏膜糜烂和出血以及胰腺炎症。若低温为时较短，体温回升时神经和肌肉的功能可以恢复；如果低温持续数小时，神经和肌肉发生退行性变，即使体温恢复正常，其功能亦难以恢复，冻僵恢复后可出现血栓形成和组织缺血性坏死。

发现冻僵患者后，首先应迅速将患者转运到温暖避风的环境中，搬动时动作要轻，以免发生骨折或扭伤。脱去患者衣物，用干燥毛毯或被褥包裹，可将热水袋或湿毛巾置于心前部，经鼻饲给患者灌入加温饮料。经上述处理，轻度冻僵者能自动复温。如果患者体温在 30℃以下，则应做全身性温水浴，把患者身体绝大部分置于水温 40～42℃的水中，并保持 10～20min。注意水温不能太高，避免血管过度扩张。复温时切忌四肢单独加温，否则肢体的冷血回流，可使人体中心部位温度下降，加重病情。无温水浴条件时，可将患者安置在暖室内，将室内温度调至 25～30℃，盖好被子，胸部和腋下放热水袋，随时观察体温。当患者清醒后，给予热饮，如果冻僵患者出现心跳停止，应就地进行胸外按压和人工呼吸。

参考文献

[1] 沈洪，刘忠民．急诊与灾难医学［M］．2 版．北京：人民卫生出版社，2013：172 - 173．

[2] 高钰琪．高原军事医学［M］．重庆：重庆出版社，2005：1 - 4．

[3] 阮仕荣．冷伤病理生理和诊治研究进展［J］．人民军医，2002，45（3）：188 - 189．

[4] 韩德志，陈向军，姚兴伟，等．驻北方高原寒区某部官兵冻伤情况调查分析［J］．人民军医，2014，57（1）：13 - 14．

[5] 孙林利，刘文军，桂婧娥，等．2019 版《荒野医学协会冻伤预防和治疗实践指南》解读［J］．中华烧伤杂志，2020，36（7）：631 - 635．

[6] 石永志，杨涛．部队官兵冬季训练冻伤的防治［J］．解放军健康，2015（6）：8 - 9．

[7] 杨帆，周其全，高钰琪，等．高原冻伤的预防与治疗进展［J］．人民军医，2014，57（1）：13 - 14．

[8] 暴龙，金兆清，殷智颖，等．暴风雪中冻伤 8 例救治分析［J］．人民军医，2012，60（7）：701 - 702．

[9] 张晓宁，陈向军，韩德志，等．寒冷损伤的病理生理及复温治疗［J］．临床合理用药，2014，7（4）：169 - 170．

[10] 薛宝升，王杨，孙海峰．冻伤诊疗研究进展［J］．创伤与急危重病医学，2014，2（2）：65 - 68．

[11] Rehman H，Seguin A. Lmages in clinical medicine：frostbite［J］. N Engl J Med，2009，361（25）：2461 - 2465．

第六章

冻伤的创面处理

冻伤创面处理最基本的原则是要迅速脱离寒冷环境，防止继续受冻；抓紧时间尽早快速复温；保护创面，避免污染，清洁创面；改善局部微循环，改善局部血运，有针对性地选择创面用药。因为深度冻伤处组织坏死，血管栓塞，局部血运差，全身用药不易到达患处，因此就控制创面感染而言，局部用药优于全身用药。本章将从以下 3 个方面进行论述。

第一节　冻伤创面药物

一、抗感染药物

深度冻伤创面的感染几乎是不可避免的。应用抗感染药物的目的是减少细菌在创面的生长繁殖，以便赢得时间使 Ⅱ 度冻伤创面自愈、Ⅲ 度冻伤创面通过植皮封闭创面。

1. 碘伏

化学名为碘络醚，是碘与表面活性剂的不稳定络合物。碘伏中的碘在水中逐渐释放，保持较长时间的杀菌作用。此外，碘载体本身也有一定的杀菌和洗净作用，目前碘伏多采用聚乙烯吡咯烷酮和碘结合成吡咯烷酮碘（PVP－I），对铜绿假单胞菌和金黄色葡萄球菌都有抗菌活性，但对细菌芽孢及真菌孢子作用较弱。剂型多用 0.5% 碘伏溶液，是冻伤创面常用药；碘伏也可作为消毒剂，并兼有清洁剂的作用，可作为外科刷手消毒剂；也可配成 1% 霜剂作为烧伤创面外用药。

该药的优点是抗菌谱较广，毒性低，无刺激性，价廉，使用方便，适用于各种冻伤创面。缺点是原液稀释后稳定性差，每天可减少有效碘50%以上，故应现配现用。

2. 磺胺嘧啶银

磺胺嘧啶银是由硝酸银与磺胺嘧啶反应合成的，为最常用的冻伤创面抗感染用药。用药方法：可用蒸馏水配成10%～20%的糊剂涂于体表（涂药前需将上次涂敷的药物去除），也可制成含1%磺胺嘧啶银的冷霜作为半暴露或包扎用药，Ⅱ度和Ⅲ度冻伤创面皆可应用。该药杀菌范围广泛，对G$^-$杆菌作用更强，尤其对铜绿假单胞菌（绿脓杆菌）、变形杆菌和大肠杆菌效果更为显著，对真菌也有一定作用。磺胺嘧啶银遇体液后可缓慢分解成银离子和磺胺嘧啶，带正电荷的银离子被带负电荷的细菌吸附至表面，穿过细胞膜，与细菌体内去氧核糖核酸（DNA）结合，使细菌丧失繁殖能力；磺胺嘧啶也对细菌有抑制作用，从而达到抑菌或杀菌的目的。该药无毒性，对创面无刺激性，且对焦痂有一定穿透能力。

该药的缺点是银离子易还原，还原后变黑污染床单、被罩和衣服。也有大约5%的病人用药后发生粒细胞减少，停药后可自行恢复。此外，银离子不仅能与细菌内DNA结合，也能与上皮细胞的DNA结合，从而抑制上皮细胞再生，不利于创面愈合。

3. 氯己定（洗必泰）

一般制成氯己定盐酸盐、醋酸盐、葡萄糖酸盐。通常配成0.1%～0.5%氯己定溶液，对G$^+$球菌和G$^-$杆菌都有抗菌作用，其作用机制为破坏细胞膜，抑制脱氢酶的活性。1%的氯己定溶液可在5min内杀死铜绿假单胞菌、大肠杆菌、变形杆菌及金黄色葡萄球菌，作为消毒剂已在国内外应用多年。与0.5%硝酸银合用或与1%磺胺嘧啶银配成霜剂，比单一用药效果更佳。

该药的优点是性能稳定，毒性低，刺激性小，多用于消毒剂或创面清洗剂。

4. 复春散Ⅰ号

复春散Ⅰ号的主要成分为黄连、黄檗、大黄、乳香、没药、冰片、鱼腥草、血竭、延胡索等，具有清热解毒、活血化瘀、消肿止痛、杀菌消炎、除腐生新、收湿敛疮、促进肉芽组织及皮肤缘快速生长的作用。高峰等将150例局部冻伤患者随机分为治疗组和对照组，分别给予复春散Ⅰ号混悬液（复春散Ⅰ号用蒸馏水调制出混悬液，比例为10g∶50mL）涂创面和碘伏包扎。治疗组每日用药 1 次，对照组每日换药 1 次。结果显示，治疗组和对照组非手术愈合率分别为 92.00% 和 78.67%，愈合时间治疗组优于对照组。

5. 灵芝三萜纳米凝胶

三萜类化合物是灵芝的主要药理成分，是灵芝发挥抗炎、镇痛、镇静、抗衰老、毒杀肿瘤细胞、抗缺氧等作用的主要功效成分。沈成英等采用高压均质法制备灵芝三萜纳米混悬剂（GT-NS），然后进一步制成凝胶剂，增加了药物的皮肤滞留量，提高了药物在皮肤局部的生物利用度。Shen 等制备了纳米脂质载体（NLC）的灵芝三萜（GTs）外用凝胶，发现与灵芝三萜乳胶剂相比，GTNLC 凝胶在治疗冻伤方面具有更优越的效果。其还通过研究表明，超声治疗（TUS）可以有效地提升灵芝三萜纳米凝胶的局部释放，并且可提高对冻伤大鼠的治疗作用。

6. 磺胺嘧啶锌

为合成抗生素，白色粉末状。和磺胺嘧啶银作用相似之处为亦与细菌体内 DNA 结合，对 G^- 与 G^+ 菌皆有杀菌作用，但其抗菌活性不如磺胺嘧啶银。通常配成 1%~5% 的霜剂，刺激性小，涂在创面上，可行包扎，也可涂单层纱布半暴露。该药的突出优点是可为创面修复提供必需的锌离子，有利于创面愈合。

7. 喹诺酮类银盐

喹诺酮类药物第一代产品为萘啶酸，第二代产品为吡哌酸，第三代产品为诺氟沙星。具有广谱杀菌作用，尤其对铜绿假单胞菌更为有效，通常应用霜剂。氟哌酸银对铜绿假单胞菌的杀灭作用比磺胺嘧啶银大数倍至数十倍。甚至当已形成创面脓毒症时，应用氟哌酸银也有效。

8. 重组人表皮生长因子联合纳米银敷料

表皮生长因子（EGF）可以促进上皮细胞、成纤维细胞等的增殖、分化和迁移，促进新生肉芽组织形成和伤口的再上皮化，加速皮肤组织创伤的愈合。纳米银敷料是应用纳米技术，将 25nm 银颗粒（纯天然矿物质）种植在棉纤维上精制而成的抗菌敷料，具有强稳定性、无耐药性，而且更有利于创面渗出和引流。重组人表皮生长因子（rhEGF）和纳米银敷料联合应用既可以保护创面，又能充分发挥杀菌作用，促进组织修复，加速冻伤创面的愈合。何洪彬选取 40 例冻伤面积占全身体表面积（TBSA）的 1%~8%，深度为Ⅱ～Ⅳ度的冻伤患者，经过早期复温、抗炎、溶栓、清洁创面等治疗后，距离创面 5cm 左右均匀喷洒 rhEGF 外用溶液，再将纳米银敷料覆盖创面，1d 换药 1 次。每次换药前先用无菌纱布轻轻去除创面分泌物，再换药和更换新的纳米银敷料，直至创面愈合。此种方法较传统外用药包括一些冻疮膏、磺胺嘧啶银等，创面完全愈合时间缩短、创面治疗后分泌物及炎性反应消失时间缩短、创面愈合后瘢痕增生情况减轻、治愈率明显提高。

典型病例

患者，男，31 岁。观察单位：空军军医大学第一附属医院。

临床诊断：液氮冻伤 10% Ⅱ度。

治疗经过：患者因液氮冻伤全身多处伴疼痛 3h 入院，入院后查创面表皮完整，呈褐色，创面无明显渗出，创周组织无明显水肿，无水疱形成，创面触痛不明显，给予全身抗感染及支持对症治疗，创面应用重组人表皮生长因子联合纳米银敷料包扎治疗，隔日换药，伤后 2 周创面基本愈合（图 6 - 1）。

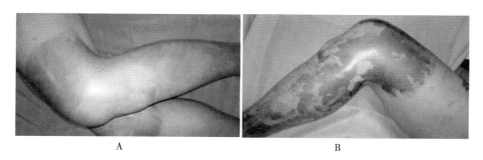

| | A | | B |

图 6 - 1　液氮冻伤左下肢创面

A. 冻伤后 1d；B. 重组人表皮生长因子联合纳米银敷料治疗 2 周后，创面已基本愈合

二、促生长药物

1. 生长因子

目前已发现多种细胞生长因子可能有促进创面愈合的作用，其原因是它们参与了炎性细胞的趋化、细胞的增殖、基质的沉积、结缔组织的形成等创面愈合过程中的有关环节。

生长因子有：①表皮细胞生长因子；②成纤维细胞生长因子；③转化生长因子；④血小板衍生生长因子；⑤胰岛素样生长因子等。这些生长因子虽然都可能具有促进创面愈合的作用，但都不具有抗菌作用，应用时应与具有抗菌作用的药物同时使用，才能最大限度地发挥其促进愈合的效应。

2. 硝酸甘油软膏

硝酸甘油为血管平滑肌松弛剂。其释放一氧化氮（NO），激活鸟苷酸环化酶，使平滑肌和其他组织内的环鸟苷酸（cGMP）增多，导致肌球蛋白轻链去磷酸化，调节平滑肌收缩状态，引起血管扩张，改善局部血运，促进生长。Verma P. 对 22 例临床确诊为重度冻伤的患者局部使用 0.2% 硝酸甘油软膏，其中 18 例患者在治疗后第 1 周内病变消退，2 周内完全消退；2 例患者出现复发，经过另一个疗程的治疗，病变消退；另外 2 例患者 2 周内病变消退，在第 3 周完全消退。因此，0.2% 硝酸甘油软膏可能会是一个很有前途的冻伤治疗替代药物。但在病程较长的患者中，其作用反应迟缓。另外，Verma P. 还指出，0.2% 硝酸甘油软膏可以安全有效地用于小儿冻伤的治疗。国内还未有文献指出将 0.2% 硝酸甘油软膏用于冻伤的治疗，因此还需进一步开展药物研究和临床实践工作。

3. 生长激素

生长激素（GH）是由腺垂体前部嗜酸性细胞合成分泌的，由 191 个氨基酸组成的单链多肽。

生物学效应主要在于它是一种合成激素，减轻冻伤后的分解代谢，增加组织对氨基酸的摄取，促进蛋白质合成，改善氮平衡，增加脂肪利用，减少肌肉内游离谷氨酰胺的流失，加速创面愈合，可能降低死亡率。GH 对蛋白质代谢的影响主要是通过 IGF-1 调节，GH 刺激肝合成释放 IGF-1，IGF-1 对肌肉有很强的合成代谢效应，抑制蛋白质分解，增加氨基酸摄取和细胞增殖。

rhGH 可以上调全身及创面局部的 IGF-1 及其受体水平，GH 和（或）IGF 能促进细胞有丝分裂，刺激表皮细胞组织重塑所需的结构蛋白，刺激成纤维细胞增生，增加创面胶原含量及抗张强度，加速移植皮片的上皮再形成。rhGH 还能改善机体免疫功能，GH 和 IGF 能被免疫活性细胞合成分泌，这种内源性内分泌和旁分泌比外源性来源要多，刺激免疫活性细胞增生，增强 NK 细胞的活性，促进粒细胞和巨噬细胞的吞噬功能，从而改善机体的免疫功能。

rhGH 的用法：每日上午皮下注射 1 次，推荐剂量为 0.1~0.2mg/（kg·d）或 0.3~0.6U/（kg·d），由于 rhGH 价格昂贵，国内按成人 16U/d 进行临床观察，也可取得明显疗效，尤其是局部上皮生长能力明显增强，创面愈合时间缩短，头皮刃厚供皮区 3d 即见愈合，切痂植皮创面愈合时间也提前。病人精神好转，食欲增强。

rhGH 的副作用：若用药过度，会出现甲状腺功能减退、血糖升高、水钠潴留。

4. 含锌（Zn）制剂

Zn 是体内 300 多种酶不可缺少的成分，广泛参与核酸与蛋白质代谢和细胞复制等基本生命过程，是胶原蛋白生物合成的复合因子，在促进创面愈合和组织修复方面是必需的。而大面积冻伤后由于创面渗出 Zn 增多，尿排 Zn 量大、入量减少，Zn 在体内重新分布，使血清 Zn 明显降低，而创面修复对 Zn 的需求量增加，Zn 的降低必然会导致创面愈合的延误。

创面补 Zn 是促进创面愈合的重要途径。既往多用氧化锌或硫酸锌，持续在创面上释放 Zn，以满足上皮修复所需的 Zn 离子。20 世纪 70 年代磺胺嘧啶锌问世以来，被广泛应用在烧伤创面，以提供 Zn 离子。然而单用磺胺嘧啶锌抗菌力不够强，利用磺胺嘧啶锌、磺胺嘧啶银再加上助渗剂配制的银锌霜则满足了创面补 Zn、抗菌及向组织深层渗透的需要，经实验研究的对比和临床应用均证明银锌霜是良好的创面外用药。

三、多功能敷料的应用

皮肤是人体最大的器官，屏障保护作用是最主要的作用之一，冻伤后皮肤屏障严重受损，外界细菌入侵，机体营养物质快速丢失，均能危及患者生命。因此，出于保护创面，降低感染风险，减少蛋白、水分经创面丢失等目的，都需要敷料覆盖创面。随着科学技术的不断进步，创面敷料的性能不断提高，不仅能保护创面，有的敷料还具有止血、抗感染、促进创面愈合等作用。本节对于临床常见的创面敷料做简要介绍。

1. 纳米银离子敷料

银离子能有效抑制和杀灭包括细菌、真菌和霉菌在内的数 10 种微生物而不会产生耐药性，被广泛应用于创面抗感染治疗。纳米银敷料是将纳米级银颗粒均匀附载在无菌医用纱布上形成的一种抗菌敷料，与传统的磺胺嘧啶银比较，纳米银敷料不仅能有效抗感染，还消除了磺胺成分过敏和银离子过度沉积的缺点。纳米银敷料可以用于浅度冻伤创面的治疗。同时，银对于机体的毒性作用也不能忽视，烧伤患者由于创面面积较大，使用纳米银敷料后，部分器官会有一定程度的银残留，对于长期大量使用纳米银敷料还需进一步研究验证。

2. 壳聚糖敷料

壳聚糖是天然聚合物甲壳素部分脱乙酰基产物，具有良好的组织相容性和生物可降解性，且具有一定的抗菌作用。研究发现，壳聚糖对大肠杆菌和金黄色葡萄球菌有抑制作用，通常认为这是由于壳聚糖的阳离子特性作用的结果。另外，壳聚糖作为载体可以复合多种药剂，来增加壳聚糖敷料的创面治疗作用。目前常见的是将纳米银类的抗菌剂与壳聚糖敷料复合，来增强敷料的抗菌作用，动物实验表明，壳聚糖基的纳米银抗菌复合敷料体现出良好的抗感染作用。壳聚糖敷料本身具有良好的吸水性和透气性，在创面治疗中有广泛的应用，壳聚糖基的复合敷料在未来的创面处理中会有更广阔的应用空间和研究价值。

3. 藻酸盐类敷料

藻酸盐类敷料最显著的特点是具有极强的吸湿性，特别适用于渗出量大的创面。研究表明，藻酸盐敷料可以吸收接近自身重量 20 倍的渗出物，同时敷料中的钙离子和渗出液中的钠离子发生离子交换后，在创面表面形成一层藻酸钠凝胶，不仅能阻碍细菌进入创面，还能够维持创面的湿润环境，促进创面愈合。也正是由于藻酸盐类敷料强大的吸水膨胀性，使创面贴附性较差，需要辅助固定，大面积冻伤患者使用时操作较为困难。对于干燥的或Ⅲ度焦痂等渗出少的创面，藻酸盐类敷料同样不适用。

4. 负压材料

负压治疗能有效改善创面环境，临床根据不同创面，可以选择不同的创面填充敷料以达到更好的治疗效果。对于污染少，渗出少，细菌培养阴性的创面用普通医用纱布覆盖填充，创面自黏性半透膜封闭，连接负压源后进行负压引流治疗即可。当创面细菌培养阳性时，根据培养结果可选择纳米银抗菌纱布或溶葡萄球菌酶杀菌纱布等具有抗菌效果的纱布填充。医用纱布或抗菌纱布，对面积较大、较深的创面，如大面积褥疮、坏死性筋膜炎、严重的糖尿病足等治疗效果欠佳。因此，当创面污染较重，渗出较多，存在明显感染和潜在的深部腔隙时，需要选择引流效果更好的泡沫敷料。目前常见的医用泡沫敷料是聚氨酯和聚乙烯醇敷料，结合创面清创能将深部的坏死组织彻底清除，促进肉芽组织生长，显著改善创面环境，提高创面修复的效率。

典型病例

患者，男，47岁。观察单位：空军军医大学第一附属医院。

临床诊断：右足冻伤2% Ⅱ～Ⅲ度。

治疗方法：患者主因右足冻伤4d入院。查右足自跖骨部位向远端为冻伤创面，五趾末梢发黑、质硬，周围皮肤部分表皮脱落，创基紫黑，少量渗出，肿胀明显。给予全身抗感染及支持对症治疗，入院后第3d给予手术清创，见创面深达脂肪层，可见大量栓塞小血管，右足五趾远端2/3皮肤发黑，近端部分血运存在，但温度不佳，充血反应不灵敏，清除足趾掌侧软组织可见创面深达趾骨，暂时保留背侧皮肤及足趾趾体，即行VSD治疗。治疗1周后，给予再次手术清创，右足五趾沿掌趾关节离断，右足跟部仍有部分坏死组织，给予浅削痂，继续行VSD治疗，治疗11d后，给予第3次手术，术中打开负压材料后，见右足创面肉芽组织新鲜，呈鲜红色，再次反复冲洗创面后，头部切取刃厚皮片，行自体皮片游离移植，缝合固定，负压材料封闭固定右足跟植皮区。术后5d打开植皮区敷料查看创面，皮片完全成活；术后1周拆线出院，术后复查皮片成活良好。

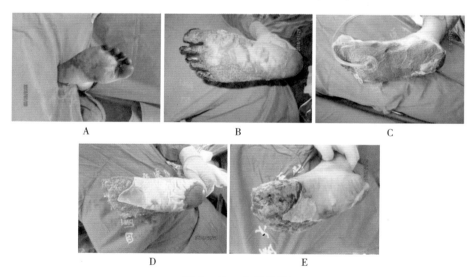

A   B   C

D   E

图6-2　右足冻伤

A. 术前；B. 切除坏死组织后；C. 负压治疗；D. 治疗18d后创面肉芽组织新鲜；
E. 植皮术后1周皮片成活情况

5. 生物海绵

生物海绵的基本成分主要是蛋白胶原，具有良好的可降解性和组织相容性，最早是用于创面止血。随着创面敷料的不断发展，以生物蛋白海绵为载体，附载纳米银离子的抗菌型生物海绵、附载成纤维细胞生长因子促进创面愈合的复合型生物海绵等在临床上均体现出良好的治疗效果，尤其是对于冻伤后期小面积的残余创面，复合型生物海绵体现出显著的治疗效果。

6. 泡沫类敷料

泡沫类敷料的主要成分是聚氨酯和聚乙烯醇，表面疏水，富有弹性，可塑性强，主要用于腔隙性创面和预防压力性溃疡，如压疮的防治、气管切开伤口换药、腹腔引流管周围的皮肤护理。近年来，有人将泡沫类敷料用于游离皮片移植术中，中厚皮片供皮区也取得了良好的疗效。也有报道指出，泡沫敷料在浅度冻伤创面的治疗中能缩短愈合时间。

7. 硅胶敷料

硅胶的理化性质稳定，在临床中有广泛的应用，动物实验和临床观察都发现硅胶敷料具有促进创面愈合的作用，但具体作用机制还不明确。由于硅胶的安全性很好，虽然机制不明，临床上仍有不少医生将其用于浅度冻伤创面的治疗。

8. 藻酸盐敷料

20世纪80年代初，藻酸盐敷料在临床开始使用。由于藻酸盐具有柔软、吸湿性强、与创面不形成粘连等优点，逐渐被临床广泛使用。大量临床研究表明，藻酸盐敷料能促进创面愈合，其主要作用机制包括：①保持创面环境湿润。②可在创面局部形成低氧、微酸环境。③敷料不与创面发生粘连，避免换药时对创面造成二次损伤。

9. 水胶体敷料

是在临床应用较为广泛的创面敷料，主要成分是聚氧化乙烯等几种人工合成的聚合物。水胶体敷料的特点是能保持创面湿润，具有一定的吸收渗液的能力，对于有较多坏死组织残留的创面，可以促进创面坏死组织溶解脱落，从而改善创面环境，降低创面感染风险。水胶体敷料本身具有一定黏性且裁剪方便，因此使用简单方便，临床广泛用于中小面积烧冻伤创面、手术切口、慢性溃疡和压疮等。

第二节　冻伤创面的处理

创面处理必须根据伤员的全身情况，冻伤面积、深度、部位、感染程度等情况，因时、因地灵活掌握。

一、包扎疗法

创面清创以后，用敷料覆盖包扎起来谓之包扎疗法。

1. 包扎疗法的作用

①将初期的渗液和以后的分泌物吸收至敷料上，起到引流作用；②保护创面，避免外伤或污染；③渗液或分泌物不会沾湿被褥或床单，从而保持周围环境相对干净；④创面不干燥，能减轻疼痛；⑤减少创面水分蒸发速率；⑥创面在微潮的状态下，可保持或恢复处于间生态组织的活力；⑦局部温度较高，可降低暴露所致的低温代谢反应，有利于创面愈合；⑧包扎后便于搬动，减少护理工作量。

2. 方法

（1）清创后用消毒纱布或浸透抗菌液的纱布贴附创面，展平后环形缠绕于肢体，边缘要超过正常皮肤 3～5cm。

（2）将多层干纱布覆盖其表面，外加脱脂棉垫更好，均匀加压包扎。根据创面渗出多少决定敷料的层数，以浅Ⅱ度为主的创面渗液最多，包扎后敷料的厚度应达 3～5cm；偏深的深Ⅱ度和Ⅲ度创面表面渗液较少，厚度 2～3cm 即可。

（3）包扎时敷料应铺平，压力要均匀，由远端向近端缠绕绷带。即使远端没有冻伤，亦应一并包扎，避免近端加压包扎后肢体远端因静脉回流障碍所致的肿胀。因包扎的敷料较厚，起到了制动作用，若无骨折或脱位，敷料外不需夹板或石膏外固定。

（4）包扎时应注意把各关节保持在对抗挛缩的功能位。如双髋关节外展；膝关节伸直或微屈；踝关节背屈；足趾间以纱布隔开防止趾间粘连；双上肢外展；肘关节伸直，若只是腕背深度烧伤，则腕稍掌屈；手指应分别伸直位包扎，保持掌指关节屈曲、指间关节伸直，拇指外展，对掌位。

3. 更换敷料时机

（1）包扎后数小时有时可见渗液湿透敷料（尤以浅Ⅱ度为主的创面更

甚），若为部分浸透，可在局部加棉垫继续加压包扎；若浸湿范围广或被大小便污染，则需去除全部外层敷料，保留最内层敷料，重新用纱布和棉垫包扎。

（2）首次更换敷料的时间依不同情况而定。若创面污染较重，为 2d 左右；较清洁的深Ⅱ度和Ⅲ度创面为 5d 左右，较清洁的浅Ⅱ度创面 1 周左右；需要切（削）痂的创面，术前 1d 观察创面，进一步判定手术范围，同时备皮，然后再包扎。

（3）包扎过程中若出现体温和白细胞升高，疼痛加重或通过敷料可嗅到创面有恶臭，表明创面出现感染，需立即更换敷料。以后可根据创面分泌物的多少决定换药时间。

4. 内层覆盖物的选择

当前应用最多的创面内层敷料是浸有抗菌液体的湿纱布或油纱布（油质不能多）。也有将磺胺嘧啶银霜涂在内层纱布上，外裹敷料包扎。霜剂涂多了不容易保痂，早期不宜应用。待到开始溶痂时应用较好，能促进坏死组织脱落。

近年来大量的各种类型的生物敷料和抗感染新型敷料的研制成功，改变了内层敷料的单一性，丰富了创面治疗的手段，它们各自在减少水分蒸发、改变创面过酸环境、改善局部免疫功能、加强抗菌活性、促进上皮细胞生长、减少创基与敷料粘连和减轻疼痛等方面都有着各自不同的优越性，但也存在免疫排斥、对创面渗出的吸附性、对皮肤的致敏性等缺点。生物敷料的主要作用机制是作为暂时性皮肤替代物短时间内起到保护创面，减轻换药痛苦，给创面创造一个微湿、低氧的环境，抑制细菌繁殖，促进创面愈合。使用最多的胶原类生物敷料，具有良好的顺应性，覆盖在创面上可以阻止水分丢失，保护创面，不干扰创面的愈合进程，是较为理想的皮肤临时替代产品，相信随着技术的进一步成熟，将会得到更加广泛的应用。

近年来，负压伤口治疗（negative pressure wound therapy，NPWT）在临床越来越广泛地应用于临床伤口治疗中，适合多种急、慢性创面，尤其是对于复杂的严重感染创面，能起到显著的治疗效果。NPWT 主要通过增加创面血流，减轻创周炎症反应，充分引流创面渗出和降低创面细菌含量等作用改善创面微环境从而促进创面愈合。大量临床实践证明，NPWT 对于坏死性筋膜炎等严重的皮肤软组织感染具有独特而显著的治疗效果，被誉为具有里程碑意义的一种创面治疗技术。

二、暴露方法

暴露疗法就是在治疗过程中将创面裸露，不用敷料覆盖或包扎，靠渗液或坏死组织干燥形成的痂皮暂时覆盖创面。

1. 暴露疗法适用于以下几种情况

（1）头面、颈、躯干、会阴、臀部冻伤，这些部位不容易包扎，包扎后敷料也易松动或被分泌物、排泄物污染。

（2）天气炎热，尤其在湿热环境中。

（3）成批冻伤或战时，敷料一时供应不充足。

2. 实施暴露疗法应注意的事项

（1）保持环境温暖干燥：室温要求 $28 \sim 32℃$ ，相对湿度 40% 左右。南方湿热时间较长，可利用除湿机促进室内空气干燥。

（2）保持房间清洁：注意房间消毒，防蝇、防蚊，减少人员流动。如果条件允许最好取消陪伴，探视人员通过外走廊，尽量减少室内人员穿梭往来。经济条件较好的单位可安装层流净化间，也可设置空气净化机，使室内空气保持清洁。

（3）定时翻身：循环稳定后，为了防止创面受压时间过长，需定时翻身，用体位垫保持体位；背、臀部亦被冻伤者，应睡翻身床，每 4h 翻身 1 次。注意每次翻身前垫好小棉垫，将髂骨、骶骨等骨隆起处悬空，谨防压出褥疮；将双肩前垫高，减少胸廓压力，利于俯卧时呼吸运动。每次翻身后需更换被渗液或分泌物浸湿的纱布垫，擦净创面再涂药。尤其是眼、口角、腋、会阴等处，应随时清理，保持清洁、干燥。

（4）悬浮床的使用：近年来悬浮床的优越性逐渐为人们所认识，尤其适用于大面积冻伤病人暴露疗法。其突出的优点是：①仰卧悬浮床上有漂浮之感，身体各部位受力均匀，绝无褥疮发生；②干燥的热气流促进创面干燥，不必翻身，创面始终结痂良好；③床体温度可调，恒温环境有利于减轻烧伤病人高代谢反应；④有明显的杀灭细菌作用，杀灭 G^- 杆菌作用尤为明显。应注意的是，睡悬浮床水分丢失多，根据以往的经验，烧伤早期睡悬浮床创面蒸发量增多，每日需额外补充水分 (40.93 ± 7.43) mL/1% 冻伤面积。

（5）创面涂药。Ⅱ度创面：涂成膜剂、成痂的中药制剂、磺胺嘧啶银糊剂、磺胺嘧啶锌糊剂、0.5% 碘伏等，以减轻创面感染，利于创面愈合。

Ⅲ度创面：涂磺胺嘧啶银糊剂，可促进焦痂干燥，保痂效果最好。推迟焦痂液化时间，以便有计划地进行切痂或脱痂植皮。

3. 包扎疗法和暴露疗法各有利弊，以下各点可供选用时参考

（1）战时冻伤面积大者多用暴露，小面积冻伤则多用包扎。

（2）浅Ⅱ度可包扎，深Ⅱ、Ⅲ度冻伤，除小面积外宜用暴露。

（3）四肢多包扎，头面、颈、会阴、臀部均宜暴露；躯干部深而大的创面宜暴露，浅而小者宜包扎。

（4）严重污染的创面宜暴露。

（5）术后送门诊者宜包扎。

（6）炎热季节和地区多用暴露；反之，多用包扎。

参考文献

[1]高峰，张博，崔晓林，等．复春散I号在治疗局部冻伤患者中的临床应用[J]．中国中医药科技，2014(6)：682－683．

[2]何洪彬．重组人表皮生长因子与纳米银敷料联合治疗局部冻伤创面临床观察[J]．河北医药，2010，32(18)：2556－2557．

[3]Verma P. Topical Nitroglycerine in Perniosis/Chilblains [J]．Skinmed，2015，13(3)：176－177．

[4]孙占鳌，张修航，薛岩，等．重组人粒细胞巨噬细胞集落刺激因子凝胶对手足部Ⅲ度冻伤创面的治疗效果[J]．中华烧伤杂志，2020，36(2)：117－121．

[5]于家傲，高欣欣．冻伤与烧伤的小同与大异[J]．中华烧伤杂志，2020，36(1)：9－13．

[6]万军梅，敖明章，余龙江．大鲵不同部位制备物治疗烫伤与冻伤作用研究[J]．医药导报，2013，32(5)：603－604．

[7]陈煜．磺胺嘧啶银的研究进展[J]．中国现代药物应用，2013，7(23)：224－225．

[8]黄耀斌，姚华，王明岩．MEBO治疗中、重度冻伤41例临床体会[J]．中国烧伤创疡杂志，2005，17(2)：108－109．

[9]袁玉坤，孙庆斌，孙靓，等．烧伤净治疗冻伤35例临床体会[J]．中华医学写作杂志，2001，8(13)：1510－1511．

[10]解永顺．MEBT治疗冻伤的疗效分析与体会[J]．中国烧伤创疡杂志，1996(2)：37－38．

第七章

冻伤的手术治疗

冻伤创面处理是贯穿整个治疗过程的重要环节。一般处理原则为保护创面，减少渗出；预防和控制创面感染，选用适当的外用药物；尽快清除失去活力的组织，并立即用各种方法封闭创面；积极预防冻伤后期瘢痕挛缩畸形，争取最大限度地恢复功能和外貌。当冻伤患者创面范围较大、较深，常规换药无法愈合时，往往需要手术治疗。手术方式的选择需要根据冻伤的部位、面积、深度，患者的年龄、全身状况等综合考虑。一般来说，浅Ⅱ度及部分深Ⅱ度创面，通过创面清创、换药等，大部分均可愈合；部分深Ⅱ度、Ⅲ度创面，往往需要植皮手术治疗。对于累及关节等功能部位的深度创面，常需要采取局部皮瓣或游离皮瓣的方式进行修复。此外，对于颜面部冻伤出现体表器官缺失的患者，后期创面愈合后，需采用修复重建及整形外科技术，行器官再造手术。

第一节　冻伤清创手术

冻伤创面的早期处理，直接影响到后期处理和伤员的容貌和功能。创面早期处理的基本原则，主要是清洁与保护创面，减少创面渗出物与水肿，防止创面感染，预防再次损伤，促进早期修复及早切（削）除坏死组织，封闭创面。常用的技术主要包括：清创手术，创面磨削生物敷料覆盖术，切削痂术等。

一、早期清创手术

1. 清创的时机

危重冻伤伤员入院之初治疗的重点是复苏输液防治休克，紧急处理并发症。清创的时机是于复苏补液防治休克的同时，待伤员全身情况稳定后进行，亦可在切（削）痂手术时急诊彻底清创。清创要在充分的镇痛、镇静和无菌条件下进行，操作要轻巧，绝不容许过分洗刷，增加创面损伤而引起疼痛导致或加重休克。

2. 清创的方法

应以清创后选用包扎疗法或暴露疗法或即时手术而异。对将用包扎疗法的创面，清创应较为细致；对采用暴露疗法的创面，清创应趋于简单。

3. 清创的内容

（1）剪除创面周围的毛发，若为手足冻伤应剪除指（趾）甲。

（2）去除粘在创面上的异物。

（3）对污染较重或院外涂油膏等外用药者，先用洗涤灵等去污剂和清水轻擦与冲洗，再用 1∶1000 苯扎溴铵（新洁尔灭）和生理盐水冲洗干净，最后用无菌纱布拭干创面。对于陷入创面的煤渣或沙土等，不强求清除彻底，但面部的皮内异物应尽量去净，以免愈后留下永久的色素痕迹。

（4）对水疱皮的处理：若水疱已破，疱皮皱缩，应剪除皱缩的水疱皮；小水疱予以保留；大水疱应表面消毒后，在低位剪小口引流或用注射器将疱液吸出。完整的水疱皮不要撕掉，疱皮对创面有良好的保护作用，能减少水分蒸发，减轻疼痛，不会因干燥使创面加深，保护创面不易被污染，也减少了细菌感染的机会。

（5）Ⅲ度冻伤表面的坏死表皮组织应除去，若不清除，痂皮不易干燥，坏死组织在潮湿的状态下易感染。

二、创面磨削、生物敷料覆盖术

对于浅Ⅱ度及部分深Ⅱ度冻伤创面，可采取创面磨削、生物敷料覆盖术。通过手术去除坏死表皮及部分变性真皮，利用生物敷料覆盖，从而实现皮肤再生，加速皮肤愈合。给病人静脉麻醉或基础加局麻后，清洗创面浮皮和异物，用 1∶2000 氯己定液消毒创面，助手固定其头部，术者用消毒钢丝球在创面进行大范围粗磨，再用电动磨削机对眼周围、耳旁、鼻、口凹凸不平部位进行精细打磨。以基底泛红或针尖状出血为好，力求把坏死组织磨削干净，然后用 1∶25000 肾上腺素盐水清洗创面并止血。观察创面无残留的坏死组织，无明显出血点后用生物敷料覆盖在创基上，做到贴附平整，松紧适宜，外用碘伏纱布及无菌纱布适当加压包扎。3d 后拆除外层敷料，给予半暴露直到上皮生长扩展，生物敷料逐渐脱落创面愈合。治疗过程中基本不需换药。常用的生物敷料包括得膜腱，脱细胞异体猪皮等。

典型病例

患者，四肢冻伤15%磨削＋生物敷料覆盖术：患者双下肢冻伤，浅Ⅱ度。经磨削，创面呈点状密集出血，得膜腱覆盖。2周后，创面基本愈合。

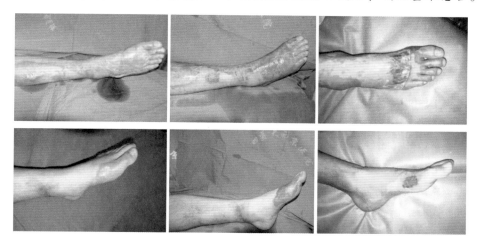

图 7-1　创面磨削、生物敷料覆盖术

三、深度创面的切痂术

部分深Ⅱ度冻伤，因为创面仅残留一些皮肤附件，皮肤的主要生理功能基本丧尽。这种残存的皮肤附件上皮细胞，是深Ⅱ度创面愈合的基础。如残存上皮细胞因感染等因素受毁，则深Ⅱ度创面转变为Ⅲ度创面，必须依赖植皮才能愈合。而Ⅲ度创面，皮肤全层坏死，一般只能通过手术治疗才能痊愈。这些深度创面，清创一般采取切、削痂术，去除坏死的皮肤组织。

Ⅲ度冻伤创面，用手术方法将焦痂切除，称为切痂术。Ⅲ度冻伤采用手术切痂植皮，可以较早覆盖创面，缩短疗程，从根本上防止感染和各种并发症。对于手和关节功能部位的Ⅲ度冻伤，采用切痂植皮后瘢痕挛缩少，功能恢复好，是一种比较理想的方法。过去认为这类手术需要一定的技术和设备条件，而且认为冻伤面积大、全身情况差的伤员实行这类手术有一定的危险性，因此影响了这一手术的普及推广。如今由于认识的不断深化，冻伤救治知识和技术的不断普及，即使在一般基层单位也可以开展这类手术。从整体上来说，手术切除焦痂是积极的、进取的，是解决冻伤创面这个根本问题的较好办法。但在考虑确定实行手术时，必须"具体情况，具体分析"，选择最适当的时机做好一切术前准备，充分估计术中可能发生的情况及其对策，决不可只顾手术而不考虑伤员具体情况。为此，必须慎重掌握手术指征及有关注意事项。

1. 手术指征

应根据伤员的全身情况、冻伤面积和部位综合判断而定。掌握手术指征，对保证手术成功十分重要。以下几点可供参考：

（1）四肢、躯干较为集中的Ⅲ度创面或深及皮下的脂肪、肌肉坏死。

（2）污染了可被吸收的有毒物质（如磷冻伤）的冻伤创面。

（3）手、关节等功能部位的局限性Ⅲ度或深Ⅱ度冻伤，考虑到功能恢复，可做焦痂切除，同时行大张自体皮移植。

（4）冻伤创面以Ⅲ度为主、总面积10%以下者，如全身情况允许，可立即手术切痂，移植自体皮。

（5）冻伤总面积30%以下、Ⅲ度创面在20%以下、部位又集中者，可于休克期边防治休克，边一次手术切除。

（6）冻伤总面积超过50%、Ⅲ度冻伤面积超过30%者，应在休克期平稳度过后，认真定好手术计划，分期分批切痂植皮。

（7）凡有创面脓毒血症者，或能明确诊断感染病灶者，虽有脓毒血症，亦应积极切除坏死组织。切痂时应同时加强抗生素治疗。

2. 切痂时机、面积与部位的选择

切痂时机原则上应尽早进行。绝大多数病例是在伤后3～6d开始首次切痂手术，病情相对稳定者亦可于伤后48h内，即所谓早期切痂植皮。因为这时创面水肿尚未完全回收，手术时层次清楚，较易操作，创面局部感染尚未完全形成，手术效果也较好。

一次切痂面积，应根据伤员全身情况、冻伤总面积、Ⅲ度冻伤面积分布情况、人力、物力等综合分析而定，一般应控制在40%左右。切痂部位的选择，原则上先肢体，后躯干；先感染创面，后一般创面；先特别深的创面，后较深的创面。

3. 术前准备

（1）对大面积冻伤伤员：要预先制备质量好的同种异体皮或异种皮。

（2）备血及建立良好的静脉输液通道：切痂手术的失血量每1％面积为50~100mL，如一次手术切除20％，则须备血1000~2000mL。因此术中必须有良好的静脉通道，才能保证术中输血补液的需要。如静脉穿刺无把握，则应在术前做静脉切开、深静脉置管，以保证手术顺利进行。

（3）防止感染扩散：术前应根据创面细菌培养药敏结果，术中使用有效抗生素。

（4）全身情况的检查和处理：对心、肺、肾、脑及水电解质情况，应做全面检查，如有异常力求纠正。

（5）人员组织：大面积切痂植皮，常分组同时进行。因此，应妥善安排人员及技术力量，力争手术于2h左右完成。

4. 麻醉

常用麻醉方法为静脉复合气管内插管麻醉。

5. 切痂方法

术者常规洗手、穿手术衣，拟做焦痂切除的部位，应先以肥皂水刷洗干净，再以2.5％碘酊、75％9/6乙醇或碘伏消毒，铺无菌单。如为肢体，则以橡皮绷带驱血，上止血带，将焦痂连同皮下脂肪于深筋膜平面一并切除；如为手背切痂，要尽可能保留浅静脉网；关节部位及手切痂时，要防止肌腱及关节的暴露；如有神经干、肌腱、骨质暴露时，应先用软组织覆盖保护，再在切痂创面上植皮。焦痂切除后应彻底止血，大的血管应结扎，渗血可用热盐水纱布压迫止血。根据伤员自体皮源情况，可选择自体网状皮移植、自体点状皮与异体相间移植修复创面。为了节省皮源，可用大张异体皮加自体微粒皮移植，其方法是将自体刃厚皮切割成微粒，均匀撒在异体皮真皮面，然后移植于切痂创面。

6. 注意事项

（1）切痂时必须沿深筋膜浅层剥离，切勿过深，甚至伤及肌肉。除非有深筋膜及肌肉坏死等情况外，不得切破深筋膜。于踝关节处切痂尤应注意，勿将跟腱旁的脂肪垫切除，否则跟腱将暴露，影响植皮成活。

（2）止血必须彻底，以免术后形成皮下血肿，影响皮片成活。

（3）坏死组织必须切除干净，常见的情况是小片深筋膜坏死未能判断出来。对有怀疑的部位，可用止血钳轻轻来回挤压该处小血管，如血管能充盈，说明是健康组织，否则为坏死组织，应予切除。

（4）皮片必须妥善固定，皮片与切痂后的创面紧密结合，是保证皮片成活的必需条件。因此皮片移植后，皮下不要有空隙，缝合时应有一定张力。这在包扎固定时要特别注意。

四、深度冻伤焦痂切开减张术

1. 焦痂减张的必要性

（1）当肢体和躯干环形深度冻伤时，其表面形成一层硬如皮革样的凝固坏死组织——焦痂。焦痂无弹性，紧紧环扎在体表，限制了深层组织水肿向外扩展，使痂下压力逐渐升高，对周围组织持续产生压迫作用，影响了局部和远端的血液循环，使间生态组织失去血运而坏死。如果压力继续增高会引发挤压综合征，在肢体可引起筋膜间隙综合征。由于压迫深部的血管与神经组织，易导致肌群缺血性坏死，甚至指（趾）端坏死乃至整个肢体坏死，严重者还会引起急性肾衰竭。因此，应尽早实施焦痂切开减张，使痂下组织水肿液得以及时引流，缓解内部压力，改善血液循环。

（2）颈部和躯干环形焦痂的束缚，会压迫气管和胸廓，影响呼吸，造成呼吸困难、渐进性缺氧，甚至可能导致呼吸功能衰竭。只有尽早切开减张，才能增大胸廓活动幅度，利于气体交换，改善缺氧状况。

2. 焦痂切开减张的时机

深度环行冻伤病例，可行肢体组织压检测，将带导管的注射器针头刺入受测的肌肉内，或用 Gould – IM100（美国产）压力测定仪通过压力传感器测得伤后 48h 内不同时间点的组织压，为确定焦痂减张时机提供可靠的依据。组织压迫超过 40mmHg（5.33kPa），则应考虑焦痂切开减压。限于条件不具备，当前尚不能广泛开展组织测压，主要依靠医师的临床经验确定是否需要切开减张以及减张的范围。减张的适应证是环行深度冻伤，应该尽早切开减张，愈早愈好。焦痂切开减张术应争取时间，不可盲目观察等待。如果等到远端脉搏和知觉消失、指端坏死再做，肢体损害就不可能逆转了；如果等到血管明显改变、缺氧已形成，再做切开，也很难逆转机体的缺氧性损害。

3. 焦痂切开减张的方法

需要切开减张的焦痂皆为Ⅲ度和偏深的深Ⅱ度，因此减张时一般无须麻醉，可适当静脉内给予镇静止痛药物。沿肢体的外侧和内侧（包括手、足）切开焦痂，沿胸部双侧腋前线切开焦痂。切口长度要超越Ⅲ度边界，延伸到浅度冻伤创面，甚至达正常皮肤，深达筋膜层。电冻伤或严重热压伤，常伴肌肉坏死，水肿深在，需要切开肌膜减压。焦痂切开减张时应避开主要血管和神经。

切开减张后的伤口简单止血后，用碘仿纱布填塞，然后用针线缝合固定。外敷干纱布吸收渗液，随时更换。

典型病例

患者，左足冻伤，足趾肿胀、缺血，予以左足减张。（本病例由乌鲁木齐总医院提供）

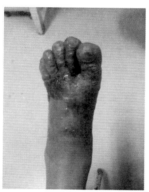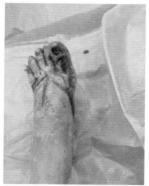

图7-2 冻伤创面减张切开术

五、削痂术

削痂术是在冻伤早期用辊轴刀或其他取皮刀，将深Ⅱ度冻伤的坏死组织削除，使其成为健康的创面，然后用皮片覆盖、敷料包扎，达到封闭创面的目的。冻伤创面，由中心向外，可区分为3个区域，即中心凝固坏死区、周围淤血损伤区及充血反应区。淤血损伤区是处于濒死状态的组织，处理不当（如干枯、感染）可变为坏死组织；反之，则可存活。削痂是将坏死组织削除干净，保留淤血损伤区的濒死上皮组织，通过皮肤移植而促进创面愈合。在止血带下削痂者，健康真皮呈白色、致密、有光泽、无血管栓塞，放松止血带则出血活跃，密布针尖样出血点。如果组织灰暗无光或为灰红色，有血管栓塞，说明削痂深度不够，仍有坏死组织残留。削痂后

73

如出现黄色颗粒，表示已达脂肪层。已削成Ⅲ度的创面应覆盖自体皮，深Ⅱ度创面可覆盖异体皮、液氮皮、冻干皮或人工皮等。覆盖物脱落后可能遗留部分创面。由于削痂深度不易准确，常常偏浅偏深，近年来临床应用已较少，仅用于手部、关节区的深Ⅱ度冻伤。

1. 手术方法

手术方法基本与用辊轴取皮刀取皮相同，肢体可于止血带下进行。深Ⅱ度创面削至瓷白色有光泽的创面，留下之创面应为无栓塞的毛细血管。不用止血带时深Ⅱ度创面削至正常组织时可见活跃的珠状出血点。手术时往往不易一次削至理想的深度，若深度不够，可再次削第2次直至到达理想深度为止。不过第2次削痂操作不如第1次方便，且常削得较深，损失真皮层。术后应以皮肤覆盖，以免上皮因暴露干燥而坏死。常用的覆盖方法有自体皮（用于功能部位，如手），异体皮，人工皮，异种皮（如薄猪皮）。术前准备、麻醉、一次手术削痂面积、二次手术间隔时间均与切痂植皮术相同。

2. 注意事项

（1）首次削痂时间，应于伤后尽早开始。

（2）为了便于削痂操作，于痂下注水使组织肿胀后进行。

（3）术前必须对深度做正确的判断，手术时才不至于削得太深和太浅：太浅坏死组织残留，植皮将失败；太深，可使本来不需植皮的深Ⅱ度变成Ⅲ度。

（4）决定进行削痂的创面，不要使用颜色深的外用药，如甲紫和某些外用中草药，因创面着色深，影响手术时判断深度。

（5）削痂手术的失血量，不可估计过低，尤以不能使用止血带削痂时（如躯干），其渗血量往往超过切痂手术的失血量，因此备血必须充分。一般情况下，体表每1%的面积，须备血 50～100mL。

（6）术后敷料包扎必须有足够厚度，以防渗透，增加感染的机会。首次更换敷料的时间，如无特殊情况（敷料渗透、创面发臭、创面剧痛和高热），可于术后 5～7d 进行。

第二节 皮肤移植手术

同为Ⅱ度冻伤创面，有深、浅之分，其治疗结果和治疗难易相差悬殊。之所以产生这种差别是因为残留皮肤组织多少而异。浅Ⅱ度冻伤创面仅伤及真皮浅层，大部皮肤组织均在，创面愈合较快，抗感染能力也较强。只要没有严重感染，创面的愈合是迅速的。对于这类创面的治疗，主要是防止感染，促进创面早日愈合。如有感染，一般采用浸洗、湿敷等方法清洁创面，必要时全身使用抗菌药物控制感染；如原系包扎，若感染严重时，可酌情改用半暴露或暴露疗法。但深Ⅱ度创面的治疗却不然，因为创面仅残留一些皮肤附件，皮肤的主要生理功能基本丧尽。这种残存的皮肤附件上皮细胞，是深Ⅱ度创面愈合的基础。如残存上皮细胞因感染等因素受毁，则深Ⅱ度创面转变为Ⅲ度创面，必须依赖植皮才能愈合。

通过手术方法，将皮肤的一部分或全层从身体上一处切下来，移植到另一处，重新建立血液循环并继续保持其活力的方法称游离植皮术。游离植皮按其皮片厚度的不同，分为刃厚皮片、中厚皮片和全厚皮片3类，刃厚皮片移植在冻伤早期治疗中应用得最广，同时也是其他2种皮片移植的基础，故重点介绍刃厚皮片移植术和中厚皮片移植术的取皮方法。

冻伤创面植皮是消灭创面，从根本上防治创面感染，减少败血症的有效措施。大面积Ⅲ度冻伤，应有计划地分期分批清除焦痂植皮，争取在伤后6~7周内基本消灭创面。

一、皮片的分类

1. 自体筛状植皮

用鼓式取皮机或徒手切皮刀取大片薄中厚皮片，以手术刀戳孔呈筛状，孔的大小为0.5~1.0cm，密度视需要而定。这样皮片既可扩大面积，又有利于创面分泌物引流，以使皮片成活良好。此法适用于除颜面以外的切痂创面或肉芽创面，可以预防或减轻冻伤后畸形，远期效果良好。

2. 网状植皮

将切取的大张薄中厚皮片，在网状切皮机上切出规则而密集的网孔，皮片拉开即成网状，扩大植皮面积。按所用切皮板不同，皮片可扩大1.5倍、3倍、6倍、9倍，可用较小皮片覆盖较大的创面。该法节省皮源，缩短手术时间，适用于深度冻伤切、削痂后的创面或肉芽创面。扩大3倍者最常用，1.5倍者适用于手部，6倍者用于非功能部位。为了减少网眼处创面暴露，常需用网状异体皮、异体皮或人工皮做重叠覆盖。

3. 自体小片植皮

将薄皮片剪切成 0.3 ~ 0.5cm 或 1.0cm 以下的方形或长方形小块，散在移植于创面，皮片间距 0.5cm 左右，又称点状植皮。点状植皮操作简单，皮片生长条件较低，常用于肉芽创面，可扩大植皮面积，节省供皮区。但比较费时，且远期遗留斑状瘢痕，易造成关节部位挛缩，外观也不能令人满意，最好仅限于非功能部位或隐蔽处。

4. 大张筛状异体(种)皮嵌植点状自体皮

大面积Ⅲ度冻伤早期切痂后，先移植大张筛状异体皮，或用特制的打孔机切出许多"门"形孔，2 ~ 3d 后打开包扎。如异体皮片贴附良好，在孔洞中嵌植 0.3 ~ 0.5cm 大小的自体皮，这样大张异体皮与点状自体皮均在创面上存活，自体皮在异体皮下匐行生长，逐渐扩大，取代异体皮而融合成片，使创面愈合。这种方法适用于皮源较缺乏的病人。

5. 自体及异体(种)皮相间移植

常用新鲜异体(种)皮、液氮储存皮，剪成宽 0.3 ~ 0.5cm 点状或条状，两者相间移植于切、剥痂或肉芽创面。异体(种)皮与自体皮生长后，创面得到初步覆盖，随后出现排异反应，由两侧的自体上皮扩展而愈合。该法也适用于皮源较缺乏的病人。如异体皮质量较好，自体皮移植间距合适，生长扩散后可获得一次性封闭创面的良好效果。

6. 微粒皮片移植

将小片薄断层自体皮剪成微粒，最大不超过 $1.0mm^2$，在等渗盐水中驱散，倾注于绸布上。在托盘内放一均匀布满小孔的漏小盘，上放绸布、皮片，加生理盐水达到漏盘的 1/3 ~ 1/2。双手提起托盘，缓缓倾斜，使微皮接触到绸布后，再遇水则漂于水面，此时绝大部分微皮的表面向上，使其均匀分散于水面，提起漏盘，盐水经绸布、漏盘孔缓缓流进托盘，则微皮均匀地沉在绸布上，表皮面仍向上。取出绸布，覆盖在同种皮片的真皮面上，微皮的真皮面向外，除去绸布即可移植到切、削痂后的创面。这样供皮区与受皮区面积之比可达 1:18，创面愈合时间 5 ~ 8 周。残留创面需补充植皮。本法简便易行，效果良好，可保持 90% 以上的微皮的方向与同种皮一致，易于存活。适用于自体皮源缺少的特大面积冻伤。

7. 自体表皮细胞培养与移植

是 20 世纪 80 年代发展的新动向。据报道，取自体表皮基底细胞进行细胞培养，3 周左右在培养瓶内扩展生长成一张复层表皮皮片。移植后 8d 形成角质层，3 个月后有 10 层表皮细胞，基底膜发育良好，表皮下网织纤维较完整。由于表皮细胞培养传代技术复杂，上皮细胞生长中抗感染能力弱，过渡到临床广泛应用尚需攻克一些难关，但其发展前景将使冻伤治疗改观。

8. 供皮部位

冻伤伤员的供皮区必须十分珍惜，应做到有计划合理利用，并尽可能照顾到晚期整复的需要。应用头皮作供皮区，由于其皮肤较厚、毛囊深，血供丰富，抗感染能力强，切取薄皮后能较快愈合。6～7d 可以重复切皮，一般供皮 10 次以上不影响头发生长。四肢躯干的非冻伤区，浅 II 度及深 II 度愈合区，亦可在首次供皮后 2～3 周重复供皮。

广泛 III 度冻伤伤员皮源不足，或因病情严重一时不能取自体皮时，采用异体（种）皮移植是挽救生命的重要措施。能成活 2～4 周，暂时覆盖创面、预防感染，减少体液和蛋白质的丢失，为救治争取时间。

异体皮主要取自新鲜尸体，特别是死婴。一般在死后 6h 内切取，愈早愈好。寒冷季节在死后 12h 内仍可采用。因传染病、肿瘤、皮肤病、感染、中毒致死者不可选用。常用的异种皮为小白猪中厚皮片，其效果不如异体皮。

此外，各种方法储存的皮片，如液氮储存皮为保存着皮肤活力的代用品。冷冻干燥异种皮、冻干软化戊二醛皮、辐照异种皮等，为没有活力的代用品。还有其他生物膜、合成代用品，如羊膜、人工皮等，作为代用品，各有其适应范围，临床应用均可取得一定效果。

二、皮肤移植手术方式

1. 术前准备

（1）全身准备：一般无须特殊准备。但有严重贫血、低蛋白血症的伤员，应区别对待；如创面条件甚差，有坏死组织等情况，移植自体皮无把握时，可先移植异体皮或异种皮，待创面条件改善后再移植自体皮。

（2）创面准备：对于切痂创面，如坏死组织切除干净、止血彻底，可以立即植皮；如坏死组织切除不干净，没有把握或无法充分止血，而切痂面积又不大时（如手背切痂），可先用生物敷料覆盖，延期移植自体皮。

（3）其他：如取皮面积大，应于术前备血。取皮时出血的多少除与取皮面积有关外，尚与所取皮的厚度和部位有关。如中厚皮片失血量较刃厚皮片多，头皮取皮时失血量较其他部位多。一般而言，在无驱血、止血带的情况下，每切取 $200cm^2$ 的中厚皮片失血量为 $100 \sim 150mL$。

2. 麻醉

根据伤情、手术大小和年龄选择相应的麻醉方式。

3. 取皮方法

1）刃厚皮片切取法：在无菌条件下，于供区皮下注射，含肾上腺素浓度为 $0.5 \times 10^{-5} \sim 1 \times 10^{-6} g/L$ 的生理盐水，根据供区面积用量可达 $500 \sim 1000mL$，可明显减少供皮区出血。术者和助手将供皮区绷紧，保持供皮区表面紧张、平坦。取皮刀可用剃刀、血管钳夹持刮胡刀片或辊轴式取皮刀，与皮肤成一极小锐角做拉锯动作，割开皮肤后再将刀片贴紧创面继续做拉锯动作，即可切得皮片。电动、气动取皮鼓可切取厚度均匀一致的刃厚皮，值得推荐。刀与供皮区的角度越大、刀贴近供皮区的压力越大，所切取的皮片越厚；反之，所切取的皮片越薄。已切下的皮片，应以生理盐水湿纱布包裹，保持湿润，严防丢失或烫伤。

2）中厚皮片切取法：常用的器械为鼓式取皮机和电动、气动取皮鼓，所取皮片较大、厚薄均匀、边缘整齐，适用于头面、颈、手及其他功能部位做大张自体皮移植。亦可用辊轴式取皮刀切取，但边缘不够整齐，皮片大小也不一样。现以鼓式取皮机为例，介绍如下：

（1）用具：鼓式取皮机及刀片1套，胶水、乙醚、装胶水及乙醚的小杯各1只，鼠组织剪、齿钳、剪刀及纱布。

（2）消毒方法：用时需要将取皮鼓的调节螺旋调到所需厚度，常用的中厚皮片为 $0.3 \sim 0.4mm$ 厚。先用乙醚或75%乙醇擦洗取皮鼓鼓面及供皮区的皮肤，以去除污物和皮脂，取专用双面胶，一面先平顺粘贴于鼓面，然后以鼓面前缘接触皮肤，待鼓面与皮肤充分黏合后，将鼓轻轻旋转，此时皮肤已被鼓之前缘粘起，这时将刀落下与鼓缘接触，左右推拉将皮切下（第1刀切皮时动作应稍快）。然后一边切，一边转动鼓，直到所需皮片全部切下为止。

（3）注意事项：①刀片必须锋利，鼓面要平整无损，厚度调节螺旋必须精确，如有损坏必须修理后再用。②取皮时压鼓面的力量不可过大，以免切皮时鼓面一侧或两侧下陷伤及鼓面两侧的皮肤。③初次使用鼓式取皮机取皮时，选择供区平坦处易于切取。在胸部和其他表面高低不平的部位切皮时，可在皮下注射生理盐水，使皮肤隆起变平坦，然后再取皮。注射盐水时必须注意从供皮区四周进针，否则针眼渗水可使该处胶水失去黏着力，导致切皮失败。

4. 特殊部位取皮

（1）头皮取皮：头皮皮层厚，毛囊多而深，血液供应丰富，不易感染，愈合能力强，短期内可反复供皮。一般隔 6 ~ 7d 即可在同一部位再次供皮。头皮取皮后不留瘢痕，不影响头发生长，同一部位反复取皮一般可达 6 ~ 8 次，故头皮有人体"天然皮库"之称。有一顶完整的头皮，则大面积Ⅲ度冻伤伤员抢救成功很有希望。取皮方法如下：①术前剃净毛发，如为反复取皮或头皮冻伤刚愈合，仅将头发剪短、洗净即可。②用 0.25% 普鲁卡因（每 1.0mL 中加入 1:1 000 肾上腺素 5 ~ 10 滴，以减少供皮区出血）做皮下浸润使头皮隆起，便于取皮。多用剃刀或辊轴取皮刀取皮。③取皮区采用包扎疗法，包扎前先用热盐水纱布垫压迫止血，待渗血停止后，放一层油纱布，再将取皮区包扎。④取下的皮片可用盐水将头发洗掉。⑤供皮区愈合后，可用液体石蜡浸渍半暴露的纱布，以便揭除纱布时不损伤新生的上皮。

（2）足底取皮：先用热水将足洗净，刮除老化的角质层（老茧），用辊轴取皮刀切取跖弓之皮。因足横弓及足跟是着力点，一般不宜取皮。足底取皮不可太厚，因足底皮肤角质层虽厚，但真皮层并不厚，极易取深。因足底血循环较差，故愈合较慢，一般需 2 周才能愈合，取皮后供皮区应包扎。此外，还可用剃刀切取足跖皮肤。

5. 供皮区的处理

（1）包扎取皮后的供皮区创面，先用一层油质纱布覆盖，再用无菌干纱布包裹，外用绷带加压包扎。包扎的敷料必须足够厚，以免血液渗透。如无感染，于术后 2 ~ 3 周打开敷料，此时创面已愈合。如有感染，应改用半暴露，按感染创面处理原则处理。供皮区的包扎处理，适用于肢体供皮区。头部供皮区适当加压包扎后，一般于术后 2 ~ 3d 去掉外层敷料。

（2）半暴露供皮区创面上以单层油纱布覆盖，任其干燥。该法主要应用于头皮供皮区。

6. 植皮方法

（1）小点状皮移植：将切取的刃厚皮片反贴于盐水纱布上，即肉面朝上，皮面与纱布贴附，这样便于剪裁皮片。将皮片剪成 0.3cm × 0.3cm ~

1.0cm×1.0cm大小，然后将小块自体皮片以1~11.5cm的间距，移植于受皮区创面上。小块自体皮上的纱布块可以去掉，也可以不去掉。再以大网眼纱布固定，其上覆盖1~2层抗生素纱布，依情况做半暴露或包扎处理。此法适用于大面积冻伤伤员或非功能部位的植皮。可以用较少的自体皮覆盖较大的Ⅲ度创面。在同等面积的自体皮中，皮块剪裁得越小，植皮面积越大。缺点是在创面尚未愈合前，其皮片间暴露的创面越大，愈合后瘢痕挛缩也较重。

（2）大张皮片移植：在经过准备的良好创面上，将大张自体皮片与创面边缘缝合固定，皮片与创面贴紧，但松紧要适中。外用油质纱布或抗生素纱布加压包扎，如创面凹凸不平，应用松软的纱布填平后加压包扎。如为关节部位植皮，尚须有良好固定，以防皮片移动。此法多用于颜面及功能部位或较小之Ⅲ度创面，所用皮片多为中厚自体皮片。

典型病例

患者，双足冻伤后肉芽创面，行双足清创植皮术。

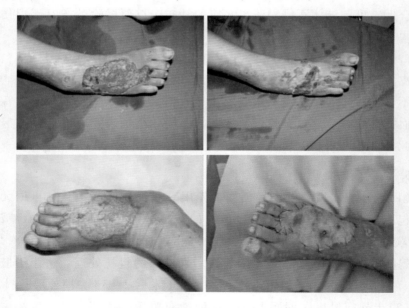

图 7－3　冻伤创面清除植皮术

（3）邮票状植皮：将自体皮块剪裁成1~4cm²的正方形皮块移植于创面，称邮票状植皮。此法消灭创面迅速，愈合后瘢痕挛缩较小点状皮移植者轻。适用于Ⅲ度冻伤面积不大、供皮区充足者。

（4）小块自体皮与异体皮相间移植：此法是为解决大面积创面时自体皮源不足小块自体皮移植的缺点。即将异体皮剪成 1.0cm 大小，相间移植于自体皮间创面，以达到有效封闭创面的目的。缺点为工作量大，手术时间长。

（5）大张异体皮嵌植自体皮：于创面上移植打好洞的异体皮（洞内距离为 1.0~1.5cm），可立即或术后 2~3d 后向异体皮洞眼内嵌植小块自体皮。此法主要适用于大面积Ⅲ度冻伤切痂创面，亦可用于新鲜平整的肉芽创面。

（6）微粒皮移植：将刃厚自体皮片剪成碎末微粒状，按受皮面积与供皮面积之比 10:1~15:1 的比例，把自体皮微粒均匀地分散在大张异体皮的真皮面（每平方厘米分布 20 粒左右）。利用微粒自体皮间距近、易融合的特点，只需少量的自体皮即可修复较大面积的创面，移植后创面基本一次愈合，并不裸露创面，因而节省以往大面积冻伤异体皮打洞嵌入自体皮手术所需的人力、物力消耗，具有手术操作简便、省时、省力、省物等特点。

7. 植皮区的处理

皮片移植于创面后，先用一大网眼纱布固定皮片，其外再用 1~2 层抗生素纱布包裹，然后以无菌纱布、绷带加压包扎。首次换敷料时间，视创面感染情况而定，一般选择术后 2~3d。更换敷料时，如分泌物不多，则网眼纱布可以不去除。以后每 2~3d 更换敷料 1 次，视分泌物多少而定。

8. 游离皮片移植的成活过程

游离皮片移植后 48h 内，主要依靠皮片与创面间的血浆弥散获得营养并维持其生存。植皮后不久，创面的血管扩张、血浆渗出，其纤维蛋白除可使皮片与创面粘接外，并成为以后新生毛细血管芽的支架。植皮 48~72h 后，皮片与创面间血管已逐步开始吻合，红细胞已能缓慢流入皮片，但量和速度均不够，故含氧量低，皮片呈紫色斑点。植皮 4d 后，由于自创面长入皮内的无数毛细血管芽和皮片血管吻合，在活体显微镜下已可见有血液循环发生，皮片开始转为红润。植皮 7d 后血液循环已经很充分，但皮片愈着尚不牢固，换敷料时如不小心仍有撕掉的可能。植皮 10d 以后，皮片下形成一层纤细的皮下结缔组织，使皮片愈着牢固。故判断游离植皮是否成活，术后第 4d 即可以看出。但游离皮肤移植后成活无误，则须在术后 10d 才能做出结论。

9. 同种异体皮和异种皮

同种异体皮主要来源于新鲜尸体皮，此外，有时来源于因外伤或其他原因截肢的正常皮肤或他人捐献的皮肤。同种异体皮可保持良好的活力，移植后可起到暂时覆盖创面的目的，但在一定的时间内终被排斥。当今我国多采用大张异体皮中间打孔或异体皮片散在植入微粒自体皮的方法，使创面得以在异体皮的覆盖保护下，自体皮逐步向外扩展融合生长，直至创面愈合。异体皮易受取材时间及条件的影响，并与储存方法、保存时间有直接关系。

同种异体皮应采用非传染病、肿瘤、全身感染性疾病、黄疸或皮肤病而死亡的成年尸体皮，取皮时间距死亡时间越短越好，一般以室温下不超过 6h、在 4℃ 冰箱内不超过 24h 为宜。切取小块薄的异体皮可直接按手术无菌条件操作，消毒皮肤、铺单，而后用滚轴刀取皮。死婴取皮可直接位于尸体皮下注入空气或氮气，以便于取皮。如果须用大张异体皮，应在无菌条件下，切取带全层脂肪的皮肤，然后按无菌手术要求刷洗、剃毛、消毒［将整块皮肤浸于 1∶1000 苯扎溴铵（新洁尔灭）溶液内 15min 后取出，无菌盐水冲洗 3 遍］，用鼓式取皮机将皮片修薄即可。

由于同种异体皮的来源受限，也可采用异种皮片移植来覆盖创面，其中以猪皮较为常用。猪的皮肤结构与人有相似之处，且来源广泛，取材方便，但移植后与异体人皮比较排斥反应快，生长成活时间偏短，一般为 7 ~ 12d。因此采用异种皮移植，植入的自体皮的比例要增大。

10. 游离植皮失败的原因

游离皮片移植后是否成活取决于皮片与受皮区创面间能否迅速重建血运，凡影响重建的因素，均可影响皮片的成活。

（1）受皮区创面基础不良，如坏死组织清除不净、肉芽苍老水肿、线头过多等。

（2）创面严重感染，特别是有溶血性链球菌感染者。

（3）止血不彻底，导致皮片下血肿。

（4）因包扎不当而皮片移位，或因制动不良在血运建立期间皮片移动而撕断新生的血管芽。

（5）全身情况太差，如有严重贫血或低蛋白血症。

第三节　皮瓣移植手术

冻伤是我国寒冷地区的常见病、多发病，多发生于四肢，其截肢率较高，截肢后的创面处理较为棘手，应用皮瓣修复截肢（趾）创面是较理想的方法。皮瓣成活的关键取决于创面组织活力，早期冻伤组织分界尚未形成之前，应先行清创术（包括截肢术），尽量切除坏死组织。清创术后2周，确定创面或截肢（趾）残端无坏死组织及感染后方可行延期皮瓣移位修复。选择皮瓣应根据创面而定：植皮覆盖创面有不耐受摩擦，易发生溃疡，感觉差等缺点，传统随意皮瓣操作简便，但皮瓣血运不能保证，远端易发生缺血坏死，且疗程长，需二次手术断蒂；应用带血管蒂的岛状皮瓣移位修复创面，具有血运丰富，皮瓣面积大，应用灵活等优势。

一、皮肤组织瓣概述

皮肤组织瓣是指带有自身血液供应，包含皮肤及其他组织的活的组织块。其特性在于不依赖受区血液供应而成活，同时质地柔软，弹性好，后期外观及功能与正常皮肤组织相近。深度冻伤，尤其是造成骨骼、肌腱、重要的血管神经外露，采用游离植皮不易成活，后期功能差，需要血运丰富的皮肤组织瓣修复。

狭义的皮肤组织瓣单指皮瓣，即带有自身血液供应的皮肤及皮下脂肪组织形成的组织块；广义的皮肤组织瓣包括肌瓣、骨瓣、筋膜瓣、大网膜瓣、神经、肌腱等组织块，以及以不同形式组合形成的复合组织瓣。

皮瓣大体可分为2类，即随意皮瓣和轴型皮瓣：随意皮瓣不含轴心血管，皮瓣转移时必须保留一定宽度的皮肤蒂，皮瓣早期血液供应主要来源于蒂部的真皮下血管网，皮瓣设计时应注意长宽比例；而轴型皮瓣含有轴心动脉和轴心静脉，其早期皮瓣血液供应来源于其所包含的轴心血管，皮瓣面积取决于轴心血管的供应范围，可以制成岛状皮瓣，也可以采用显微外科技术进行吻合血管的游离皮瓣移植。除此之外，还有静脉皮瓣、静脉动脉化皮瓣、预构皮瓣、皮神经营养血管皮瓣、穿支皮瓣等。其中，皮神经营养血管皮瓣和穿支皮瓣是近年来的研究热点。

二、随意皮瓣

随意皮瓣不包含轴心血管，其成活依赖于蒂部细小肌皮穿支的供血，灌注压很低，因此皮瓣的灌注面积受到很大的限制，其设计必须遵循一定的原则。

1. 随意皮瓣设计原则

随意皮瓣供区必须遵循先局部后远位的原则，尽量选择在组织缺损的邻近部位。同时应该考虑缺损部位的形状、大小、质地、色泽等因素，尽量选择匹配的供区。但需注意，尽量避免以暴露部位或者美容单位作为供区。应该根据供区的大小逆行设计，使皮瓣旋转点至皮瓣最远端距离大于旋转点至创面最远端距离。皮瓣的长宽比一般不超过 1.5:1，在四肢不宜超过 1:1，在头面部可适当增加。如果皮瓣长宽比例超出限制时，需要行皮瓣延迟手术。皮瓣面积一般要大于创面面积，以免转移后张力过大。

2. 随意皮瓣的切取与转移

随意皮瓣切取层次一般在深筋膜层，如此可保留较为完整的血管网，以利于皮瓣成活。但是在皮瓣面积不大时，也可仅保留 1~2mm 厚的脂肪层，制成所谓超薄皮瓣，修复一些对于美容要求较高的部位。这时皮瓣的血液供应依靠真皮下血管网。皮瓣在转移时应注意尽量减少蒂部的扭转，操作应遵循无创操作原则，做到细致、准确。转移后应保证缝合张力不能过大，同时认真观察皮瓣血运，遇有皮瓣危象时需要及时处理。必要时原位缝回，待延迟后再做转移。

3. 随意皮瓣的分类

（1）局部皮瓣：局部皮瓣是指在缺损区域邻近位置所形成的皮肤组织瓣，手术操作简单，可以一期完成，一般作为皮瓣转移的首选。①推进皮瓣：皮瓣经切取后，通过滑行推进的方式转移至受区。常见有 Y-V 成形术和 V-Y 成形术，矩形推进皮瓣等。②旋转皮瓣：皮瓣切取后，通过旋转的方式转移至受区。皮瓣旋转点至皮瓣最远端的距离应该稍大于旋转点至创面最远端的距离，以减少旋转轴线的张力。旋转皮瓣适合修复圆形、三角形或者菱形皮肤缺损，可以根据创面形状设计成扇形、菱形等形状。③交错皮瓣：是指以轴线为共同边，在其两侧设计对称的三角形皮瓣，经切开剥离后将 2 个三角瓣互相换位，以延长轴线，改变瘢痕方向的手术方法。常见的有 Z 成形术，和由此衍生的连续 Z 成形术、W 成形术及五瓣成形术等。是冻伤、整形外科应用最广泛的局部皮瓣。

（2）远位皮瓣：远位皮瓣是指在远离缺损区域的部位形成的随意皮瓣，通过保留蒂部将受区与供区靠拢进行皮瓣转移的方式。在转移的过程中需要将肢体有效制动固定，在皮瓣转移 3 周后，皮瓣已和受区建立充分的血液循环，这时再将蒂部切断，受区和供区分离，完成修复。常见的有直接远位皮瓣，即直接将供区和受区靠拢进行转移，如腹部皮瓣修复上肢缺损，下肢交腿皮瓣等。也可以利用肢体灵活性，采用四肢作为中间站进行间接转移，称为间接远位皮瓣。需要注意的是，远位皮瓣需要进行肢体固定，患者痛苦较大，甚者有无法忍受而致皮瓣撕裂的情况。儿童、老年人应该尽量避免使用，只有当局部皮瓣无法采用的情况下才考虑实施。

三、轴型皮瓣

轴型皮瓣包含有轴心血管，血运丰富，皮瓣面积由轴心血管供应范围决定。轴型皮瓣的血供特点使其可以制成仅包含轴心血管蒂的岛状皮瓣，因此皮瓣转移的灵活性大大增加。亦可以采用显微外科技术进行游离移植，使皮瓣的应用范围不再仅限于局部。

1. 轴型皮瓣的分类

根据轴型皮瓣的血液供应方式不同可以分为以下类型：

（1）直接皮动脉型：直接皮动脉来源于深部动脉干，通过结缔组织间隙，穿出深筋膜后走行于皮下，沿途发出分支供应皮下组织及皮肤。常用有颞浅动脉皮瓣、腹壁浅动脉皮瓣、旋髂浅动脉皮瓣、示指背皮瓣等。

（2）知名动脉血管干分支皮动脉型：知名动脉血管干分支皮动脉由知名动脉血管干发出的小皮支供应皮下组织及皮肤，并与邻近皮动脉形成广泛的血管网。因此可切取的面积大，血供可靠。常用有桡动脉皮瓣、尺动脉皮瓣、胫后动脉皮瓣、腓动脉皮瓣等。

（3）肌间隙皮动脉型：肌间隙皮动脉一般由知名动脉发出后，在肌肉深部走行一段距离后才从肌间隙中穿出，支配皮下组织及皮肤。常见有肩胛区皮瓣、上臂内侧皮瓣等。

（4）肌皮动脉型：肌皮动脉是指从肌肉表面发出皮支供应邻近的皮下组织和皮肤往往来源于支配该肌肉的知名血管。因此可以解剖这些皮支和深部知名血管的连续性，制成带有部分肌肉或者完全不带肌肉的轴型皮瓣。常用有背阔肌皮瓣、股前外侧皮瓣等。

2. 轴型皮瓣的选择与移植原则

（1）轴型皮瓣的选择：迄今为止，人体发现的可供移植的轴型皮瓣有100 余种。皮瓣的选择应遵循以下原则：①根据受区部位、创面性质、缺损大小以及需要重建的要求来选择皮瓣。首选距受区较近的皮瓣，且肤色、质地相匹配的皮瓣。②根据修复需要决定选择皮瓣还是复合组织瓣，如需要感觉的部位，需选带有感觉神经的皮瓣，有骨缺损的部位需选骨肌皮瓣。③应尽量选取隐蔽部位的皮瓣，避开对外观影响较大的供区。④尽量选择血管变异小，易于切取的皮瓣。⑤尽量选择局部带蒂皮瓣，但是与游离皮瓣相比，在功能及外观有明显差距的情况下，应该选择供区较为隐蔽，修复质量可靠的游离皮瓣移植。

（2）手术操作原则：①皮瓣设计，应遵循点、线、面的设计原则，即根据皮瓣的旋转点、旋转轴线、剥离平面来设计皮瓣。如有条件，术前均应采用超声多普勒血流仪对皮支进行定位。皮瓣大小应该稍大于受区，避免缝合后张力过大。②局部带蒂皮瓣旋转时，应注意蒂部旋转角度和张力不应过大，蒂部皮下隧道应宽松，保证蒂部不受压。③剥离皮瓣要做到准确、细致。皮支的分离和溯源更应该精细，以防损伤。皮支与主干动脉的连续性必须解剖准确，必要时需劈开肌肉进行寻找。剥离全过程应注意防止皮瓣与蒂部撕脱。④皮瓣面积较大超出供血范围时，可携带多个皮支，或者行皮瓣延迟术，以使皮瓣获得充足的血液供应。

3. 显微外科技术及其在冻伤修复中的应用

显微外科技术是指临床医师通过显微镜和显微外科器械，使得手术变得精细、准确，突破了人类肉眼的视力极限，完成了肉眼直视下无法完成的手术。在骨科、烧伤科、整形科、泌尿外科、妇产科等领域得到了广泛的应用。其中，小血管吻合术是显微外科技术的基础，在临床应用中最为广泛，常见有以下几种方法：

（1）端端吻合法：端端吻合法顾名思义是将血管断端以端对端的方式进行吻合。这种方式符合血流的生理方向，能保证最大的血流量，是血管吻合最常用的方法。吻合时用血管夹临时阻断血流，修剪血管断端及血管外膜，使血管断端互相靠拢且无张力。缝合法有二定点法和三定点法，即在血管断端相应位置缝合对称的2针或者3针，然后在其之间平均进行加针直至两断端严密对合。缝合时需注意进针角度不宜过小，保证血管外翻缝合。

（2）端侧吻合法：在某些情况下，如需保留受区动脉主干的连续性或者两血管口径相差过大时，需要采用端侧吻合法。首先修剪血管断端呈45°斜面，根据血管口径大小在受区血管主干上修剪一相应的供吻合的椭圆形开口，可采用四定点缝合法，先缝合血管后壁中点、血管两端以及血管前壁中点，然后在其之间平均加针直至血管严密对合。据笔者统计，端侧吻合法和端端吻合法之间吻合成功率无明显差异，只要受区动脉干完好的情况下，应该尽量不破坏其连续性，采用端侧吻合法，将受区损伤减至最小。

（3）小血管移植：在皮瓣游离移植过程中，常遇到血管缺损，或者血管蒂长度不够的情况，此时如果勉强吻合，会造成吻合口张力过大，易形成血栓，甚至导致吻合口撕裂引起大出血。小血管移植是解决该问题的有效方法。移植的小血管一般采用静脉，因其分布较广泛，比小动脉不容易痉挛。在吻合时需将静脉倒置，使血流方向顺静脉瓣方向，以减少静脉瓣对血流的影响。吻合方法同端端吻合。

4. 常用游离组织瓣移植

人体全身可供游离移植的皮瓣供区很多，有些皮瓣供区虽可做游离移植，但因各种原因临床应用较少，如皮瓣供区位于暴露部位或者美容单位，皮瓣血管蒂变异较大，皮瓣血管蒂较短或者血管细小，或者需要牺牲肢体主干血管。而有部分皮瓣供区因为易于解剖、皮瓣面积大、供区相对隐蔽等优点得到广泛的应用。

在此就临床常用组织瓣做详细介绍，其他的不一一赘述。

1）股前外侧皮瓣：股前外侧皮瓣是以旋股外侧动脉降支为蒂的大腿前外侧皮瓣。具有以下优点：皮瓣血管蒂较长，血管口径粗，易于吻合；皮瓣可携带多个皮支，可切取面积大；可携带股外侧皮神经制成感觉皮瓣，可携带股外侧肌制成肌皮瓣；供区相对隐蔽，可以仰卧位切取；可以利用旋股外侧动脉主干制成串联皮瓣等组合皮瓣，或者重建肢体血液循环。由于具有以上优点，股前外侧皮瓣已经成为临床应用最多的皮瓣之一，被称为"万能皮瓣"。

（1）应用解剖：旋股外侧动脉从股深动脉或者股动脉发出后，分成升支、横支及降支。其中，降支在股直肌、股外侧肌及股中间肌之间间隙走行，沿途发出皮支穿出股直肌与股外侧肌之间间隙，或者股外侧肌表面支配邻近皮肤及皮下组织。其中第 1 皮支通常较粗，在髂髌线中点附近穿出深筋膜。与旋股外侧动脉伴行的还有股神经发出的支配股四头肌的肌支，术中应避免损伤。旋股外侧动脉伴行静脉一般多为 2 条，也较为粗大。皮瓣供区有股外侧皮神经穿过，可作为皮瓣的感觉神经进行吻合。

（2）血管变异：供养皮瓣的皮支多发出于旋股外侧动脉降支，通过肌间隙穿支或者肌皮穿支的形式穿出深筋膜。但还存在以下形式的变异：①高位皮穿支，第1穿支起始于旋股外侧动脉降支根部，浅出位置较高，可以直接制成穿支皮瓣；②第1皮支由旋股外侧动脉横支发出；③第1皮支由股深动脉或者股动脉直接发出；④第1皮支由股深动脉直接发出后走行于股直肌内并由其表面穿出，而髂髌线附近再无其他粗大皮支。

（3）皮瓣设计：自髂前上棘与髌骨外上缘做一连线作为皮瓣轴线，在其中点附近用多普勒血流仪探测皮支穿出点。根据创面大小设计皮瓣，使皮支穿出点位于皮瓣的上 1/3 附近。皮瓣面积约可达 $(15 \times 25)\,cm^2$。

（4）手术步骤：以皮瓣的内侧缘作为血管显露侧，切开皮肤及皮下组织，沿股直肌表面切开深筋膜，找到股直肌与股外侧肌间隙。由间隙向股外侧肌表面寻找皮支，根据皮瓣大小确定需要携带皮支的数量。从股直肌及股外侧肌间隙找到旋股外侧动脉降支，逆行解剖皮支与旋股外侧动脉之间的连续性，确定皮支发出的位置。沿皮瓣外侧缘切开皮瓣，从深筋膜层剥离皮瓣，并游离血管蒂部，直至皮瓣完全游离。

典型病例

患者，男，35岁。双足冻伤，清创后骨质外露，行游离股前外侧皮瓣修复术。

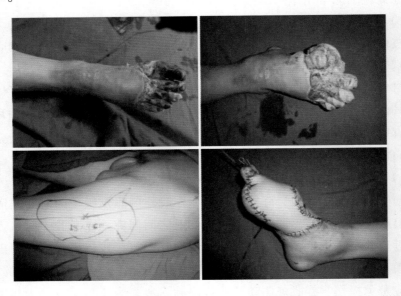

图 7 - 4　冻伤创面清创，皮瓣修复术

2）背阔肌皮瓣：背阔肌皮瓣由胸背动脉肌皮穿支供血。具有以下优点：可切取面积大；血管蒂恒定且较长；可制成肌瓣、肌皮瓣、骨肌皮瓣、组合皮瓣等，应用形式灵活多样，是临床应用最为广泛的皮瓣之一。背阔肌皮瓣切取后一般对功能影响不大，但是对于儿童患者，有可能影响其脊柱稳定性。

（1）应用解剖：肩胛下动脉自腋动脉发出后分为旋肩胛动脉和胸背动脉，其中胸背动脉走行于背阔肌内表面，分为内侧支和外侧支，沿途发出肌支供应背阔肌，并发出肌皮穿支供应邻近皮肤及皮下组织；胸背动脉一般有 1 条伴行静脉，血管口径均较粗，易于吻合。胸背神经伴行于胸背动脉，是支配背阔肌的运动神经，如果能够制成穿支皮瓣，则可避免损伤该神经，保留背阔肌功能。

（2）皮瓣设计：距背阔肌前缘约 2cm 后方设计 1 条与之平行的线作为皮瓣的轴线，腋窝下方 2cm 与该线交点作为皮瓣旋转点，以此根据创面大小形状设计皮瓣。皮瓣切取范围可达 $(15 \times 35)\,cm^2$。

（3）手术步骤：一般采取侧卧位切取，臂外展，屈肘 $90°$。由于胸背动脉走行恒定，可以采用逆切法进行切取，无须探查胸背动脉，以减少手术步骤。如果术前采用超声探测仪标记皮支穿出点，则可减少背阔肌的切取面积，或可制成穿支皮瓣。沿皮瓣远端切开皮肤及皮下组织，显露背阔肌。根据皮穿支定位决定切取背阔肌大小，将背阔肌切断后，沿背阔肌深面朝蒂部方向掀起肌皮瓣，靠近腋窝时即可见胸背动脉穿入背阔肌。在传入点近端切断背阔肌起点，并游离胸背动脉血管蒂，直至皮瓣完全游离。

3）游离肌瓣移植：冻伤患者，尤其是大面积冻伤患者全身皮肤受伤严重，造成皮瓣供瓣区减少，甚至没有合适的供瓣区可供使用，给后期深度创面的修复造成很大障碍。肌肉位于人体较深层，在冻伤中有较大机会得以保存，因此可作为大面积深度冻伤后期深度创面修复的材料。人体内可供移植的肌肉很多，常用有背阔肌、腹直肌、骨薄肌、股外侧肌等。现以腹直肌游离移植为例进行说明。

（1）应用解剖：腹直肌位于腹壁正中线两侧，中间被腹白线分离，前后有腹直肌鞘包裹，上端附着于剑突前及第 5～7 肋软骨，下端附着于耻骨嵴以下的耻骨体前面。腹直肌通过腱划与前鞘相连，其后鞘下方有半环线，半环线以下无腹直肌后鞘。腹直肌血供由腹壁下动脉和腹壁上动脉共同供应，二者之间有丰富血管网吻合，因此无论采用腹壁上动脉还是腹壁下动脉作为血管蒂都可以供应整个腹直肌的血液供应。因为操作简单，容易显露，临床上多采用腹壁下动脉作为血管蒂。腹壁下动脉起于髂外动脉或者股动脉，之后向内上方行走，越过腹直肌外缘，在半环线附近穿入腹直肌。

（2）手术步骤：根据创面大小做经腹直肌切口，切开皮肤、皮下组织、腹直肌前鞘，显露腹直肌，在前后鞘之间分离腹直肌，并在腹直肌外侧缘找到腹壁下动脉。根据所需血管蒂长度仔细分离腹壁下动脉，根据创面大小确定切取腹直肌的长度，并从上下端切断腹直肌，将腹壁下动脉保留在内，至此完成肌瓣的游离。

5. 皮瓣术后监测及血管危象处理

皮瓣移植术后观察皮瓣血运非常重要，尤其是游离皮瓣移植，如果未能发现血管危象，有可能导致整个皮瓣的坏死。

1）常用观察指标有以下几项：

（1）皮肤温度：皮瓣移植后皮肤温度一般在 3h 内恢复，与正常比温差在 2℃ 以内。如果皮温过低，长时间无法恢复，则要警惕出现血管危象的可能。

（2）皮肤颜色：皮瓣移植后皮肤颜色应红润，与正常皮肤一致。如果出现皮肤苍白，说明有动脉危象；如果皮肤颜色深红，或出现淤斑，一般提示静脉危象；动、静脉同时栓塞时，皮肤呈暗灰色。

（3）肿胀程度：动脉危象时，皮瓣干瘪；静脉危象时，由于回流障碍，皮瓣肿胀明显；动、静脉同时栓塞时，皮瓣肿胀程度无明显变化。

（4）毛细血管充血反应：正常情况下，按压或者轻划皮肤，皮肤颜色会变白，之后会在数秒钟内恢复充盈而变红。动脉危象时，毛细血管充血不明显；静脉危象时，毛细血管充血反应加快；动、静脉同时栓塞时，毛细血管充血反应减慢。

这 4 项指标应该综合观察，如果有 2 个以上指标出现异常，可判断为血管危象，需要及时手术探查。

2）仪器监测：在某些情况下，如游离肌瓣、游离大网膜移植，无法通过观察皮肤来确定组织块的血运，此时应该辅助一些仪器监测，以帮助医师做出正确的判断。常用仪器有：激光多普勒血流仪、超声多普勒血流仪、经皮二氧化碳分压测定仪等。需要指出的是，仪器监测无法替代临床观察，只能作为临床观察的辅助方法。

3）血管危象主要有血管痉挛和吻合口血栓，具体处理办法如下：

（1）血管痉挛的防治：血管痉挛可导致皮瓣缺血，而长时间的血管痉挛可引发吻合口血栓致使皮瓣坏死。常用防治血管痉挛的方法有：保持室内温度在 25℃ 以上；镇静、止痛；保证充足血容量；术中可用利多卡因扩张血管；术后可使用罂粟碱 30mg 肌注，6h 1 次。

（2）吻合口血栓的防治：吻合口血栓多发生在吻合后 24h 内，如果不及时处理将会导致手术失败，是游离皮瓣移植最严重的并发症。常用防治方法有：术中剥离皮瓣时可输入低分子右旋糖酐 500mL，在吻合血管时，血液系统可处于低凝状态；术后仔细观察，如有血管危象，及时有效的探查是唯一挽救皮瓣的方法，切不可犹豫不定，错过最佳的探查时机。探查时，应切除栓塞吻合口重新吻合。如果血管张力大而勉强吻合极易造成再次栓塞，此时应该进行血管移植缓解血管张力，虽然多一个吻合口，但是发生再次栓塞的概率要小很多。探查时因血管内膜已经受到损伤，极易发生再次栓塞，此时不应轻易放弃。曾有一例患者经过 10h 探查手术，动静脉反复吻合 8 次，最后通过血管移植获得手术成功。

第四节　器官再造手术

耳、鼻、乳房、阴茎、阴道、手指等体表器官由于先天发育异常或后天外伤、手术和感染等原因造成部分或全部缺失在临床上比较常见，因此，体表器官再造是整形外科比较常见的手术。再造的器官多数情况下需要有一定的功能，同时其外形要求逼真，接近正常器官外形。再造体表器官需要运用整形外科组织移植、皮瓣转移和皮肤扩张术等多项技术，同时，需要对转移的组织或组织瓣塑形，以便形成颜色、质地、轮廓等接近正常的体表再造器。体表器官再造对于整形外科医生来说，常常是极富挑战性的手术，再造出外形与功能俱佳的体表器官，整形外科医生既需要丰富的整形外科手术设计和操作经验，又需要有良好的美学修养与组织雕塑能力，从某种意义上说，体表器官再造手术是一种科学与艺术的结合。

一、鼻再造术

全鼻再造术是对全鼻缺损的修复手术。鼻腔衬里可用缺损周围局部翻转皮瓣缝合而成。皮肤修复有皮瓣及皮管 2 种方法。皮瓣法首选额部皮瓣，优点是可一次完成，色泽、质地近似鼻部皮肤，术后造形好，后期收缩小，且无须做支架修复。缺点是额部遗留瘢痕及继发畸形。近年来，随着皮肤扩张器的应用，额部供区直接缝合后瘢痕不明显。如无法利用额部皮瓣时亦可选用前臂、胸及腹等部位游离皮瓣移植法，但效果不如额瓣理想。皮管法的优点是取材不受限制，供区较隐蔽，但由于色泽较暗，质软而韧度不够，手术次数多，外形欠佳等，目前已少采用。除额瓣皮肤韧实无须作支架修复外，其他均须用骨、软骨或组织代用品植入。

1. 术前准备

（1）对心、肝、肺、肾等重要脏器功能全面检查，做血常规等血生化检查。

（2）术前 3d 用氯霉素滴眼液或麻黄素滴鼻液滴鼻，3 次/d，以达到消炎抗菌和收缩局部血管的目的。

（3）预防感冒，防止呼吸道感染。

2. 手术步骤

（1）设计皮瓣：以鼻形稍加放大的布样在额正中描画皮瓣轮廓，蒂部位于眉间。

（2）掀起皮瓣：按标线切开皮瓣边缘，在颅骨骨膜浅面剥离，掌握好剥离平面。至眉间部位则钝性剥离，达到足够长度。剥离时注意勿损伤皮瓣内的供应动脉。掀起皮瓣后观察其血运情况，将皮瓣内相当于鼻翼沟部的脂肪组织切成脂肪瓣，缝于皮瓣内相当于鼻尖部位的皮下组织上，创面止血。

（3）制作衬里：切开并翻转残鼻局部皮瓣，将从上方翻下的皮瓣创缘与两侧翻转的黏膜侧创缘缝合。

（4）皮瓣转移鼻成形：将额部皮瓣远端折叠形成鼻翼、鼻尖及鼻小柱，旋转至鼻部，调正位置与鼻部创缘缝合，额部创面另取全厚皮片移植覆盖，压力包扎。

3. 术后护理

（1）术后 3d 内每 2h 观察皮瓣颜色、温度、毛细血管反应及肿胀程度等指标。

（2）术后 48h 后如渗血不多，可拔出引流条，重新更换敷料包扎。

（3）术后静脉滴注抗生素 5～6d，局部应用生理盐水或过氧化氢棉签清洁伤口血痂及鼻腔分泌物，保持其清洁干燥，避免感染。

（4）预防感冒，感冒鼻部分泌物增多会污染剖面。

（5）加强营养，多进食高蛋白、高热量、高维生素饮食，促进伤口早日愈合。

针对鼻子大部分缺损或全鼻缺损者，全鼻再造手术一般需要用皮瓣来完成，鼻再造术以使用前额皮瓣为多，一般 3 周即可完成治疗，术后也无须植入支架。在全鼻缺损修复术中，使用前额正中皮瓣比较多，它包含滑车上动脉（双）和鼻背部动脉，因而皮瓣可扭转 180°。鼻再造手术方法是将皮下组织束进行分离，使鼻成形。

全鼻再造无论用何种手术方法，再造的外鼻柔韧性较差，随着时间的延长常会出现外鼻缩小变形，严重时可影响呼吸通畅，因此除手术时应注意植入 L 形软骨或是骨骼支架作为支撑外，术后在再造鼻外应行石膏支架固定 2 个月、鼻孔内支架固定 1 个月，术后半年内尽量避免再造鼻子的摩擦和损伤，防止再次创伤后的瘢痕收缩。

二、耳再造术

耳再造是很复杂的手术，方法很多，各有利弊。耳朵是由皮肤与软骨支架构成的，因此耳再造首先就得考虑这 2 个因素。耳支架一般认为自体肋软骨最为理想，皮肤则以耳后乳突区无毛皮肤最好。

1. 传统方法

全耳朵的再造手术有分期的手术法和一次手术法 2 种。传统分期的手术法为经典的手术方法，一般包括 3 个步骤：第 1 步手术是埋入耳郭支架。先是用透明胶片按对侧正常耳郭大小取样，继之在患者身体的右肋部第 7 ~ 9 肋软骨联合部切取 1 块肋软骨，医生按取样的形状精心雕刻成耳郭支架，然后将支架经耳部植入预先设计的皮瓣内。3 个月后再做第 2 步耳郭成形手术。此期是将包着软骨支架的耳朵皮瓣向前掀起，在后方植上 1 块中厚皮片或全厚皮片，使再造的耳朵竖起，角度大约为 60°，与健侧接近。术后在耳后填以支撑物固定，皮片成活后继续支撑 3 ~ 4 个月。再经过 2 个月时间就可施行第 3 步的耳屏和耳甲腔成形手术。方法是自耳郭前缘原疤痕处切开，做 1 个蒂在前方的舌形皮瓣，将其折叠，缝合形成耳屏；舌瓣掀起后的创面用中厚皮片植皮，做成耳甲腔。同时再做一些必要的修整，这样再造出来的耳朵手术就成功了。

20 世纪 80 年代根据当时的国情曾应用过。此法的优点是省时省钱，仅需 2 周时间即可完成。缺点是乳突区皮肤因不够用，向后上方延伸而带有部分毛发，这样再造的耳朵较厚且耳轮缘有毛发。随着人民生活水平提高，现已很少应用。

2. 更新方法

一次性外耳再造术采用的是高科技生物材料 Medpor 材料，这是一种医用高密度多孔聚乙烯材料，实验和临床研究已证明，Medpor 对人体无毒性，生物组织相容性好。植入人体后，人体血管和组织可长入假体材料，同时，Medpor 的强度和韧性尚可，又可切削加工和加热塑形雕刻，是一种较为理想的耳郭再造术支架材料。由于选用高科技美国生物医学材料 Medpor，这种材料是先进安全的人工骨组织代用品，有很好的组织相容性，可生长毛细血管和神经，定型好，并且不会感染，几乎没有排异反应。

（1）全耳再造手术原理：全耳再造手术利用扩张后的耳区皮肤薄而增大面积的特点，提供了良好的再造耳皮瓣，采用自体肋软骨，按健侧耳形态雕刻软骨支架，并利用小块软骨叠加于耳郭支架后方，使再造耳具有耳甲腔明显、形态逼真、立体感强的耳郭外形。

（2）全耳再造手术过程：皮肤扩张法联合自体肋软骨移植法耳郭再造术，可以获得良好的效果。该术式的具体方法是：第 1 期：沿耳后乳突区植入皮肤扩张器；第 2 期：取出皮肤扩张器，形成扩张皮瓣和皮下组织筋膜瓣，将由肋软骨雕刻而成的耳支架植入 2 瓣之间，下方与残耳垂相接，由此形成形态与正常耳郭基本相同的再造耳。

三、手指再造术

手指缺损程度往往是不同的，可以通过皮瓣保留受伤后现有的长度，但外形及功能影响比较大。

1. 手指缺损的分度

（1）拇指缺损的分度：拇指缺损程度分为Ⅰ～Ⅵ度。

Ⅰ度缺损：于拇指末节部分的缺损，拇指丧失功能 20%～30%。

Ⅱ度缺损：于拇指指间关节处的缺损，拇指丧失功能 50%。

Ⅲ度缺损：于拇指近节缺损，拇指丧失功能 60%～90%。

Ⅳ度缺损：于拇指掌指关节处缺损，拇指丧失功能近 100%。

Ⅴ度缺损：于第 1 掌骨部缺损。

Ⅵ度缺损：于腕掌关节附近缺损。

（2）手指缺损分度：手指缺损程度分为Ⅰ～Ⅶ度。

Ⅰ度缺损：于手指末节部分的缺损，手指丧失功能 20%～40%。

Ⅱ度缺损：于远侧指间关节处的缺损，手指丧失功能45%。

Ⅲ度缺损：于手指中节部缺损，手指丧失功能50%～70%。

Ⅳ度缺损：于手指近侧指间关节处缺损，手指丧失功能近80%。

Ⅴ度缺损：于手指近节部分缺损，手指丧失功能85%～95%。

Ⅵ度缺损：于手指掌指关节处缺损，基本丧失该指功能。

Ⅶ度缺损：于掌骨部分的缺损。

2. 拇手指再造手术方式的选择

（1）拇指Ⅰ度、Ⅱ度缺损：拇甲皮瓣。

（2）拇指Ⅲ度及以上缺损：①拇甲皮瓣＋第2指骨组合移植再造，一期指甲成形术；②单纯第2趾移植再造，一期趾腹修整＋指甲成形术；③全形再造术。

（3）手指缺损：①单纯第2趾移植再造；②拇甲皮瓣＋第2指骨组合移植再造；③全形再造术。

3. 足部供区的修复方式

（1）植骨＋皮瓣修复创面，保留足趾。

（2）单纯皮瓣修复创面。

（3）残端修整术。

第五节　冻伤截肢

重度冻伤患者截肢率较高，夹心坏死及皮肤坏死是下肢深度冻伤的特点，如何保证截肢残端愈合后便于装配和使用假肢，以及提高残端一期愈合率，显得较为复杂。冻伤截肢方法和残端处理需要彻底去除坏死组织，以健康肌肉包埋骨残端，尽量以皮瓣修复截肢残端是提高残端愈合质量的关键。残端丰满，富有弹性是较为理想的转归。

只有到了严重冻伤的情况，才会考虑截肢。而截肢的原因主要是因为严重冻伤已经导致神经肌肉坏死，通过复温治疗或者是一些治疗方法，无法让坏死的组织再次活跃起来。其次是坏死的部位很容易使其他健康部位发生感染，如果不进行截肢很容易蔓延到全身各处威胁患者的生命。虽然说截肢这种方法很多人都无法接受，但这是治疗严重冻伤最好的、也是最有效的方法。冻伤不会轻易进行截肢，需要经过详细的诊断之后，才能确定是否使用截肢的方法进行治疗。

一、上肢截肢术

1. 体位

仰卧位，病侧躯干缘尽可能靠近手术台边缘，病肢外展，平置于另一小手术台上。上臂置充气止血带。

2. 设计皮瓣

腕关节以上的截肢，前、后皮瓣应等长，各等于截断平面直径（约1/3圆周）的1/2，前、后皮瓣的交点在截骨平面内、外侧中点，使切口瘢痕正好落在残端的正中。于体表标出皮瓣切线及截断平面。切开皮肤、皮下组织及深筋膜，于筋膜下分离，上翻皮瓣至截断平面。

3. 切断血管、制神经

分离尺、桡动脉及正中神经、尺神经，常规处理后切断。注意在不同的截断平面，血管、神经的解剖位置会有差异。不同断面的血管、神经位置见肢体横断面。

4. 截肢

于截断平面下2cm，用截肢刀与骨垂直，环形切断肌肉，于肌肉回缩的平面，保护近侧肌肉后切开骨膜，锯断尺、桡骨，截除病肢，锉平面缘。

5. 处理残端

松开止血带，彻底止血。再于近端加压检查血管结扎牢靠后，即可冲洗断面，修整肌肉与皮瓣长度，置胶皮引流后缝合深筋膜及皮瓣，最后加压包扎残端。

二、小腿截肢术

1. 切口

根据受伤时残端条件，肢体能保留的最佳长度设计皮瓣。有几种类型可供选择：①小腿后侧皮瓣长、前侧短的设计：在膝下10～15cm胫骨截骨处做1标记，用软尺量出该平面小腿的周径，将此周径长度分为3段，以其1/3为前侧皮瓣的长度，2/3为后侧皮瓣的长度。②前后侧皮瓣等长设计：前后侧皮瓣均为截骨平面直径的1/2。③前侧皮瓣长、后侧短的设计：一般使前侧皮瓣长度增加1cm，后侧皮瓣减少1cm。④小腿后侧长皮瓣设计：后侧皮瓣长度从胫骨预计截断平面开始，至远侧14cm为止，呈长舌状皮瓣。皮瓣设计有所不同，但基本操作大致相同。

2. 切开小腿前外侧肌肉和处理神经、血管

切开皮肤及皮下组织，将皮瓣向两端稍行分离，自趾长伸肌和腓骨短肌之间找出腓浅神经并切断，而后自胫骨截骨平面的稍下方(0.5～1cm)，切断小腿外侧的肌肉，分离和双重结扎胫前动、静脉，将胫前神经轻轻向远侧牵拉，用锐刀切断，任其回缩至截骨平面以上。

3. 截骨

分别在胫骨和腓骨截骨平面，横行切开骨膜，向远端剥离，与胫骨纵轴垂直锯断胫骨后，将胫骨残端前嵴斜行锯下一楔形骨块。腓骨用线锯在胫骨断面以上2cm处锯断，最后用骨锉锉钝胫、腓骨残端的锐利周边。

4. 切断小腿后侧肌肉，结扎血管和处理神经

在胫骨残端以下0.5cm处斜向远侧切断比目鱼肌，而后沿腓肠肌筋膜切向远侧，使其长度正好覆盖胫骨残端。结扎胫后动、静脉和腓动、静脉，锐性切断胫后神经。

5. 止血缝合

用湿热棉垫压迫残端创面，放松止血带，压迫数分钟后，逐渐揭开纱布严密止血，等渗盐水冲洗伤口，屈、伸侧肌群对应固定于胫骨残端，最后分层缝合筋膜和皮瓣，切口两侧置橡皮引流条，无菌包扎伤口，用石膏托伸膝位固定。

典型病例

患者，女，54岁。双手冻伤，行双手十指截指，残端中厚植皮术。（本病例由新疆乌鲁木齐总医院提供）

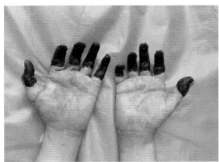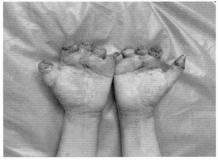

图 7-5　冻伤创面截指术

典型病例

患者，男，39岁。双足冻伤坏死，行双小腿截肢术。

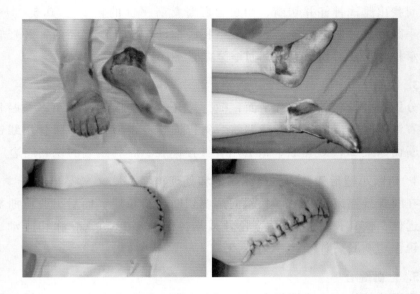

图 7 - 6　冻伤小腿截肢术

三、大腿截肢术

1. 体位

仰卧位置。

2. 切口

膝上的截肢，切口瘢痕坐落与小腿截肢相同，应处于残端后方。理想的截断平面为大转子顶端以下 25cm，皮瓣设计应前长后短（2:1），皮瓣切口在侧面的交点应超过截断平面。切开后，筋膜下分离，将皮瓣上翻；或分离出厚 1cm 的股直肌瓣，在与前侧皮瓣等长处切断，随同皮瓣上翻。

3. 截除病肢

于截断平面，结扎、切断大隐静脉。于缝匠肌下或内收肌管内分离股动、静脉及隐神经，分别按常规切断、处理。于截断平面下 2~3cm 处环行切断肌肉直达股骨，在预定截断平面切面骨膜，锯断股骨，离断病肢。

4. 处理后侧血管、神经

在断面的股骨与内收大肌、股二头肌间分出股深动、静脉，双重结扎。再于半腱肌、半膜肌与股二头肌间分出坐骨神经，轻度拉出，在近端注射普鲁卡因，结扎营养血管后切断，任其自然回缩。

5. 缝合

松开止血带，彻底止血，放胶皮片引流。将股直肌瓣下翻，缝于股骨后面的肌间隔或后侧筋膜。间断缝合筋膜及皮肤。近端截肢宜用胶管负压引流。

寒冷季节，户外活动为高寒地区患者冻伤的主要原因，下肢冻伤病例较多，重度冻伤患者截肢率较高。如何保证截肢残端愈合后既保留长度便于装配和运用假肢，又能提高残端一期愈合率，显得较为重要。彻底去除坏死组织，尽量以皮瓣修复截肢残端是提高残端愈合质量的关键。截肢后尽量保留残端长度，是提高患者生活质量，尽量回归社会的关键。本节着重探讨截肢手术中如何在保证残端一期愈合、尽量保留残肢长度之间进行平衡。现代截肢观念认为，尽量保存残端长度是提高患者生存质量的关键。

尽管现代假肢质量大大提高，但保留患者自身组织，尤其是尽量保留自身关节，仍是假肢不能替代的。对假肢效果的评定十分重要，目的在于确定患者的康复目标、客观描述穿戴假肢后康复的情况。经随访，患者保留足踝关节者与不保留而采用假肢者自诉感觉差异仍较大，保留关节者的自我感觉舒适程度及假肢的应用方便程度均高于后者。另外，在尽量保留残端长度的同时，如何保证切口的一期愈合也成为手术能否成功的关键。良好的截肢残端应该满足以下要求：适当的长度，皮肤无溃疡、窦道、皮炎，皮下组织保留适当，局部无敏锐压痛，耐磨、耐压、感觉正常，近侧关节有良好的功能和肌力。重度冻伤患者往往外表看来坏死界限清楚，皮肤坏死，质硬，形成黑色焦痂，焦痂下组织均坏死，分界线近端组织健康。但术中探查发现，尽管分界线近端皮下组织健康，但深部肌肉组织往往色泽暗淡，呈现夹心样坏死或呈间生态组织，如间生态组织清理不彻底，往往导致切口感染、不愈合。故术中的彻底清创仍为保障手术成功的关键，在彻底清创的基础上，采用血运丰富的肌皮瓣或皮瓣包埋残端，尽量保持残端肢体的长度，才是此类严重冻伤病例残端修复的理想方法，为患者后期假肢的安装和使用、提高患者生存质量提供了保障。

参考文献

[1]赵振波，孙景海．冻伤诊疗图谱[M]．北京：人民军医出版社，2004．

[2]杨东，张志宏．皮瓣移位术修复下肢冻伤创面[J]．中国修复重建外科杂志，2001(1)：31．

[3]杨威，周伟平，唐新杰．下肢深度冻伤截肢平面的选择[J]．中国继续医学教育，2017，9(13)：90-91．

[4]于家傲，高欣欣．冻伤与烧伤的小同与大异[J]．中华烧伤杂志，2020，36(1)：9-13．

[5]查天建，苏福增，刘小龙，等．27例冻伤患者的治疗体会[J]．中国医师杂志，2018，20(11)：129-131．

[6]胡永福，马才英，黄林彪，等．腓肠神经营养血管皮瓣一期修复双侧足跟部冻伤创面[J]．临床骨科杂志，2012，15(1)：34-36．

[7]杨东，陈庆贺，于永海，等．背阔肌肌皮瓣移植修复足跟部冻伤一例[J]．中华显微外科杂志，2001(1)：31．

[8]姚荔湘，韩东峰．应用交胸腹超薄皮瓣修复手重度冻伤创面[J]．中国美容医学，2013，22(14)：1487-1489．

[9]杨东，张志宏．皮瓣转移修复下肢冻伤创面20例[J]．中华显微外科杂志，1999(1)：50．

[10]苏海涛，李宗瑜，李宜姝，等．东北地区568例冻伤患者的救治及截肢情况分析[J]．中华烧伤杂志，2015(31)：410-415．

[11]石宏伟，张永生．早期切削痂网状植皮联合VSD持续负压吸引治疗液氨冻烧伤1例[J]．局解手术学杂志，2011(2)：36-40．

第八章

特殊人群冻伤

第一节　儿童冻伤

一、儿童冻伤概述

1. 发生率

小儿冻伤多指 14 岁以下儿童的冻伤，在寒冷的冰雪季节，儿童冻伤经常发生于北方农村等偏僻地区，多为集体发病。有玩冰及堆雪人 3h 以上的病史，4～8 岁儿童最容易发病。由于小儿感知能力尚未发育完全，回避反应迟缓，故易发生冻伤。4 岁以内，多有大人照顾，其发生率较低；4 岁以后，智力及发育等逐渐成熟，儿童户外玩耍时间增多，冻伤显著增多。根据对黑龙江省 380 例冻伤调查发现，小儿冻伤占冻伤人群的 43.9%，这是由于小儿活动性大，冬季爱好溜冰、玩雪等室外活动，往往又不懂防冻知识和自身保护造成的。

2. 致伤原因

不同于成人冻伤，小儿冻伤的主要原因是成人监护者对小童在低温环境下的麻痹大意，对大童教育防冻伤知识不够；医务工作者有关冻伤的科普宣传工作不足；贫困落后地区孩子多，照顾不够。

3. 预防

由于小儿冻伤(尤其是 5 岁以下者)大都是照顾不周造成的，因此只要加强小儿的管理教育，提高人们的文化科学水平，普及冻伤预防知识，小儿冻伤是可以减少的。克服麻痹思想，加强预防措施。

（1）广泛发展托儿所、幼儿园等集体福利事业，把小儿妥当地管理起来，并加强对小孩、家长和保育人员的冻伤预防教育。

（2）由于绝大多数小儿冻伤都是在冬季户外玩耍造成的，因此，小儿在北方冬季户外玩耍时间不宜过长，而且需要成人负责保证保暖措施到位，例如让孩子戴帽子、耳套、手套，穿棉衣裤以及棉鞋等。

（3）开展耐冻锻炼，坚持用冷水洗手、洗脸、洗脚，增强全身及局部末梢血管反应，以及对寒冷的适应能力。

（4）鞋袜、手套要保暖性好，大小要合适，不能紧小，以利于手、脚活动为宜。

（5）做好室内防寒、保暖和防潮工作，防止长时间接触寒冷和潮湿。要求室温保持在15℃以上，相对湿度50%左右。

（6）卫生人员要掌握冻伤的诊断、鉴别诊断以及防治措施，深入基层，早期迅速发现冻伤患者并采取相应的治疗措施。

二、小儿冻伤面积估计

小儿冻伤面积的估计方法是根据小儿体表面积的估计方法沿用而来的，是根据小儿体表面积的特点而定，其特点是头大、腿短。根据这个特点制定的公式包括伦－勃氏法和中国九分法。

1. 伦－勃氏法

表 8－1　不同年龄小儿身体各部位表面积的比率

年龄/岁	<1	1	5	10	15
头颈/%	19	17	13	11	9
一侧大腿/%	5.5	6.5	8	8.5	9
一侧小腿/%	5	5	5.5	6	6.5

此法虽较精确，但应用时需查表，不便记忆。此法以华氏九分法为基础，目前国外广泛应用。

2. 中国新九分法

1963 年，第三军医大学对 111 名小儿的各部体表面积用纸型法进行了实测，根据实测结果进行了简化，以补充成人的九分法计算面积。此法与成人九分法有相似之处，不同之处是小儿头大，年龄越小，头面体表面积所占比例越大。小儿手掌法：与成人相同，即将小孩子的五指并拢为身体表面积的 1% 。

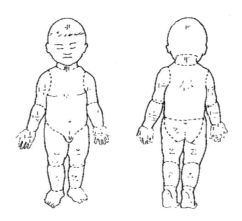

图 8 − 1　小儿各部体表面积计算法

头颈 = 9 + (12 − 年龄)；下肢 = 46 − (12 − 年龄)

三、小儿冻伤严重程度的分类

由于解剖生理的特点，小儿冻伤的休克、脓毒血症的发生率与成人显著不同，冻伤严重程度的分类标准也与成人不同。我们的分类法沿用冻伤严重程度分类，建议如下：小儿冻伤总面积在 10% 以下为轻度冻伤，10% ~ 29% 为中度冻伤，30% ~ 49% 为重度冻伤，50% 以上者则为特重冻伤。

四、小儿冻伤创面处理及护理

创面处理是治疗冻伤的主要环节。正确处理创面可预防局部感染，使创面迅速愈合并能预防并发症，减少后遗症等。

1. 早期创面处理

轻度冻伤病儿由于冻伤面积较小，体液丢失量少，患儿能正常进食，一般不易引起水、电解质紊乱或全身性感染，不需静脉输液，原则上在门诊治疗。治疗方法如下：

（1）小儿皮肤的特点是薄而嫩，如创面处理不当不但容易感染，而且会延误治疗，造成严重后果。根据冻伤创面情况，可采用包扎疗法或暴露疗法。包扎疗法是用 0.1% 新洁尔灭清洁创面，而后用生理盐水清洗创面，再涂敷冻伤膏后用无菌脱脂纱布覆盖，适当厚度，包扎不宜太紧，防止肢体进一步肿胀引起局部缺血坏死。冻伤早期创面因渗出液多，必要时每日更换辅料；分泌物少时，可隔 1 ~ 2d 更换，至结痂痊愈为止。创面有感染者，采用湿敷疗法，必要时可全身应用广谱抗生素。面部和会阴部位冻伤创面需采用暴露或半暴露疗法，但必须暴露在温暖（20℃以上）、干燥、清洁的室内，保持创面干燥，以减少细菌在创面上繁殖。

（2）止痛镇静：冻伤后疼痛严重，虽然小面积疼痛也很剧烈。

（3）防治感染：轻度冻伤创面面积小，不易引起严重感染。多选择口服广谱抗生素，常用的包括青霉素类及头孢类抗生素。迎合小儿心理，可选择带果味的阿莫西林等。一般服用 3 ~ 5d，如果体温正常即可停药。

（4）预防破伤风：深度冻伤的患儿无论面积大小都有引起破伤风的可能。现在新生儿时都接种过百白破，伤后常规注射破伤风类毒素 0.5mL 即可预防破伤风杆菌感染。

（5）局部用药：冻伤是无菌性损伤发炎，除去低温源，创面自然恢复愈合，不需用药。但是为了止痛、预防感染、促进愈合，根据多年的临床经验，很多人仍愿局部敷药，特别是小面积冻伤，如生肌、防瘢、加速愈合药物。局部创面用药方法可以分为包扎法与暴露法 2 大类，小面积四肢、躯干冻伤以包扎为主，面部、会阴以暴露为主（学龄前小儿）。

2. 重度冻伤的早期治疗

重度冻伤容易引起休克等全身并发症危及生命，应该住院治疗，每天随时有医疗监护。治疗方案包括下列几个方面：

1）防治休克：重度冻伤早期威胁生命的问题在于机体有效循环血量减少导致低血容量性休克，根本防治措施是补液。

（1）补液量的估算：应包括 3 部分：①创面丢失量。为伤后补液的主要部分。伤后第 1 个 24h 每 1% 面积按 2mL/kg 计算，头面部冻伤或大面积冻伤每 1% 按 3mL/kg 计算，冻伤面积超过 50% 者仍按 50% 计算。通常冻伤后第 2 个 24h 创面丢失量按第 1 个 24h 的半量计算。②生理需要量。重度冻伤后 1 ~ 2d 内基本上常不能正常进食，一般均需静脉供给生理需要量。无论能否进食均按患儿的体重计算：第 1 个 10kg 为 100mL/kg，第 2 个 10kg 为 50mL/kg，第 3 个 10kg 为 20mL/kg。发热者，体温每增加 1℃，需增加生理需要量的 10%。③额外丢失量。呕吐、腹泻者需补充等量的额外液体丢失量。

（2）液体成分：由于冻伤后创面丢失量大，主要成分为水、电解质（钠离子为主）及蛋白质，补液成分须包括晶体及胶体 2 部分。晶体液常用生理盐水、1.4%碳酸氢钠等含钠的等张液，胶体液包括全血、血浆、白蛋白、右旋糖酐及其他血浆代用品。晶体与胶体液之比为2:1。冻伤早期内由于体液丢失，血液黏稠，此时输全血会使血液黏稠度增大，不利于微循环的改善，故一般早期不输全血。补充生理需要量用1/3张维持液(正常需要量为1/5张)，全部输液均含10%葡萄糖维持热量。

(3)输液速度：由于冻伤后数小时内体液丢失较快，并且不可能伤后马上送到医院，因此输液开始要快速输入。全日计划输液量的一半应在伤后第1个8h内输入，另一半液量在随后16h输入。

(4)输液监护：快速输液的目的在于挽救危重患儿，必须密切观察监护。

心率和血压：婴幼儿心率应低于140次/min，学龄前儿童心率低于130次/min；血压应达到90mmHg(12kPa)。心率加快、血压下降表明液体量不足，心率减慢或不齐要警惕心力衰竭。

尿量：小儿监护常规插尿管，随时观察。尿管滴尿速度是反映有效循环血量变化最简便的临床指标，输液快尿速就快，说明肾功能良好。学龄前儿童尿量达到15mL/h以上，婴幼儿为10mL/h，尿相对密度1.010～1.015为正常。尿量少或尿相对密度高均提示液体量不足，尿比重低为肾功能不全。

精神状态：精神烦躁、多动、不能安睡均说明有效循环量不足；神志不清、抽搐说明脑水肿；呼吸困难、口唇发绀说明心力衰竭、肺水肿，输液过快、过多。

2)创面处理：冻伤创面的处理是冻伤治疗的关键，一切病理反应及并发症均由创面而来。创面处理得当，可以迅速愈合，减少瘢痕形成，避免并发症。

(1)镇痛：冻伤创面疼痛早期可引起或加重患儿休克，后期影响患儿食欲，增加机体消耗，造成患儿心理压力并引起家长紧张不安，应该受到头等重视。

(2)防治感染：冻伤创面感染可使创面加深，延迟愈合并增大瘢痕形成的面积，故防治创面感染非常重要。对大面积冻伤，磺胺嘧啶银是目前最好的抗创面感染局部用药。对磺胺过敏者不宜使用。由于创面应用抗生素极易产生耐药性，重度冻伤应保留抗生素只用于静脉。对已产生感染的创面应及时清除坏死组织，创面用呋喃西林溶液等药物湿敷便于脓液清除。

（3）避免创面受压：创面受压可引起局部循环障碍，易造成创面组织坏死与感染，使创面加深，甚至可能引起败血症。及早上小儿翻身床治疗，可以预防创面受压，减少大小便污染创面。

（4）预防瘢痕：对较深的创面，脱痂后可用药促进上皮愈合。近年来上皮生长因子、生长激素等生物制剂已在临床使用。对肉芽创面早期使用，轻度均匀加压可有效地减轻瘢痕增生。四肢躯干可用弹力绷带，面部则要特制高分子材料模具。

3）败血症预防：较小的小儿冻伤后机体免疫力降低，创面感染尚不明显时就可发生全身性感染、败血症，甚至多器官衰竭死亡。长时间循环不足，胃肠道缺血，菌群转移，也可发生多器官衰竭。严重冻伤特别是抢救不顺利，必须强调预防败血症。首先是抗生素的合理应用。冻伤早期创面以革兰阳性菌为主，宜应用抗革兰阳性菌的药物，如青霉素、第二代头孢霉素等；冻伤3d后创面革兰阴性菌逐渐增多，应改用第三代头孢菌素等抗革兰阴性菌的药物。创面有脓者，要根据脓培养结果调整用药。避免创面受压与污染，及时清除创面的脓液及坏死组织，控制局部感染灶。冻伤后，大量蛋白丢失，病儿机体免疫力将明显下降，静脉高营养迅速扭转负氮平衡，但须尽早改为肠道营养，避免肠道菌群转移。

4）辅助营养：小儿冻伤后常引起食欲减退、呕吐、腹胀、腹泻等，营养摄入不足。小儿大面积冻伤后48h内食欲差，即便勉强进食常常引起呕吐，一般从伤后第3d开始可以喂奶、粥等半流食，以后逐渐过渡到正常饮食。食谱要高热量、高蛋白、高维生素，以促进创面愈合。较小的小儿静脉营养的应用方法为：第1d给脂肪乳、氨基酸各0.5g/kg，每日增加0.5g/kg，至2~2.5g/（kg·d）。加入适量高张糖，使其氮、热之比成为1:（100~150）。适量补充维生素及微量元素。脂肪乳刺激性大，输入时间每天不得少于6h，最好在24h内匀速输入。

5）控制体温：小儿身体重量小，极易受外界温度影响，本身的体温调节功能发育不成熟。幼儿体温超过38℃常可引起惊厥。低温要注意保暖，高热要及时降温。

3. 特殊部位冻伤的处理

（1）面部：面部器官较多并且多有分泌物，常需特殊护理。由于眼睑水肿引起眼睑外翻者，应用金霉素眼药膏点眼并用油纱条覆盖保护，清除局部分泌物、防止角膜及眼睑损伤。由于条件反射，冻伤患儿在冻伤时紧闭双眼，多不会造成眼球冻伤。当怀疑眼睛冻伤时，要及时请眼科医师会诊。对个别眼睑深度冻伤者，局部植皮手术后要行上下眼睑融合术，防止眼睑外翻。耳冻伤要及时清理外耳道分泌物，防止分泌物内流引起中耳炎症。由于耳朵为软骨组织，血液供应来自软骨膜，受压后容易坏死，且耳朵坏死后修复极为复杂，故一定要避免耳朵受压。头面部冻伤创面多采用暴露疗法。

（2）手部：手与前臂环周冻伤时受痂皮的束缚，再加水肿，使腕管及手指固有动脉受压，可引起手指缺血坏死。伤后第 1 个 24h 之内要密切注意患肢血运。指甲血管反应逐渐变慢，创面颜色变暗，应及时行手指侧方焦痂切开减张术，改善手指循环状况，避免组织因缺血进一步坏死，尽量保留手的外形及功能。小儿手部冻伤要将各手指分别包扎（露出指甲），防止手指间粘连愈合形成瘢痕性并指。小儿手的皮下脂肪层较薄，深度冻伤常累及骨关节、肌腱、韧带，当有骨关节、肌腱、韧带外露时，要行皮瓣转移术或植皮手术以尽量保留手指外形及功能。愈合后要用夹板将患指固定于伸直位 1～2 年，防止瘢痕挛缩影响手指的外形及功能。

（3）会阴部：婴幼儿大小便多不能自控，宜采用暴露疗法，采取较好的体位。臀部冻伤要采取俯卧位，阴茎、阴囊或阴唇冻伤采取仰卧位，将双大腿分开，小腿用约束带绑好，使创面充分暴露。排便后要及时清理创面，以免污染。

五、儿童冻伤创面的手术治疗

冻伤创面的晚期治疗是指 2 周内不能愈合的创面，主要是慢性感染性较大肉芽创面的治疗。手术是主要疗法。

1. 皮片植皮

皮片的厚度与成活的难易关系很大：越薄越易活，越厚越保留皮肤特性。一般小面积受压处多用厚皮，大面积只能用薄皮。临床上常分为以下 3 种：

（1）刃厚皮片：皮片包括表皮及真皮乳头层，是皮片中最薄的一种。由于皮片薄，抗感染能力强，易于成活，术后 3d 皮片即成活，取皮区基本不留瘢痕，多用于感染严重、血运较差的肉芽创面。由于刃厚皮较薄，取皮区 2 周左右即可愈合（头皮 10d 即可愈合），一个部位可反复作供皮区，能大大缓解大面积深度冻伤病人自体皮源不足的矛盾。

适用于大面积深度冻伤患儿。但由于皮片缺乏真皮弹力纤维、皮脂腺、汗腺，存活后皮片干燥，缺乏弹性，不耐磨，挛缩明显，颜色较深，植于面部等暴露部位影响美观，植于关节部位会影响其活动功能。

（2）中厚皮片：皮片含有表皮及真皮网状层，比刃厚皮厚，比全厚皮薄，兼有两者的优点，同时避免了两者的缺点。成活后皮片收缩较轻，弹性较好，质地柔软，较耐磨，取皮区可自行愈合。常留有增生性瘢痕，多用于冻伤后期整形修复。

（3）全厚皮片：为皮肤全层。皮片厚，对植皮区要求较高，感染创面不能成活。2~3周皮片成活。成活后皮片质地及弹性好，收缩轻，耐磨，色素沉着轻，外观较好。取皮区需缝合或植皮方能愈合。适用于无菌创面或瘢痕切除的创面修复。

上述各种皮片大小可依需要而定。整张皮片成活后外观及功能均较好，但很难得到大块整皮。

2. 切痂植皮

是指冻伤早期将Ⅲ度冻伤的坏死组织及部分正常的皮下脂肪一并切除达深筋膜表面，并在新鲜创面上植皮的手术。其目的是尽早消灭创面，减轻感染及瘢痕。晚期较大面积的Ⅲ度冻伤，深浅不一，边界不清，等待肉芽面全部形成需时很长，并且早形成的肉芽已老化水肿不适于植皮。因此，一般情况稳定后分期、分区切痂植皮。首次切痂多在伤后3~7d进行，每次切痂面积为15%~20%，2次切痂间隔3~5d。面部、颈、手及关节等部位应及早行切痂植皮术，以减轻瘢痕。另外，受压与容易感染的部位应在感染之前尽早行切痂手术，以防感染发生与扩散。

六、儿童冻伤常见并发症防治

1. 应激性溃疡

应激性溃疡是小儿冻伤最常见的并发症。由于冻伤对机体的强烈刺激及有效循环血量减少，通过神经、体液调节使得胃肠道血管收缩，胃肠道黏膜缺血缺氧，黏膜细胞受损。同时，由于伤后胃动膜屏障功能减弱，H^+逆向扩散增加，加重胃肠道黏膜损伤，引起胃黏膜水肿、糜烂、出血、溃疡甚至穿孔。冻伤面积愈大，治疗愈不及时，愈容易发生应激性溃疡。应激性溃疡可发生于冻伤后数小时内，也可在以后全身性感染及切痂手术等刺激之下引起或加重溃疡，往往在休克、败血症纠正后溃疡仍持续存在一段时间。轻者只出现黏膜层水肿、糜烂、出血，表现为食欲减退，腹胀，胃液呈咖啡色或大便潜血阳性；严重者可伤及肌层甚至穿孔，表现为胃肠道大出血，可排柏油便或鲜血便，贫血，腹胀。胃肠道穿孔时腹部立位 X 线片可见膈下游离气体，穿孔常发生在十二指肠后壁。冻伤病儿一旦合并胃肠道溃疡穿孔，死亡率极高。检查胃液及大便潜血可判断应激性溃疡发生的变化。发生消化道溃疡出血的患儿要静脉注射 H_2 受体阻断剂，减少胃酸分泌，口服或胃管注入氢氧化铝等抗酸药降低胃酸浓度，静脉输入或经胃管注入止血药、冰盐水洗胃止血。如果出血不止或发生消化道穿孔，要及时进行手术治疗。

2. 败血症

败血症是小儿冻伤死亡的主要原因之一，冻伤后 1 周左右及伤后 3 周左右是败血症的高发期。常见的感染途径为创面、胃肠道菌群失衡、呼吸道感染及各种插管引起的感染，常见的致病菌为金黄色葡萄球菌、绿脓杆菌及大肠杆菌。革兰阳性球菌败血症一般表现为高热，精神弱，无食欲，心率加快，小婴儿常有腹胀、腹泻，血白细胞增高，中性粒细胞有中毒颗粒，血培养阳性；革兰阴性杆菌败血症的特有表现为体温不升，脉搏加快，患儿极度衰竭，腹胀、腹泻，创面干燥凹陷，皮肤可出现"尸斑"，血培养可见革兰阴性杆菌生长，死亡率极高。临床中怀疑患儿有败血症表现时，要立即做血培养，先根据病情应用抗生素，以后再根据血培养结果调整抗生素种类。适当的输血及静脉高营养支持不可忽视。有些患儿冻伤后虽无败血症，但表现为高热、精神弱、食欲差、皮疹及脏器水肿中毒等，血培养阴性，抗生素治疗无效，此为细菌内、外毒素大量吸收入血引起的毒血症，也应按败血症处理。一旦发生多器官功能衰竭则难救治。

3. 脑水肿

小儿头面部冻伤或冻伤面积较大者由于长时间脱水、休克、脑缺氧、酸中毒等原因容易发生脑水肿，早期表现为烦躁不安或嗜睡；严重者有惊厥、昏迷、喷射状呕吐，呼吸深而快，血压升高等高颅压表现；进一步发展可形成脑疝，表现为昏迷，呼吸浅慢、不规则或呼吸暂停，双侧瞳孔不等大。及时纠正休克及酸中毒可减少脑水肿的发生。当发现脑水肿早期表现时，要及早静脉滴注 20% 甘露醇减轻脑水肿，并进行镇静止痉等对症处理。如救治不及时，一旦发生脑疝，呼吸停止则很难抢救成功，或成为植物人。

4. 急性肾衰竭

冻伤后休克，血压降低至 50mmHg(6.7kPa)不能滤过肾小球可发生暂时无尿，由于机体有效循环血量减少引起肾实质缺血坏死。另外，由于组织坏死引起肌红蛋白或血红蛋白尿沉积堵塞肾小管，以及毒素的作用和复苏用血管收缩药等原因均可导致急性肾衰竭。表现为尿闭与尿崩 2 个阶段。尿闭期表现为少尿或无尿、酸中毒、高血钾、水中毒、尿素氮增高等，可持续几小时至数周不等。加快输液速度或应用利尿剂后尿量增加可与入量不足引起的少尿鉴别。急性肾功能不全者，尿相对密度在 1.010 左右(正常为 1.020)，镜下见有管型。如果肾功能得以恢复，则可进入尿崩期：尿量剧增，甚至超出入量；尿淡如水，相对密度 1.000；易出现脱水、低血钠、低血钾等。此阶段至少持续数日，调节入量，纠正电解质平衡，可以完全恢复。必要时需人工肾透析，等待肾功能恢复。

5. 急性心功能不全

长时间休克心肌缺氧或败血症毒素对心肌的作用，以及在纠正休克时过快地大量输液等原因，可导致急性心功能不全。其中以右心功能不全为多见，轻者表现为心率、呼吸加快，中心静脉压增高，心电图异常；严重者可出现急性肺水肿、肝脾增大甚至死亡。小儿冻伤后几个小时不能纠正休克，只要心率长时间加快，要及时应用强心药(毒毛花苷 K)，预防心功能不全。已发生心功能不全者，除给予强心药外，还应给予利尿剂及外周血管扩张药以减轻心脏负荷。

6. 肺水肿

长时间循环不稳定，特别是心肾功能不全，必然出现肺水肿，表现为呼吸困难，发绀，口吐白沫，双肺布满湿啰音。应正压给氧，或高频人工呼吸维持血氧饱和，同时强心利尿。

第二节　老年人冻伤

一、老年人冻伤的概述

老年人冻伤是指 65 岁以上年龄者所发生的冻伤。老年人冻伤常常发生在有精神疾病或心血管疾病者，如偏瘫、行动不协调、精神迟钝等人。老年人的特点是机体衰老，器官功能低下，血液循环和代谢功能均降低，冻伤之后治愈慢，创面经久不愈，容易导致肢体残疾等严重后果。

二、老年人的生理特点

1. 老年人的生理参数特征

（1）体液成分的改变：老年人随着年龄增长，蛋白质消耗增多，肌肉萎缩，全身含水量减少，特别是细胞内含水量仅为33%，细胞外液量则相对增加。

（2）神经系统功能减退：老年人对麻醉药较敏感，主要是因为神经数目减少，引起药效动力学的改变，使用吸入性麻醉药如氟烷、异氟烷等时其最大容许浓度降低，药物所需剂量因此减少；对局麻药、麻醉性镇痛药和其他静脉麻药，需求量均减少。

（3）心功能降低：老年人心脏的储备能力降低，稍加负荷即容易发生心功能不全。老年人动脉弹性低，耐受能力差，当收缩压超过180mmHg（24kPa）可导致心力衰竭和脑缺血；当舒张压大于 13.3 ~ 14.6kPa（100 ~ 110mmHg）时血浆容积也会相应减少。故未经治疗的老年高血压病人在创伤、手术的影响下血压波动，对于体位或胸内区的突然改变以及失血、休克等耐受性都较差。

（4）糖代谢异常：由于胰岛 β 细胞对葡萄糖耐受性随年龄增长而减低，所以老年人容易发生糖尿病。老年人 50 岁开始胰岛功能衰减，在创伤后应激反应易产生高糖血症、糖尿等，胰岛素分泌减少、胰高血糖素增加，以及肝糖原异生作用使血糖升高，给创伤、手术等治疗增加困难。

（5）肾功能减退：老年人随年龄增长，肾小球滤过率、有效血流量以及肾小管吸收、排泄功能均减低，尿浓缩和稀释功能差，容易发生高张性脱水及酸中毒和电解质紊乱。70 岁以上老人每增加 1 岁 GFR 减少 1% ~ 1.5%，30 岁以后肾肌酐清除率每年下降 0.5% ~ 1%。

（6）免疫功能低下：特别是细胞免疫功能下降，T 细胞功能差，免疫监视功能减退的中性粒细胞吞噬功能和杀菌能力均减弱，增加了细菌感染的易感性。

（7）对药物的吸收和排泄均较青壮年下降：老年人被动扩散吸收的药物尚属正常，但由于容量变小，同样剂量的药物摄入，老年人血中药物的浓度比青壮年血中的浓度高。另外，老年人血浆蛋白质浓度较低，药物和血浆蛋白质结合率也减少，因此必须减少药物剂量，以获得合适的血浆药物浓度。老年人肾功能差，经肾脏排泄的药物量减少，所以除减少药物剂量外，还要延长给药时间，特别是在使用地高辛、普鲁卡因、西咪替丁等时，必须减量和延长给药时间。老年人对某些药物的敏感性增强，如地西泮、利血平、洋地黄、吲哚美辛和皮质醇等，但是对普萘洛尔、异丙肾上腺素等药物耐受性增强。

（8）皮肤结构与功能变化：老年人皮肤随年龄增长而变薄，皮肤的附属器如毛囊、汗腺及皮脂腺均衰退，对周围环境温度调节功能差，表皮细胞生长和增殖力均较小儿、青壮年缓慢。随着年龄的老化，老年患者的皮肤组织菲薄而缺乏弹性，皮下组织亦较少，加之较长时间的热力致伤，创面多较通常肉眼判断为深，应放宽手术植皮的指征。

（9）肺功能减退：老年人的肺实质改变类似于肺气肿，肺泡和细小支气管呈扩张性改变，弹性蛋白酶的缺乏使肺弹性回缩力下降，肺泡表面积减少，肺毛细血管床密度降低，余气量和闭合容气量增加致通气和换气功能降低，对缺氧和二氧化碳蓄积的反应能力很差，仅为青年人的一半左右，用麻醉镇痛药后更差，加之术前 PaO_2 低，故术后应严密观察，注意供氧吸入。

（10）肝脏功能减退：老年人肝脏发生退行性改变，常有萎缩伴硬化，肝体积缩小，肝血流量减少 40% ~45%，随年龄增加肝代谢改变，肝细胞色素 P450 酶活性降低，使利多卡因和普萘洛尔等药物的半衰期延长，故这些药的维持量应以体重、年龄、肝病和心力衰竭等因素决定，以免中毒。

（11）胃肠消化吸收功能减退：老年人多伴有数种胃肠疾病，如溃疡、出血、狭窄、梗阻、肿瘤、便秘及腹泻等；口腔牙齿多不健全，严重影响咀嚼功能，肠道吸收功能差，胃黏膜萎缩，而且内脏血流量减少 40% ~50%，导致许多药物的清除率降低，但 H2RA 药物的吸收似乎不受影响。

2. 老年人冻伤的特殊性

（1）老年人由于各脏器功能减退，可能存在心、肺、肾、内分泌等慢性和消耗性疾病，代偿能力差，因而冻伤易并发休克，对补液的耐受性差，容易发生缺氧性损害，严重时可致冻伤后多系统脏器功能不全或衰竭。

（2）老年人机体组织衰退，生长能力减弱，冻伤创面愈合速度较慢，若伴有糖尿病者伤口愈合更慢，甚至冻伤创面长期不愈。

（3）老年人免疫功能低下、抵抗感染能力差，因此，感染是老年冻伤的重要死亡原因。由于免疫功能低下，老年人冻伤脓毒症不同于一般成人，典型体征不明显，体温不高，血象正常，常表现为嗜睡以至昏迷。

（4）老年人皮肤萎缩，皮下脂肪少，冻伤后易波及深部组织，因此，临床常见冻伤面积不大，但很深，常深达肌肉、骨骼。

三、老年人冻伤的特点

1. 老年人冻伤后死亡率很高

65 岁以上老年人平均冻伤面积 >20% 者，死亡率高达 22.8%。80 岁以上老年人冻伤的死亡率更高。

2. 老年人冻伤后休克发生率高

发生的时间比同等冻伤面积的青壮年早。据统计，老年人冻伤休克死亡率达 50%，明显高于青壮年冻伤患者。

3. 老年人冻伤并发急性肾衰竭的发病率高

王韦等的统计表明发病率为 15%，可能是由于血容量锐减、代偿能力差和肾功能减退所致。

4. 老年人肺水肿及肺部感染发病率高

老年人在伤前常合并有慢性支气管炎和肺气肿，因此在冻伤后休克期往往出现低氧血症和二氧化碳潴留。由于心功能和肾功能不全，对输液的耐受性差，容易发生肺水肿，而老年人冻伤合并肺炎的发病率高，这些因素均可能导致呼吸功能衰竭。

5. 冻伤后心血管系统改变

在正常情况下，老年人的血压随年龄增长而增加，收缩压通常等于 90mmHg(12kPa)加年龄，所以 60 岁以上患者的收缩压基线应在 18.6kPa (140mmHg)以上，若低于 18.6kPa(指原有高血压病史)，可能出现休克症状；若血压下降至 12kPa，表明已有严重休克。

6. 老年人消化功能减退

由于冻伤休克、组织缺氧、胃肠道血管痉挛，可形成胃黏膜下层动静脉短路开放，胃黏膜缺血、缺氧而发生急性胃溃疡出血，早期即可出现咖啡色呕吐物和柏油便。近年来，随着 H_2 受体阻滞剂及胃黏膜保护剂的应用，应激性溃疡出血的发生率明显下降。

7. 其他

(1)低体温:指体温低于37℃。老年人新陈代谢率低,产热少,末梢循环缓慢,而且对周围环境温度和感染的反应能力差,即使有明显感染即便是革兰阴性杆菌感染,也不出现相应高热。

(2)白细胞升高:老年人冻伤后白细胞升高常反映休克、缺氧和炎症的严重程度。若感染伴有白细胞升高(20×10^9/L以上),多预后不良,而且白细胞杀菌能力和吞噬功能均减低。

(3)老年人冻伤创面愈合时间延长:浅Ⅱ度创面修复至少需2周,深Ⅱ度创面通常大于4周;Ⅲ度创面的创缘容易感染,肉芽创面由于低血浆蛋白易致水肿,植皮失败的机会也增多。

三、老年冻伤的治疗

1. 液体复苏

冻伤后应尽快输液,维持有效血容,从而保证组织灌流。当冻伤面积大于10%或Ⅲ度冻伤面积大于5%,应立即补液;冻伤面积不及10%(Ⅲ度冻伤面积少于5%),有心、肺、肾功能障碍者仍应补液,但要限量并密切观察患者对输液的反应。关于老年人冻伤的补液治疗,有不同的争论:有人主张应用高张溶液治疗,既可减少补液量、减轻细胞水肿,又可维持有效血容量和充分的尿量;有人则主张用Evans公式补充等渗胶晶液体,但总的趋势是输液量要偏少。输液过程中要严格控制单位时间内液体输入量,预防发生肺水肿。输液量应根据以下几个指标进行调整:

(1)尿量:老年人尿量以维持在0.5~1.0mL/(kg·h)为宜。在发生血红蛋白尿时,输液量应适当增加,并碱化尿液。为了防止过多输液,在液体复苏的同时,另外建立一根静脉通道滴注多巴胺,以调控输液量和尿量,维持血压和心排血量。

(2)脉搏:老年人脉搏较少随休克的严重程度而增快,如超过120次/min,可能伴严重休克。

(3)血压:原有高血压者收缩压应维持在140mmHg(18.66kPa)以上;无高血压的患者应维持在120mmHg(16kPa)以上,脉压差维持在20~30mmHg(2.67~4kPa)。

(4)血细胞比容:老年人多有贫血,血细胞比容偏低,血细胞比容应维持在35%~45%。

（5）测血和尿渗透压、血气分析、肾功能，以便及时调节酸碱平衡，进行机械通气治疗。

2. 保持呼吸道通畅

若老年人原有肺部疾病，伤后易发生肺部并发症。当病程中发现呼吸困难、气管分泌物增多或出现支气管痉挛等症状时，应鉴别是输液引起的或是肺源性的。属于输液引起的应立即限制输液量，并给予利尿剂、毛花苷丙以预防心力衰竭。毛花苷丙首次剂量不超过 0.4mg，以后 0.2mg，每 6~8h 1 次，总量达 1.2mg 时为饱和量，以后每日给 0.2mg 维持量，1 周后停用。肺源性则应积极给予持续或间断吸氧提高氧饱和度，雾化吸入中加入氨溴索及糜蛋白酶稀释痰液，同时加入地塞米松对改善呼吸道水肿及减轻炎症反应有较明显效果。及时根据痰培养结果针对性应用抗生素，必要时可联合应用。

3. 保护肾脏功能

输液量应按计划平均输入，保证肾脏有效血流量。可以尿量为输液的主要依据，同时要测尿 pH、尿比重和尿常规。出现血红蛋白尿时，测血红蛋白量，凡尿蛋白持续阳性，尿比重固定在 1.010~1.020，尿中出现红细胞，特别是出现颗粒管型或红细胞管型时，多说明有急性肾功能不全，应对老年人进行肾功能监护。此外，内生肌酐清除率、钠滤过分数、血及尿渗透压、自由基清除率等变化也应作为监测指标，其中的钠滤过指数和内生肌酐清除率是最为重要和敏感的指标，分别反映肾小管的重吸收功能和肾小球的滤过功能。在治疗中，应尽量少使用对肾脏有损害的药物，如庆大霉素、多黏菌素等。一定要使用时，应减少剂量，延长用药时间。一般用量为成人用量的 2/3，确诊为急性肾衰竭时，应按肾衰竭调整药物用量和用药时间。

4. 保护心脏功能

休克、疼痛、缺氧均可引起心律失常，因此预防休克、早期供氧、控制感染、减少疼痛和刺激是保护心脏的主要措施。对出现以下心律失常时应立即治疗：

（1）对窦性、室性、室上性心动过速，可选用毛花苷丙、普鲁卡因、苯妥英钠或美托洛尔。盐酸胺碘酮对控制心律失常有较好的效果。

（2）对心房颤动，除可用洋地黄外，还可用奎尼丁。对因疼痛等刺激诱发的心房颤动应首先选用哌替啶、地西泮等镇痛镇静剂。

（3）束支传导阻滞多为原发疾病引起，如系水、电解质紊乱，需纠正水、电解质紊乱以达到正常生理指数；如系败血症引起，则需要控制感染。不完全传导阻滞心率在 60 次/min 以下时可用阿托品治疗。遇有老年冻伤患者合并中枢和代谢紊乱（如痴呆、糖尿病）晚间心率有减慢倾向者，要予以高度重视，必要时晚间使用阿托品，以预防迷走神经反射诱发传导阻滞。

5. 冻伤创面的处理

浅Ⅱ度创面以包扎为主，至创面愈合大约需 2 周，若外层敷料有感染的征象应及时换药。切痂疗法是治疗深度冻伤的有效措施，适用于小面积Ⅲ度创面，根据局部情况在焦痂切除后，直接缝合皮肤封闭创面也可获得满意的愈合效果。

四、老年人冻伤特别注意事项

1. 加强监护

老年人冻伤应加强监护，最好行 ICU 监护。

2. 重视补液速度及方法

早期补液原则上同成人，但应注意以下几点：①补液速度要均匀，忌快速补液或冲击试验，在能达到矫正休克的前提下适当控制输液量，以免导致急性肺水肿和心力衰竭的发生。②尿量维持在每小时 30mL 左右，切勿盲目追求尿量。③可给予毛花苷丙、多巴胺等积极维持心脏功能。

3. 创面深度判断及处理

老年人皮肤萎缩、变薄，遇同等致伤因素的烧、烫伤后，其深度较年轻人为深。同时要注意，由于再生能力与抗感染能力差，老年人冻伤很容易加深，用一般冻伤早期深度的诊断标准来判断老年人冻伤常常偏浅，因此对所有老年人冻伤，都不应低估其深度，需要严密观察其深度的变化。即使浅Ⅱ度冻伤亦不可掉以轻心，若处理不当，可演变成Ⅲ度。浅度冻伤以包扎为宜，需暴露时要注意保暖，并预防肺部并发症。浅度冻伤水疱皮完整者，应尽量保护，不宜撕除；创面裸露时，宜覆盖异体皮或人工敷料，减少蒸发，防止污染。深度冻伤（深Ⅱ度、Ⅲ度）创面一般宜用暴露疗法，涂布氟呢酸银、磺胺嘧啶银等有效抗菌外用药物。由于老年人愈合能力差，保痂治疗需要较长时间，不但使创面加深，而且易发生严重并发症。所以，欲提高老年人冻伤的疗效，关键在于尽快消灭创面。切削痂手术为一个值得研究和加以改进的办法。在无手术禁忌的情况下，老年人深度冻伤均可考虑行切痂手术，一次切痂面积不宜大，以 5% ~ 10% 为宜，手术操作要迅速、细致，注意止血，手术时间以 1 ~ 1.5h 为宜。由于老年人皮肤变薄，削痂手术难度较大，往往过深，因此面积小的深度创面也可考虑切痂。切削痂后的创面，应用自体皮或异体皮严密覆盖，术后加强护理，争取最好的植皮存活率。深度冻伤面积过大者，宜有计划地分期行切、削痂手术，2 次手术间隔 5 ~ 7d。这是由于老年人代偿能力差，术后恢复需要较长时间。

4. 内脏合并症的预防及治疗

老年人伤前均有不同程度的内脏损害，因此冻伤后开始即应注意维持内脏功能。肺部并发症最为常见，因此伤后要鼓励患者深呼吸和咳嗽，定时翻身、拍打背部帮助其主动排痰，保持呼吸道通畅。出现呼吸困难等肺功能衰竭症状或肺内分泌物很多时，宜行气管切开，便于吸痰和应用机械辅助呼吸。老年人 PaO_2 偏低，冻伤早期和有心肺并发症时均应给予持续吸氧。冻伤后应保护心功能，冻伤休克期血压不稳定时，可应用多巴胺；心率过快，可分次应用小剂量毛花苷丙；出现严重心律不齐时，则根据病情选用普鲁卡因胺、苯妥英钠、普萘洛尔或奎尼丁等。老年人冻伤休克或感染时均易并发心力衰竭，有迹象时可予小剂量毛花苷丙（首次量 0.4mg，以后每 6h 给予 0.2 ~ 0.3mg，总量 1 ~ 1.2mg）。冻伤后肾脏常有损害，易并发肾功能不全，休克期应保证有效血浆流量和一定的尿量（30mL/h），除进行有效合理补液外可分次应用甘露醇。治疗过程中，尽量不应用肾毒性强的药物，一定要应用时，要减少剂量，延长用药时间。老年人胰岛功能有变化，冻伤前即有糖尿病，应常规检查血糖和尿糖，并及时纠正高血糖。输注葡萄糖量大时应主动加用一定剂量胰岛素，以利于葡萄糖的利用，防止高血糖。老年人肾上腺皮质功能常有抑制，应激能力较差，因此于严重冻伤休克或感染时，可考虑应用地塞米松等皮质激素，但此类药物降低感染能力，老年人尤其如此，故只宜短期使用，不可长期应用。

5. 加强营养支持治疗

老年人伤前大多伴有不同程度的营养不足，缺乏足够的能源储备，冻伤后较长时期处于高代谢和负氮平衡状态，加之伤后食欲不振、肠胃功能差，很难依靠进食来维持营养，从而使机体抵抗力下降甚至发生衰竭，是老年人冻伤易发生并发症的重要原因，因而加强营养也应成为其治疗的关键措施。伤后经肠道补充要素饮食是目前补充营养最安全有效的办法，肠内营养不仅能有效地补充营养，而且能保护肠道黏膜结构及功能的完整，有利于肠道功能，防止肠源性感染，值得推崇应用。部分老年冻伤病人，肠道功能紊乱严重，肠道营养也难以接受时，应考虑静脉高营养。老年人冻伤后，除应注意补充能量和蛋白质外，也要注意补充各种维生素和微量元素。

6. 加强护理，防止褥疮

老年人冻伤由于疼痛、行动不方便等原因，往往需长期卧床，因此良好的护理便成为减少并发症、提高治愈率的关键。鼓励老年病人多活动，同时要应用心理治疗激发其战胜疾病的信心和决心。老年人皮肤分泌功能减退，皮肤粗糙易皲裂、皮肤萎缩、感觉迟钝、局部血液循环差，加之营养不良、皮下脂肪少，骨突处较长时间受压，则可发生褥疮。褥疮一旦形成很难愈合，常成为重要感染来源，因此必须勤翻身，用软垫等保护骨突处；用红花、酒精等药物按摩局部，对改善局部的血液循环也有好处。

第三节　冰雪项目运动员冻伤

一、冰雪项目运动员冻伤概述

在寒冷的气候条件下训练是冬季项目运动员无法回避的现实，低温对训练和比赛是一个不利的因素。参加寒冷天气活动或项目的运动员，包括越野滑雪、高山滑雪、寒冷天气跑步、铁人三项、狗拉雪橇比赛和高海拔登山冒险比赛，都有冻伤和体温过低的风险。虽然冻伤容易发生在这些体育项目中，但真正的发生率很难准确计算。在 2010 年艾迪塔罗德狗拉雪橇比赛中，冻伤是最常见的受伤报告，31% 的受访者发生冻伤。登山者的冻伤发生率为每年每 1000 人中有 366 人，其中最常见的还是相对较轻的冻伤。

二、冰雪项目运动员冻伤特点

冻伤是皮肤温度低于 0℃ 时对周围组织造成的直接损伤，最常发生在身体因血管解剖或周围血管收缩而血流较少的冷暴露部位。常见部位包括鼻子、耳朵、手指和脚趾，这些部位离身体核心部位更远，更容易受到血管收缩的影响。当皮肤接触温度低于皮肤冻结温度的物质时，也会发生接触冻伤。当皮肤温度达到28℃时，运动员会感到皮肤冷却，大约20℃时感到疼痛，低于10℃时会感到麻木。

运动员冻伤的严重程度与温度、暴露时间、冻伤组织的数量和深度成正比。当运动员感到皮肤麻木时可能会出现皮肤苍白或红斑。当平均皮肤温度（不是核心温度）降至34℃以下时，周围血管收缩发生。如果持续暴露在这个温度下或更低的温度条件下时，运动员的肌肉会失去协调性，运动能力会下降，就有被冻伤的危险。随着核心温度的进一步下降，血管舒张反应减弱，冻伤风险进一步增加。

三、冰雪项目运动员冻伤的危险因素

冻伤风险因素是由天气、赛前准备和运动员潜在的医疗条件等因素综合组成的。热量产生与热量丢失之间的平衡是维持运动员正常核心体温和防止四肢冻伤所必需的，寒冷、潮湿和风的天气组合最容易使运动员冻伤。因此，温度不能单独用来确定冻伤的风险。在水里浸泡和暴露会比在空气中产生更大的对流传热，所以游泳运动员和当运动员暴露在雨中的情况比在高温环境下和干燥天气下的运动员面临更大的热损失风险。潮湿多风的环境也会增加冻伤的风险。因为潮湿的皮肤比干燥的皮肤冷得更快，温度更低，产生冻伤的阈值更高。在相同的天气条件下，每个运动员的冻伤风险不同，身体脂肪含量越高，身体的绝缘性越强。身体脂肪比例较高、皮下脂肪厚度增加、肌肉质量较高的运动员，比肌肉和脂肪较少的运动员能更好地保持核心温度。

四、冰雪项目运动员预防冻伤特别注意事项

了解运动员训练环境尤其是露天环境的天气情况，包括气温、水温以及自然风的强度等，有助于确定参赛者的冻伤风险和比赛是否安全。对天气状况的变化做出反应并提前预警是至关重要的，赛事主办方还可以通过改变比赛开始和结束时间等方式响应天气温度的变化。国际滑雪联合会就设定了－20℃的停赛温度，如果有大风或大雪，比赛裁判可以决定更严格的停赛温度。国际泳联将11.7℃作为室外游泳比赛的停赛标准。赛事主办方和赛事医疗团队应该考虑为寒冷天气游泳和有组织的运动项目制订环境和风寒温度指南，以减少冻伤和低体温症的风险。

为环境暴露做准备是运动员和医疗团队预防冻伤和体温过低所能做的最重要的事情，每位运动员都应该根据他们的热量产生和天气情况准备不同层数和种类的衣物。与保持温暖同样重要的是减少身体出汗，因为那会增加潮湿和冻伤的风险。与皮肤直接接触的最内层应能吸走体内的水分，在靠近皮肤的地方保持一层绝缘的空气层，并将水分转移到衣服的外层。帽子或头套可以减少头部的热量损失，连指手套比普通手套更能保护双手不被冻伤。鉴于低温对机体的影响，教练和运动员要加强保护，克服低温所致的损伤。

1. 适当的准备活动

准备活动有助于提高运动训练效果。冬季项目，尤其是速度、力量型运动项目，创造良好的成绩需要赛前升高肌肉温度。提高体温到适宜程度也助于预防运动损伤。当人体处在低温环境时，机体通过产热或减少热损失来保持正常体温，自主运动或不自主运动（如颤抖）都可增加产热。减少散热可以通过添加衣服，或收缩血管，减少皮肤、耳、手脚等区域血流来实现。因此重视准备活动，积极预防冻伤很有必要。

2. 适当着装

着装有助于减少散热，但过于厚重的衣服却增加热能的消耗，因此运动员忌穿得太厚，要穿足够御寒且吸汗的衣服。研究表明，外环境气温低，运动员处于冷应激情况，机体散热量大，代谢率增加。为了保护体温添加衣服，又可使热能需要量增加，只有着装适当，才能减少散热，维持正常体温。

3. 预防冻疮

在寒冷潮湿的气候条件下，手指、脚趾、耳朵和颜面部易出现冻伤。由于严寒使人痛觉迟钝，许多人并未意识到冻疮的发生，因此定期检查上述部位有助于及早发现，早期预防处理，避免冻伤加重。除寒冷低温外，冻伤还与风力和潮湿有关，因为风能加快机体散热，而潮湿尤其是穿着被汗湿透的衣服，也加速热能消耗，更易使冻疮发生。因此，对风力和潮湿的关注也可减少冻伤的发生。

4. 预防运动后低温

在寒冷的环境中运动后，体温会迅速下降，因为运动停止后产热减少而热能损失仍很高，因此训练或比赛后迅速添加衣服，并进入温暖环境中，同时补充热饮料可预防体温下降。

5. 营养补充

营养补充是维护运动员健康，提高运动能力，促进运动员对低温适应的有效方法之一。在寒冷环境中运动训练，应保证充足的热能供应以适应大量热能消耗的需要，适当增加脂肪及蛋白，以助御寒和维护体温。供给充足的水和无机盐，预防脱水以及电解质代谢紊乱。此外，长时间在寒冷环境下运动，应加强糖的营养，以提供肌糖原的储备量，并促进糖原消耗后的恢复。

由于维持体温，抵御寒冷的需要，机体将大量产热耗能，室外冬季运动主要以有氧代谢为主，糖原消耗量远大于其他项目，当糖原大量消耗至耗竭时，运动员易发生疲劳而且容易发生外伤。因此，营养、水、电解质的补充，不仅是维持体温、保证生理的需求，更是运动训练的要求。加强准备活动，适当着装，补充充足的营养、水、电解质，是在寒冷条件下训练必不可少的防护措施。只有做好这些工作，才能将寒冷低温带来的不利因素降到最低，保证运动员身心健康，保证训练计划正常进行。

参考文献

[1] Handford C，Thomas O，Imray C H E. Frostbite[J]. Emergency Medicine Clinics of North America，2017，35(2)：281 – 299.

[2] Heil K M，Oakley E H N，Wood A M. British Military freezing cold injuries：a 13 – year review[J]. Journal of the Royal Army Medical Corps，2016，162(6)：413 – 418.

[3] Shenaq D S，Gottlieb L J. Cold Injuries[J]. Hand Clinics，2017，33(2)：257 – 267.

[4] Fudge J R，Bennett B L，Simanis J P，et al. Medical Evaluation for Exposure Extremes：Cold[J]. Wilderness & Environmental Medicine，2015，26(4，Supplement)：63 – 68.

[5] Handford C，Buxton P，Russell K，et al. Frostbite：a practical approach to hospital management[J]. Extreme physiology & medicine，2014，3(1)：7.

[6] Castellani J W，Young A J，Ducharme M B，et al. American College of Sports Medicine position stand：prevention of cold injuries during exercise[J]. Med Sci Sports Exerc，2006，38(11)：2012 – 2029.

[7] Connor R R. Update：cold weather injuries，active and reserve components，U. S. Armed Forces，July 2009 – June 2014[J]. MSMR，2014，21(10)：14 – 19.

[8]Fudge J R, Bennett B L, Simanis J P, et al. Medical Evaluation for Exposure Extremes: Cold[J]. Clin J Sport Med, 2015, 25(5): 432 – 436.

[9]Mcintosh S E, Freer L, Grissom C K, et al. Wilderness Medical Society Clinical Practice Guidelines for the Prevention and Treatment of Frostbite: 2019 Update[J]. Wilderness Environ Med, 2019, 30(4S): S19 – S32.

[10]Mcmahon J A, Howe A. Cold weather issues in sideline and event management[J]. Curr Sports Med Rep, 2012, 11(3): 135 – 141.

[11]Morrison S A, Gorjanc J, Eiken O, et al. Finger and Toe Temperature Responses to Cold After Freezing Cold Injury in Elite Alpinists[J]. Wilderness Environ Med, 2015, 26(3): 295 – 304.

[12]刘树明, 庞晓峰, 龙春生. 冰雪运动员寒冷环境中训练的保护措施初探[J]. 冰雪运动, 2002(1): 34 – 38.

[13]Shabat Y B, Shitzer A, Fiala D. Modified wind chill temperatures determined by a whole body thermoregulation model and human – based facial convective coefficients [J]. Int J Biometeorol, 2014, 58(6): 1007 – 1015.

[14]Gallea J W, Higgins G R, Germann C A, et al. Injury and illness sustained by human competitors in the 2010 iditarod sled dog race[J]. Am J Emerg Med, 2014, 32(7): 780 – 784.

第九章

高原冻伤

地理学上通常把海拔高于 500m 以上的广阔区域称为高原，人体一般在海拔达到 3000m 时会出现高原生物学效应，因此医学上的高原指的是海拔高于 3000m 以上的广泛区域。和低海拔地区不同，高原地区由于其独特的高海拔造成独特的气候及环境条件，在高原地区机体会发生特定的生理学改变，在高原地区的相关疾病具备与低海拔地区不同的发病特点。冻伤是高原地区的常见疾病之一，在高原地区和在低海拔地区既有一定的相似之处，也有高原地区的自身特点。本章节就高原地区的冻伤特点进行探讨。

第一节　高原地区环境特点

高原地区由于海拔较高，具有独特的环境特点，了解高原地区的独特环境特点，对研究高原地区机体的生理病理改变，相关疾病的预防和治疗具有重要意义。

一、气压低、氧分压低

大气压随着海拔的升高而降低，海拔每升高 100m，大气压一般降低 7.5mmHg（1kPa）。海拔越高的地方，气压越低，空气也越稀薄。由于大气是由多种气体混合而成，其中氧气含量对人体正常的生理过程至关重要，在空气中氧气含量约占 21%。高原地区虽然大气中氧气占比无明显改变，但由于大气压降低，大气中氧分子密度也随之降低，造成氧分压降低。在海平面，大气压约为 760mmHg（101.3kPa），氧分压约为 159mmHg

（21.2kPa）；在海拔 3000m 的高度时，大气压降至 530mmHg（70.6kPa），氧分压则降至 111mmHg（14.8kPa）。随着大气氧分压的降低，肺泡内氧分压以及氧饱和度随之降低，造成体内组织供氧不足，机体缺氧，产生一系列生理病理反应。在高原地区，由于低气压造成的缺氧是相关高原疾病的首要原因。海拔越高，缺氧越严重。

二、寒冷、昼夜温差大

由于高原地区气压低，空气稀薄，空气吸收并保持的热量也降低，大气逆辐射减少，造成高原地区温度低于平原地区。通常情况下，海拔每升高 1000m，气温降低约 6.5℃。高原地区植被较少，地表主要为石头和沙砾，日间吸收太阳辐射，升温较快，但夜间降温也快，造成中午温度高、夜间温度低，昼夜温差很大，一日之间温度变化可达 30℃。高海拔造成的温度低和昼夜温差较大的环境特点是高原地区冻伤的主要原因。

三、辐射强烈

地表辐射来源于太阳，辐射在到达地面前会穿透大气，经大气吸收。在高原地区由于海拔高造成空气稀薄，阳光辐射吸收较少，到达地表辐射较强。此外，高原地区日照时间较长，并且在积雪地带，积雪反射日光，进一步增强辐射。通常海拔每升高 100m，辐射强度增加 1%，紫外线强度增加 3%～4%，海拔越高增加幅度越高。在海拔 4000m 高原上，紫外线较平原增加 2.5 倍。

四、风大

由于高原昼夜温差大，地形复杂，造成不同地段温差也有较大区别，产生压差，进而造成大风。并且昼夜风向可能完全不同，大风进一步降低大气温度，同时大风吹过体表会带走体表温度，增加冻伤风险。

五、空气干燥

高原地区由于气压低，空气中水蒸气分压也随之降低，海拔越高的地方越干燥。我国青藏高原平均湿度不到 50%，冬季湿度可能会降至 0。高原地区空气干燥可能会造成人嘴唇皮肤干裂、鼻黏膜破损等症状。

六、灾害性天气多

高原地区温度差异大、气候变化快，成为灾害天气的多发地区。雪灾、大风、沙暴等恶劣天气出现频繁，对高原地区生活的人带来严重的灾害。

第二节　高原地区人体生理学改变

在高原特殊环境特点的作用下，人体会发生一定的生理病理学改变。当海拔到达 3000m 时，开始出现明显的生理变化。在高原多种环境因素中，气压低、氧分压低造成的机体缺氧是造成人体生理病理改变的主要原因。低氧环境对人体的生理病理改变是高原医学的重要研究方向。

一、高原环境下人体生理病理改变

1. 高原环境对呼吸系统的影响

在高原地区，随着海拔升高，大气压力降低，大气内氧分压也随之降低，进一步造成机体内肺泡氧分压降低，体内供氧减少。在此情况下，机体会通过一系列代偿行为增加体内氧供应。高原低氧环境下，为了增加气体交换面积，提高氧弥散程度，机体肺部保持较高膨胀状态，促使肺动脉压增高，肺动脉阻力增高，容易导致肺水肿、肺心病、慢性支气管炎等疾病，造成严重后果。

2. 高原环境对心血管系统的影响

高原环境供氧不足，心血管系统会代偿增加供氧，促使心率加快。此外，由于长期肺动脉高压，造成右心室增大，进一步导致右心功能不全，造成高原性心脏病的发生。

3. 高原环境对神经系统的影响

神经系统的氧需求较高，代谢水平也较高，并且以有氧氧化为主。安静环境下，人体脑血流量占心输出量的15％，耗氧量占23％。神经系统对缺氧较为敏感，高原地区海拔越高，缺氧越明显，对神经系统的影响也越显著。缺氧环境造成神经系统内能量代谢障碍、神经递质代谢失调、颅内压增高等，造成神经系统相关症状。高原缺氧环境下，容易造成记忆力下降、思维能力减弱、注意力下降、反应下降、情绪改变、协调能力下降等症状。此外，视觉、听觉、嗅觉和味觉均会不同程度地降低。

4. 高原环境对消化系统的影响

高原环境下，容易造成人体消化系统功能减退，具体表现为胃肠蠕动减慢，消化液分泌减少。长期高原缺氧环境还容易造成胃黏膜严重缺血、出血或坏死，导致慢性胃炎或胃溃疡。

5. 其他

高原低氧环境会激活造血系统，使血液中红细胞增多，产生高原红细胞增多症，造成血液黏度增加。缺氧会改变外观，急性缺氧容易造成口唇、指甲发紫，面部毛细血管发紫；慢性长期缺氧容易造成杵状指、甲床凹陷等。

二、急性高原性疾病

1. 急性高原反应

当人体从平原地区进入高原地区后，机体未能适应高原环境而出现的短期内急性低氧反应称为急性高原反应，也称为急性轻型高原病。通常发生于进入高原或由高原地区的较低海拔进入较高海拔的数小时至数天内，一般在进入高原 12~96h 发病达高峰。海拔越高，发病率越高。主要是由于低气压、低氧导致。此外，疲劳、紧张、寒冷、感冒等也是重要诱因。其常见的症状为头晕、头痛、胸闷、气短、心悸、食欲不佳、睡眠障碍，严重者可出现恶心、呕吐、发绀、尿少等症状。机体对缺氧耐受越差，症状越严重。

急性高原反应通常可通过病史和患者临床表现诊断，患者通常初进高原或自高原地区进入更高海拔地区，最常见的症状是头痛、头昏，其次依次是心慌、气促、食欲减退、倦怠、乏力、恶心、呕吐等。

急性高原反应发生后，如症状较轻，通过休息、避免重体力劳动，通常 3~5d 可自行缓解；如症状较重，则需要进行治疗。常用治疗方法如下：①吸氧：通过低流量持续给氧的方式缓冲高原低氧环境对机体的影响，可以改善急性高原反应症状，避免病情加重，还能够缓解患者情绪。氧气流量通常为 1~2L/min。②对症支持治疗：针对急性高原反应的相关症状采用相应治疗方法。使用阿司匹林、索米痛片等药物缓解头痛、头晕症状，使用甲氧氯普胺、氯丙嗪等药物缓解恶心呕吐症状，使用呋塞米、氨茶碱治疗高原水肿，使用利眠宁等镇静药物缓解心慌症状。③药物治疗：乙酰唑胺是一种碳酸酐酶抑制剂，具有利尿和增加肺部通气的作用，能够缓解急性高原病的症状，提高血氧含量，在很多国家被认为是治疗急性高原病的首选药物。很多中草药，如复方党参、红景天等对急性高原病的预防和治疗也具有一定作用。

急性高原反应的发病率较高，在进入高原前要做好充分身体和心理准备，减少发病率，发病后能从容应对。进入高原前保持良好心态，避免过度紧张，熟悉了解高原地理和气候环境，了解急性高原反应的症状和应对方式。尽量避免突然进入高原环境，尽可能以阶梯适应的形式逐渐进入高原，使身体逐渐适应。进入高原后，避免剧烈体力活动，前 3～5d 尽量休息，使身体能够适应高原环境，当海拔更高时，休息时间适当延长。上高原前可使用乙酰唑胺、红景天、党参等药物提前预防急性高原反应。

2. 高原肺水肿

高原肺水肿是一种特发性的高原病，通常在初进高原或重返高原后 1～7d 发病，与海拔高度、进入高原方式、上呼吸道感染、体力劳动、疲劳等因素有关。高原肺水肿的发病机制仍不明确，可能与以下因素有关：①高原缺氧环境造成肺部充盈，肺动脉压增高，而肺毛细血管楔压正常，肺动脉阻力增高。②液体潴留、体液转运失调。③肺部炎性损伤造成毛细血管结构破坏、通透性增加。

高原肺水肿的临床表现与急性心源性肺水肿类似，主要表现为胸闷、呼吸困难、咳嗽、咯大量白色或粉红色泡沫痰、一侧或两侧肺布满湿啰音等。其早期表现与急性高原反应类似，随着病情发展会出现具有特征性的临床表现：咯出白色或粉红色泡沫痰，具有突出特点的体征是一侧或双侧肺可听诊湿啰音。X 线可表现为肺部有斑片状、絮状模糊阴影，通常位于肺门周围，向外延伸，形成"蝙蝠翼"或"蝴蝶形"阴影。心电图通常可表现为窦性心动过速、心电轴右偏、右束支传导阻滞，肺性 P 波或 P 波高尖等。通过患者病史、诱因、症状、查体结果以及影像学结果，并排除心源性肺水肿后可诊断高原肺水肿。

高原肺水肿起病急，严重者有生命危险，应早期诊断，早期治疗。高原肺水肿最重要的治疗方式是休息和吸氧。当发现高原肺水肿后应停止活动，严格卧床休息，避免病情恶化。在缺乏氧气条件下，严格卧床休息是最关键的治疗措施。吸氧是治疗高原肺水肿的关键，通常采取低流量持续吸氧，氧流量一般为 4～8L/min。严禁突然停氧，避免病情反跳。条件允许时可采用间歇性正压呼吸或高压氧舱治疗。此外，可采用一氧化氮吸入、左旋精氨酸、氨茶碱、地塞米松等药物辅助治疗。

高原肺水肿的预防和急性高原反应类似，应做好身体和思想准备，了解高原情况、熟悉高原自然及气候环境后再进入高原。进入高原前1周以休息为主，避免体力劳动；进入高原前应体检，具有心肺疾病者不宜进入高原。可服用乙酰唑胺、地塞米松、硝苯地平等药物预防高原肺水肿。

3. 高原脑水肿

高原性脑水肿是指人体从平原地区进入高原地区，或从高原地区进入海拔更高的地区后机体未能适应缺氧环境，脑缺氧造成神经系统功能障碍，进而出现相关神经系统症状。高原脑水肿发展快，如未能及时救治，可能会留下神经系统后遗症，严重者甚至有生命危险。其发病可能与以下机制有关：人体进入高原环境后未能适应机体缺氧环境，血氧分压下降造成脑细胞代谢障碍、脑血管通透性增加、脑血管扩张、血流量增大，进而导致脑细胞和细胞间质水肿。缺氧是导致高原脑水肿的根本原因，感染、劳累、能量供给不足、精神因素等也能够诱发高原脑水肿。

根据病情发展，可以把高原脑水肿分为昏迷前期、昏迷期和恢复期。昏迷前期主要表现为大脑皮质功能紊乱，包括表情淡漠、抑郁、记忆力减退、视觉模糊、嗜睡、注意力不集中、定向力和判断力下降、烦躁不安、幻听幻视等；昏迷期主要表现为患者意识丧失，对外界刺激无反应，可能会伴有躁动、呕吐、抽搐、大小便失禁等；经治疗后患者清醒，进入恢复期，主要表现为头痛、头晕、嗜睡等神经系统抑制症状，可能会留有智力或记忆力障碍等后遗症。高原脑水肿患者眼底检查可见视网膜及视盘水肿，脑脊液轻度到中度升高，头颅 CT 可提示脑水肿存在。可根据患者病史、临床表现、眼底检查、脑脊液检查，在排除其他原因造成的脑血管病后诊断。

急性脑水肿的治疗需要早期发现，早期治疗，有条件时应及时转运，主要治疗方法是严格卧床休息、吸氧、脱水、降低颅内压、保护脑功能、对症治疗等。大部分患者早期积极治疗能够痊愈，无明显后遗症。如因未能及时治疗或病情严重导致脑损害严重，可能会造成不同程度的神经系统后遗症，严重者可能造成死亡。

与其他急性高原病类似，急性脑水肿的预防应在进入高原前做好身体和心理准备，提前进行耐氧训练，进入高原后注意休息，条件允许时可采取阶梯式进入，可使用地塞米松、乙酰唑胺等药物预防。同时，密切观察身体情况，早发现、早治疗。

三、慢性高原性疾病

慢性高原病指的是长期在海拔 3000m 以上高原生活的人群，长期受高原环境的影响造成的心脑血管性慢性病变，主要有高原红细胞增多症、高原性心脏病和高原性衰退症等。

1. 高原红细胞增多症

高原红细胞增多症主要是指由于机体长期在高原缺氧环境下，为了提高血液携氧能力，红细胞代偿性增多造成心血管系统、呼吸系统、神经系统、消化系统等不同程度的损害。其主要症状有头痛、头昏、胸闷、心慌、记忆力减退、失眠、腹胀、嗜睡、昏厥、视力模糊、肢体麻木等，严重者可能出现脑水肿、颅内压增高、意识障碍、瘫痪、呼吸困难、少尿、休克、心衰等症状。其主要体征有多血面容，面部、手掌发绀，下肢或全身水肿，皮肤淤斑，指甲松脆等。血常规可见患者末梢血红细胞计数 $\geqslant$ 6.5×10^{12}，血红蛋白 $\geqslant 210g/L$，红细胞压积 $\geqslant 65\%$。

2. 高原性心脏病

高原性心脏病是指长期缺氧环境造成肺部血流动力学改变、肺动脉高压，进一步导致右心室肥厚和右心功能不全，产生相关症状。根据病情发展阶段的不同，可表现为劳力性呼吸困难、心悸、胸闷、头晕、疲劳、咳嗽、咯血、颈静脉充盈、肝肿大等症状。X 线、心电图、心脏彩超可见肺动脉高压和右心室肥厚表现。根据患者长期高原居住史，以及肺动脉高压的症状、体征以及相关实验室检查，排除先心病、肺心病、原发性肺动脉高压等其他心血管疾病可确诊。高原性心脏病最有效的治疗是转移至平原地区生活，如无移居条件，可采用休息、吸氧、防治呼吸道感染、降低肺动脉压、保护心肌、抗心衰等对症治疗。

3. 高原性衰退症

高原性衰退症是指长期居住在高原的人，由于机体长期代偿高原缺氧环境，使机体内环境出现不稳定，造成神经、内分泌功能紊乱，微循环障碍及免疫功能降低，产生头痛、头晕、失眠、记忆力下降、情绪不稳等脑力衰退症状和食欲缺乏、体重减轻、疲劳等体力衰退症状。可表现出血压降低、脱发、牙齿脱落、水肿和肝大等症状，通过病史、症状和体征可诊断高原衰退症。高原性衰退症可通过对症支持的方法缓解症状，可通过脱离高原缺氧环境的方法治愈。

四、高原医疗特点

1. 医疗条件差

大部分高原地区经济较差，发展较为落后，缺少高层次医疗人才和卫生管理人才，使得高原地区医疗条件相对较差，医疗水平相对落后。

2. 转运困难

高原地区面积广泛，地形复杂，气候恶劣，城市间距离较远，医疗辐射半径大，加上交通不便，陆地和空中转运伤员均有较大困难，使得在高原救治过程中容易错过治疗条件，延误病情，同时会增加医疗和转运的经济和人力成本。

3. 通常会伴有高原病

高原地区的患者通常伴有相关特发性高原病，高原病有时会加重原发性疾病，加重救治难度。在高原地区诊疗时，首先应判断患者是否存在急性或慢性高原病，再根据高原病和原发疾病的特点进行诊治。

第三节　高原冻伤

高原地区由于特殊的地理和气候环境，成为冻伤的高发地区。由于机体在高原地区会发生特殊的生理病理变化，同时会造成急性或慢性高原性疾病，使高原冻伤的发病、治疗和预防均具有一定的特殊性。

一、高原环境中冻伤的特点

1. 一年四季均可发生

与冬季冻伤不同，高原环境全年都会出现可造成冻伤的低温，即使是夏天在高海拔地区仍会出现极低气温，因此高原冻伤一年四季均可发生。

2. 现场急救困难

高原冻伤多为户外旅游或户外作业人员，户外环境恶劣、气温低、条件艰苦，发生冻伤时现场通常缺乏急救的专业人员和专业条件，同时也缺乏紧急复温环境，现场急救存在困难。

3. 转运困难

高原地区往往地广人稀、环境复杂、气候多变，容易发生冻伤的区域往往是远离大城市的户外地区，甚至是雪山、冰川中，发生冻伤时难以及时转运，延误最佳治疗时机。现场救治困难和转运困难使高原冻伤患者的致残率、致死率相对较高，也造成高原冻伤中重度冻伤比例较平原地区高。

4. 高原环境容易加重冻伤程度

高原低氧环境使机体代偿性增加肺通气量，经呼吸道散发的热量增加，使得在高原低温环境下，机体热量更易流失，机体难以维持热平衡，增加冻伤风险。低温造成血管收缩导致组织缺氧是冻伤的重要机制。高原缺氧环境下氧分压降低，血液氧饱和度降低，在低温时造成组织更易缺氧，使冻伤出现更早、变化更快。长期生活于高原的患者血液内红细胞增多，血液黏稠，低温下血管收缩造成血流动力学改变，更易造成冻伤。此外，高原的恶劣环境下，容易造成人体饮水减少、失水增加、食欲下降，摄入能量减少，体内产热减少，冻伤风险增加。

5. 容易伴有高原性疾病

高原冻伤经常与高原性疾病相关。在野外作业或登山时，如未经充分准备，出现急性高原反应、高原肺水肿或高原脑水肿，造成机体出现相应症状，无法继续作业或无法回到营地；遇到天气变化或夜晚来临，气温迅速降低，容易在高原性疾病的基础上发生冻伤。

二、高原冻伤的临床表现

和其他地区冻伤类似，高原冻伤也主要出现在肢体末梢部位，依次为足部、手部、耳鼻部等。环境温度降低后，机体首先会有疼痛感，手足耳鼻等末梢或暴露部位因冷刺激造成冷痛，随着损伤加重，包括疼痛在内的感觉丧失，组织冻结。复温后疼痛感再次出现，冻伤部位根据损伤严重程度的不同，可出现水疱、水肿、坏死等症状。

根据冻伤程度的不同，可简单分为轻度冻伤和重度冻伤。轻度冻伤又称为浅表冻伤，通常只累及表皮和真皮层，复温后机体会出现明显疼痛、水肿、充血，皮肤发红、发亮，6～24h 会出现水疱，提示局部组织血运正常，预后良好。重度冻伤又称为深部冻伤，累及皮下组织、深层肌肉和骨骼，冻伤后复温融化局部通常无疼痛感，伴有水肿，皮肤呈紫色或褐色，可出现厚壁小水疱，冻伤部位逐渐干燥结痂，甚至坏死。

高原冻伤分级与平原相同，可根据严重程度的不同分为4级：Ⅰ度冻伤：又称红斑性冻伤，仅累及表皮层，主要是由于短时间接触低温所致，伤后皮肤苍白，局部充血、红肿，可产生灼热、麻木、刺痛等感觉，无水疱产生，7~10d可痊愈；Ⅱ度冻伤：又称水疱性冻伤，累及表皮和真皮层，冻结时皮肤灰白色，冻结部位发硬，无感觉，复温后皮肤呈红色或暗红色，12~24h内出现较大浆液性水疱，2~3周内干燥结痂，脱痂后愈合，通常3~4周可痊愈，形成轻度瘢痕；Ⅲ度冻伤：又称腐蚀性冻伤，累及全层皮肤及皮下组织冻结时皮肤苍白，冻结部位发硬，无感觉，复温融化后皮肤呈紫色或黑褐色，创面水肿明显，出现厚壁型水疱，疱液为鲜红色血性液体，疱底暗红色，水疱逐渐干燥脱落，形成溃疡或瘢痕；Ⅳ度冻伤：冻伤深达皮肤全层、皮下组织、肌肉、骨骼等，冻结部位发硬，无感觉，复温后皮肤呈灰色，无水疱，复温后10~20d冻伤部位呈干性坏死，通常需手术切除坏死部位，预后差（高原冻伤分级与普通冻伤相同，已在相关章节详述，在此不再重复）。高原冻伤由于现场急救及后送困难，加上高原特殊环境，冻伤程度通常较重，Ⅲ度及Ⅳ度冻伤较其他地区比例高。

三、高原冻伤的诊断

通过患者低温暴露病史及临床表现、症状，早期诊断冻伤较容易，但早期很难对冻伤程度、范围进行明确判断，诊断时应详细询问病史，了解受伤时间、温度、暴露时间、海拔高度、天气情况等。同时需要在治疗过程中密切观察冻伤部位情况，及时对冻伤范围进行判断，进一步明确治疗方法。可采用X线照片、激光多普勒血流图、红外热像图、骨扫描、MRI等辅助检查明确损伤范围（高原冻伤相关诊断方法和普通冻伤类似，已在相关章节详述，在此不再重复）。

四、高原冻伤的治疗

1. 现场急救

高原冻伤的现场急救原则与普通冻伤类似。发现冻伤患者后尽早脱离冷环境，脱去潮湿衣服、鞋袜，换干衣，使用棉被、棉大衣包裹，有条件时可给予热饮、热食。判断患者是否同时伴有低体温、骨折、颅脑损伤等其他复合伤，是否伴发急性高原反应、高原肺水肿、高原脑水肿等高原疾病，针对并发疾病采取相应措施。如现场有条件，能够确保后送期间不再次发生冻伤，可进行现场复温。在高原环境下，通常现场环境恶劣，在难以保证不发生二次冻伤的情况下，不宜现场复温，以免造成更大伤害。由于高原地区昼夜温差大，气候变化快，在后送过程中要避免温度变化，发生二次冻结。

2. 快速复温

将患者转运至医疗机构后，在确保不会发生二次冻结的前提下应进行快速复温，根据患者的冻伤情况及救治条件选择局部或全身复温。复温方法与普通冻伤类似，将肢体或全身浸泡于40℃左右的热水中，直至冻伤部位完全融化，肢体远端皮肤红润。普通冻伤通常需复温 20~30min，高原冻伤由于患者血液黏度高等原因，局部循环恢复慢，有时需 30~60min 才能完全复温。冻伤部位具体情况决定复温时间。如条件不允许可使用体温复温法或自然融化复温，严禁使用延迟复温或过热复温。复温时患者可能出现疼痛，可给予镇痛药物治疗。

3. 局部治疗

高原冻伤的局部治疗方法与普通冻伤相同，主要包括 0.1% 氯己定溶液多次温浸，1% 呋喃西林软膏、5% 磺胺嘧啶软膏或 2% 硫酸新霉素软膏外敷、扩张血管、抗血小板聚集、抗凝、溶栓、结痂后局部切痂，界限清晰后切除坏死组织，创面新鲜后植皮，截肢等（相关方法已在之前章节详述，在此不再重复）。长期居住高原人群，通常会伴有高原红细胞增多症，血液中红细胞含量增多导致血液黏稠，在高原冻伤的治疗过程中容易影响局部血运；冻伤后机体大量体液流失，进一步加重血液黏稠程度，导致血液淤积影响局部微循环。因此，在治疗高原冻伤的前 1~2 周，应采用静脉滴注平衡盐、扩张血容量，降低血液黏稠度，增加血流，改善微循环。

4. 全身治疗

针对冻伤患者全身情况，给予补充体液、纠正血容量不足、纠正电解质紊乱和酸碱平衡，给予高蛋白、高热量饮食，多饮水。可给予全身镇痛、高压氧等治疗，同时预防全身并发症的发生。

五、高原冻伤的预防

高原冻伤具有起病快、变化快、现场急救困难、转运困难等特点，一且发生后果严重，因此采取措施预防高原冻伤对减少高原地区冻伤的发生、减轻高原冻伤的损害具有重要意义。

1. 了解高原环境气候特点

高原地区具有气温低、风速大、昼夜温差大、天气变化快等独特的气候和环境特点，对于初次进入高原的人员，包括高原旅游、登山、户外训练、工作的群体，应提前了解高原地区的气候环境特点，并针对相关特点做好充分准备。有组织地进入高原的团体应在进入高原前集体宣教学习；独自进入高原旅游或工作的个人也应提前了解高原环境气候特点，从思想上做好应对高原恶劣环境的准备。

2. 加强防冻伤知识的宣讲

高原冻伤的一个重要原因是对该病认识不够，应在了解高原特殊环境的同时，针对高原冻伤的高发群体做好高原冻伤的宣讲，使该群体从思想上认识到高原防寒防冻的重要性，为其提供高原防冻伤指南，指导他们准备防冻伤设备，减少高原冻伤的发生，预防高原冻伤。

3. 增加机体产热

在寒冷环境下，人体需更多能量用于维持体温。环境温度每降低10℃，人体摄食量增加5%，主要用于产热。在高原寒冷地区应增加食物供应、加强营养，同时增强运动，促进机体产热。必要时辅助药物进行产热，维持体温。

4. 准备防寒装备

防寒装备是预防冻伤最重要的措施之一，对于高原冻伤的预防尤为重要。经常有由于对高原户外环境及可能的气候变化预估不足，导致没有准备足够的防寒装备而造成高原冻伤。服装是最基础、最直接、最有效的预防冻伤装备，服装的准备一方面要满足防寒需求，满足保暖原则，做到防寒保暖、防风、透湿、轻便；另一方面还要能够正确穿着服装，避免穿着过紧，影响局部血运。在此基础上，可准备辅助加热措施，如电热服、电热睡袋、电热手套等作为应急手段，辅助加热。需野外露营时，应准备能够保暖防风的帐篷、睡袋、地垫等装备。

5. 提前做好防寒锻炼

提前做好机体耐寒锻炼，做好冷习服，使身体能够更加耐受寒冷环境，提高抗寒能力，在一定程度上能够预防高原冻伤。

6. 做好天气预报

高原地区气候恶劣，极端天气多，天气变化无常，进行户外登山或作业时应提前了解该地区的天气情况，判断可能出现的低温及大风天气，及时采取有效的防冻伤措施，避免前往可能出现恶劣天气的地区。

参考文献

［1］格日力．高原医学［M］．北京：北京大学医学出版社，2015．

［2］West J B. High altitude medicine and biology in China［J］. High Alt Med Biol, 2015, 16(1): 1.

［3］崔建华．高原医学研究与临床［M］．郑州：河南科学技术出版社，2016．

［4］Dosek A, Ohno H, Acs Z, et al. High altitude and oxidative stress［J］. Respir Physiol Neurobiol, 2007, 158(2 - 3): 128 - 131.

［5］Gao Z, Luo G, Ni B. Progress in Mass Spectrometry - Based Proteomics in Hypoxia - Related Diseases and High - Altitude Medicine［J］. OMICS, 2017, 21(6): 305 - 313.

［6］Basnyat B. Acute high - altitude illnesses［J］. N Engl J Med, 2013, 369 (17): 1666.

［7］Naeije R. Pulmonary hypertension at high altitude［J］. Eur Respir J, 2019, 53: 6.

［8］Hashmi M A, Rashid M, Haleem A, et al. Frostbite: epidemiology at high altitude in the Karakoram mountains［J］. Ann R Coll Surg Engl, 1998, 80(2): 91 - 95.

［9］Singh G, Chatterjee M, Grewal R, et al. Incidence and care of environmental dermatoses in the high - altitude region of ladakh, India［J］. Indian J Dermatol, 2013, 58(2): 107 - 112.

［10］Rehan S, Pynn H J, Williams I, et al. Pulmonary embolism, frostbite and high - altitude retinopathy - a combination of life - and sight - threatening vascular complications at high altitude［J］. Scott Med J, 2019, 64(1): 30 - 34.

［11］陈景元，骆立静．寒区军事医学［M］．北京：人民军医出版社，2015．

［12］Luo Y, Luo R, Li W, et al. High altitude medicine education in China: exploring a new medical education reform［J］. High Alt Med Biol, 2012, 13(1): 57 - 59.

第十章

常见冻伤部位治疗

冻伤指的是由于低温造成的组织损伤，主要发生于寒区冬季、高海拔低温区等，在军事活动、登山运动及低温下户外活动中经常出现，尤其是在寒区作战时，冻伤经常大量出现。在两次世界大战及朝鲜战争期间，均有大量军人冻伤，影响作战。

冻伤需要 2 个重要因素：一是冰点以下的低温，当温度低于冰点以下时，组织内细胞发生冻结损伤；二是长时间暴露，当组织接触低温环境一定时间后，温度才能传至体内造成冻伤。因此，身体容易暴露的部位更容易发生冻伤。四肢末梢部位是冻伤的多发部位，包括耳、鼻在内的面部及手脚都是肢体末梢，并且是易于暴露的部位，最容易发生冻伤。以足部最多见，约占一半以上，其次为手、耳、鼻、面颊。本章就这些常见的冻伤进行探讨。

第一节　面部冻伤

面部是人体最容易暴露的部位。在低温环境下，面部容易长时间暴露，同时最容易受冷风影响，冷风可以加速皮肤热量流失，加速冻伤的发展。此外，很多人缺乏面部防护意识，使其成为最容易冻伤的部位之一。由于特殊的形态及组织结构，耳部和鼻部是颜面部最容易被冻伤的部位，该部位皮肤及皮下脂肪很薄，耳内软骨血运差，并且容易暴露，在低温环境且没有较好防护时，容易冻伤。耳部形态特殊，两侧皮肤均易受低温影响，冻伤发展迅速，症状严重，容易造成严重肿胀，进一步发展为组织坏死，造成小耳畸形。鼻部较为突出，鼻尖部是较容易冻伤的部位。

一、临床表现和诊断

冻伤的主要临床表现已于之前的章节详述。耳、鼻部由于其特殊的组织结构，一旦冻伤容易伤及软骨，肿胀十分明显，容易造成剧烈疼痛，并且发展迅速，易造成外耳及鼻尖坏死。

面部冻伤的诊断较容易，根据面部暴露情况、暴露时间、防护措施的佩戴情况，表面皮肤症状，比较容易确诊。面部冻伤诊断时应判断冻伤面积和冻伤程度，进而明确下一步治疗方案。根据九分法，头颈面积占体表面积的9%，其中头部、面部、颈部各占3%，双耳占体表面积的0.4%。

二、现场救治

1. 尽早处理

由于面部冻伤，尤其是耳部冻伤发展较快，处理不及时容易造成严重后果，因此早期发现冻伤，尽早救治处理，对于减轻冻伤，减少冻伤后并发症十分重要。

2. 及时保暖

当发现面部冻伤时，首先应及时处理冻伤因素。条件允许时，应立即离开低温环境，去除面部潮湿装备，合理佩戴防护。

3. 早期复温

复温是处理冻伤的重要方法。在复温的过程中，10~20℃范围内对细胞损伤最大，因此在复温过程中，需快速将组织温度提高至20℃以上，减少复温过程中的组织损伤；复温介质以0.1%氯己定溶液最佳，也可使用0.1%呋喃西林或0.1%苯扎溴铵。现场救治时，通常无相关溶液，温水是最常使用的复温介质。介质温度维持在40~42℃，通常不超过44℃。由于部位特殊，面部冻伤在复温时不易浸泡，可选用2条以上毛巾浸0.1%氯己定溶液等复温介质后交替湿敷。此外，如没有相关溶液复温，也可选择体热复温和自然融化复温法，即用温暖的双手捂住面颊、耳郭直至冻伤部位疼痛恢复。不可延迟复温或过热复温。如有口罩、耳罩与皮肤冻结时，不能暴力强行摘除，应待复温介质融化后小心去除，避免造成皮肤损伤。

4. 避免反复

进行现场救治时，一定要注意现场环境是否会造成救治后二次冻伤，二次冻伤会对冻伤部位造成第 2 次损伤，比一次冻伤对组织的损伤更为严重，并且容易造成预后不良。如面部冻伤后无法及时转运至温暖环境或无相关防护设备，或存在其他二次冻伤的风险因素，则不要现场复温，应第一时间将伤员转运至安全环境再进行复温。

三、治疗

面部冻伤的治疗原则和常用方法与常规冻伤相同，包括持续复温、局部清创、外用冻伤膏、防止血栓形成、抗血管痉挛、扩张血管、抗感染、手术治疗等（相关治疗方法已在相关章节详述，在此不再重复）。耳、鼻Ⅲ度以上冻伤如形成干性痂皮且无感染时应尽量保痂，如有痂下愈合可自然脱落，如早期切痂，容易暴露鼻软骨和耳软骨，伤口则不易愈合，容易造成感染。由于面部的特殊性，冻伤后如无法愈合需进行整形手术治疗，冻伤后造成小耳畸形或鼻部缺失者，后需行耳、鼻重建，使患者愈后面部更为美观。

四、预防

1. 提高面部防冻伤意识

提高防冻意识对预防冻伤十分重要。头面部容易暴露，对其进行防护经常容易被疏忽。因此，个人在寒区或冬季应提高面部防冻意识，加强对面部防护相关知识的学习；集体在寒区或冬季生活工作时，应加强面部防冻教育，提高集体面部防冻意识，掌握面部防冻方法，减少面部冻伤。

2. 避免暴露

面部冻伤的重要原因是暴露，因此避免面部，尤其是耳部、鼻部长时间暴露于低温下，是预防面部冻伤的重要因素。要加强个人的防护意识，正确佩戴防护装备。在寒区工作生活的人，尤其是需要长期在低温下工作者需加强对面部的防护，需要时佩戴专用的耳部和鼻部防护设备，避免低温和冷风直接刺激。在户外活动或工作时，科学安排时间，避免长时间暴露面部，及时回到室内温暖环境中。乘坐无棚的车、船等交通工具时，更要加强面部防护，避免冷风刺激，加剧冻伤的产生。部队在寒区驻扎或驻训时要提前做好防寒相关措施及防冻伤教育，配发防护设备，避免群体冻伤。尤其当部队进行长期户外作业时，更应科学组织，加强防护。在选择防护设备时，要根据冻伤的因素，选择能隔离温度、防潮防风的预防设备。条件允许也可选择一定的加温设备预防冻伤。

3. 适当揉搓

揉搓面部皮肤，刺激局部毛细血管扩张，增加局部血流，可以将体内温度带至末梢远端，升高局部温度。由于面部无法通过自身运动的方式提高局部血流，只能通过双手揉搓皮肤达到提升血流，预防冻伤的效果。揉搓面部在大部分户外面临冻伤风险时是最及时简便的预防方法，尤其是当面部皮肤疼痛时，说明已经出现早期冻伤症状，更要尽早用双手揉搓面部暴露部位，直至感觉恢复，防止冻伤。

五、小结

面部由于其结构和部位的特征，是冻伤的高发部位，并且具有一定的特殊性，需对面部冻伤的预防、现场救治和治疗有一定的认识，减少面部冻伤的发生，早期救治、早期治疗，减轻面部冻伤的严重程度。

第二节　手冻伤

双手是人体重要的功能部位，是肢体的末梢部位，也是冻伤的高发部位。一方面双手容易暴露，在未佩戴防护时，会直接暴露于低温下，造成冻伤；另一方面双手在生活工作时，直接接触低温物体的概率高，低温可能直接造成局部冻伤。手部对于人体的生活和工作十分重要，冻伤后双手僵硬，组织破坏，严重者会造成组织坏死甚至截肢。因此，手冻伤的预防和及时救治十分重要。

一、临床表现和诊断

手部冻伤的特殊性在于，在无特殊防护的情况下，手部容易直接接触低温介质，直接造成冻伤。诊断手冻伤主要依据暴露史和临床表现，手部有未经防护的低温持续接触史，并且有冻伤的相关症状，排除其他疾病即可确诊。冻伤严重者，可使用放射、激光多普勒、骨扫描、红外热像图、血管造影等设备判断双手冻伤范围及程度。计算冻伤面积时，双手占 5%，每个手指平均占 0.3%。各手指略有不同，单纯手背或手掌(不含手指)占 0.5%。

二、现场救治

1. 消除冻伤因素

手冻伤通常能够在早期发现,早期处理。发现手冻伤时,应及时现场救治,首要的就是消除冻伤因素,避免持续损伤。在户外低温环境时,应及时将患者转运至温暖的屋内或帐篷内。如果因直接接触低温介质造成手冻伤,应及时脱离接触,并佩戴手套。

2. 早期复温

早期复温是所有冻伤的现场救治原则,0.1%氯己定、0.1%呋喃西林、0.1%苯扎溴铵均是较为理想的复温介质。通常情况下,在现场复温时,如果没有特殊的复温介质,温水是最常用也是最有效的方法。将冻伤的手浸泡于 40~42℃温水中 30min 以上,直至冻伤的手部组织由僵硬变软,触之有弹性,颜色由苍白逐渐转为红色,手指远端及指甲颜色均变为红色才能作为复温成功的指标。如皮肤连同手套一起冻结,无法取下时,不可暴力去除,应连同手套一起浸泡,待其彻底融化后再取下或剪掉手套。复温后易出现剧烈疼痛,是复温良好、组织细胞恢复良好的表现,应继续浸泡,同时给予镇痛药物治疗。复温应在现场救治后每日进行 1~2次,持续至少 7d。如救治现场没有温水,可使用体热复温,即直接将冻伤的手放置于腋下、腹部或大腿根部等温暖部位,利用体温复温,也可起到一定的复温效果。不可延迟复温或过热复温,严禁使用火烤。

3. 避免反复

反复冻伤会对组织造成严重伤害,因此避免反复冻伤是现场救治的重要原则。手冻伤后现场如无法避免再次冻伤,不能现场立即复温,应将伤员转运至安全环境再进行复温,避免反复冻伤。

三、治疗

手部的冻伤无特殊的治疗方法,主要包括持续复温、局部清创、外用冻伤膏、防止血栓形成、抗血管痉挛、扩张血管、抗感染、手术治疗等。手部是人体重要功能部位,应尽早治疗,减轻症状,减少冻伤后遗症,挽救手部功能。此外,如发生Ⅲ度以上冻伤,出现组织坏死需手术切除时,应等坏死界限明确后,沿坏死组织边缘切除,尽可能多地保留手部组织,保留手部功能。

四、预防

1. 提高手部防冻意识

手部是人体最重要的功能部位，提高对手部的防冻意识十分重要。个人应加强手部防护，学习防冻知识，了解寒冷环境下如何避免手部冻伤；部队等集体应加强防冻知识宣讲，组织防冻知识学习，并在寒冷环境工作时互相监督，减少手部冻伤。尤其是当部队在寒冷环境下野外驻训或小部队野外执行任务时，交通不便，救治装备有限，更应加强预防冻伤的意识。

2. 避免暴露

避免直接暴露是预防冻伤的重要原则。应加强手部防护，在寒冷环境工作或生活时应佩戴厚手套，如未佩戴手套，条件允许时应将双手放置于温暖衣物内。当需要接触冰冷物体时，按操作标准做好防护，避免双手直接接触。

3. 早期救治

早期发现、早期救治是预防双手冻伤的重要方法。冻伤早期双手会感觉寒冷或疼痛，此时应及时终止暴露，早期救治。条件允许时应及时复温，佩戴手套，或直接将双手放置于腋下或腹部等部位，利用体温复温。部队作战或训练时应佩戴相关作业专用手套，避免直接接触武器、炮弹等设备。

4. 加强手部运动

户外作业时加强运动，尤其是手部运动，促进局部血液流动，能够达到预防冻伤的效果。如特殊条件下无法大范围运动双手，在手套内做双手手指屈伸运动，也可增加局部血流，预防双手冻伤。

五、小结

手部是冻伤的高发部位，也是人体重要的功能部位。预防手部冻伤，降低其冻伤后遗症对维持手部功能、保持愈后生活质量具有重要意义。

第三节　足冻伤

足部是人体最容易冻伤的部位，约占冻伤的一半以上。在全身多处冻伤时，足部通常也是最早冻伤的部位。足部冻伤易感因素较多，首先是足部肢体下垂，血运相对较差，如靴子大小不合适或鞋带过紧则会进一步减少血运。其次是足部直接接触地面，在冰冷环境下低温会传导至足部。此外，地面的积雪或积水会降低足部周围温度，并可能使足部直接浸润于雪水之中，造成冻伤。

一、临床表现和诊断

足部冻伤无特殊的临床表现，根据低温暴露史和临床表现，排除其他疾病后通常比较容易确诊。可使用放射、激光多普勒、骨扫描、红外热像图、血管造影等设备判断冻伤范围及程度。计算面积时足拇趾占 0.4%，第 2 ~ 5 足趾各占 0.15%，单纯足底或足背各占 1%，内踝面占 0.5%。

二、现场救治

1. 消除冻伤因素

去除冻伤的因素对现场救治十分重要，既能够停止冻伤因素的持续，还可以避免反复冻伤，造成足部的二次损伤。要尽早脱离低温环境，转移至温暖环境下。有条件时脱掉潮湿的鞋袜，穿宽松干燥的袜子。在低温下，如需脱掉靴子应仔细操作，切忌强行去除，否则容易造成二次损伤。可以在复温后再缓慢去除，如脱掉困难，为了保护冻伤后足部组织，也可使用剪刀等工具破坏靴子结构去除。

2. 早期复温

足部冻伤的复温方式与复温原则与手部复温类似。最常用的方法是将冻伤的足部浸泡于 40 ~ 42℃ 温水中，直至复温成功。如鞋袜无法直接去除，不可暴力取下，应一起浸泡，待其融化后再缓慢取下。复温时注意水温，如水温降低及时更换。使用体热复温时，可将足部放在伙伴腹部衣服下复暖，不可延迟复温或过热复温。严禁使用火烤。

3. 避免反复

避免反复冻伤是所有部位冻伤现场救治的重要原则，其目的是避免反复冻伤对组织造成的严重后果。如现场条件有造成二次冻伤的可能，应暂缓现场复温，待伤员转运至条件允许的环境再行复温。野外环境下，在复温的同时，应及时烤干鞋袜及鞋垫，减少反复冻伤因素。

三、治疗

足部冻伤治疗方法与手部类似，主要包括持续复温、局部清创、外用冻伤膏、防止血栓形成、抗血管痉挛、扩张血管、抗感染、手术治疗等，无特殊治疗方法。

四、预防

1. 提高防冻伤意识

足部冻伤易感因素多，需加强足部的防冻意识，减少易感因素。集体内人员应加强防冻知识的教育宣讲，个人应加强自身学习，集体内人员互相督促防寒防冻措施。在寒冷地区工作生活时，潮湿、冰面、积水、积雪等环境下，应配发合适的干燥鞋袜及鞋垫。

2. 正确穿着鞋袜

正确穿着鞋袜对预防足冻伤十分重要。首先要根据环境及工作需求选择合适的靴子，既要具有保暖防寒功能，又要满足一定条件下的工作或作战需求，如防水、防沙、足够支撑等。其次靴子大小要适中，靴子过大既会影响足部运动，还会影响靴子的防寒功能；靴子过小则会造成足部血运不畅，提高冻伤的发生，也会造成疼痛。最后鞋带不能捆绑过紧，否则容易降低足部血运。穿着鞋袜时应尽量避免蹚水，尽可能保持鞋内干燥。如发生鞋内进水或其他原因造成的潮湿，应尽早更换袜子、鞋垫或及时烤干。晚上睡觉应脱掉靴子，一方面可以烘烤鞋袜，另一方面有利于足部血运的恢复。

3. 早期救治

早期救治对缓解冻伤症状，减轻冻伤严重程度，减少后遗症的发生十分重要。要及时去除冻伤因素，脱离冻伤环境，早期复温。严重冻伤时应尽快转运，早期救治。

4. 加强局部运动

在靴子大小合适、鞋带松紧合适的前提下，加强下肢运动，可以通过快走或慢跑的方式增强足部血运。如特殊情况下无法自由活动双下肢，足趾在靴内做屈伸或抓地运动，也可起效。

五、战壕足和浸渍足

战壕足和浸渍足是一类非冻结性的冷损伤。战壕足指的是在 0～10℃

低温的潮湿环境中，下肢无法大幅度活动，肢体下垂，导致下肢的非冻结性冷损伤。第一次世界大战中陆军在战壕中多发此病，故名战壕足。在寒区或冬季穿单鞋在湿冷地面长期作业，或靴子过紧造成汗液无法排出，小腿或足部长时间湿冷暴露，容易导致战壕足。浸渍足指的是下肢长期浸泡于 0~10℃ 的水或泥浆中，静止不动，造成的非冻结性冷损伤。战壕足和浸渍足的发病条件类似，有些研究也将两者认为是同一种疾病。

1. 临床表现和诊断

当发生战壕足或浸渍足时，局部环境温度持续维持在稍高于冰点，外加局部潮湿环境以及局部压力，局部组织反应性充血，水肿，局部毛细血管破坏，足部或小腿深部肌肉、神经及血管损伤，造成局部无菌性炎症。此外，缺血后的再灌注容易造成局部组织长期损伤。此类疾病主要损伤有髓鞘的大神经纤维，对小神经纤维及无髓鞘的神经纤维损伤较小，神经损伤从近端开始向远端延伸。

战壕足和浸渍足主要发生于小腿和足，早期患者主要表现为自觉局部冷、麻木、僵硬，患足和足趾发白，跛行甚至行走困难，如不能及时处理或尽快脱离致病环境，会进一步造成双足肿胀、疼痛、皮肤水疱、渗出或出血，皮肤变化呈淡红色、蓝色或黑色。严重者可出现血栓机化，造成闭塞性脉管炎、骨骼肌变性坏死或蜂窝织炎，严重者会造成局部萎缩、溃烂甚至坏死。

战壕足和浸渍足主要根据暴露史和临床表现诊断。有湿冷环境持续暴露史，并有相关临床表现，排除其他疾病即可诊断为战壕足。

2. 预防

由于战壕足和浸渍足具有明显的致病条件，预防相关致病因素对预防战壕足十分有效。首先，应尽量避免双下肢位于低温潮湿的环境中。如无法避免，应穿着合适的靴子，避免靴子过于单薄、过紧，同时加强双下肢的活动。如下肢无法大范围活动，足趾可在鞋内做屈伸运动以增加局部血运。保持鞋内干燥，在由于蹚水或其他原因造成鞋内潮湿时，及时更换袜子及鞋垫，如在特殊环境下无法及时更换，在发现鞋袜潮湿时，应尽早烤干鞋袜及鞋垫。每日检查小腿和双足，判断有无早期皮肤变化。如集体生活或工作，应有组织地配发足够的袜子、鞋垫等防护措施，并互相督促检查。夜间睡觉时可将双下肢垫高，防止局部高压及水肿。

3. 治疗

战壕足通常由于特殊致病条件造成，作战等特殊环境下无法避免相关致病因素。对于战壕足应早期发现，及时治疗，如未能及时发现，可能造成局部溃破坏死，严重者需要截肢治疗。治疗的重要方式是尽早脱离致病条件，将患者转运至温暖环境中，更换潮湿的鞋袜，患肢休息并抬高，给予镇痛、抗感染等对症支持治疗，加强护理，避免揉搓按摩。对于已经产生局部溃疡或组织坏死的，及时换药并给予对症支持治疗，待坏死界限清晰后，手术切除修复。

六、小结

足部冻伤既影响个人的生活工作，作战时也会造成非战斗减员，影响集体效率。足部冻伤无论是在生活还是在作战环境中均是最常见的冻伤部位，应引起足够重视。

第四节　常见冻伤部位的防护服装要求

面部、手、足是最常见的冻伤部位，一方面这些部位属于远端末梢部位，血运较差；另一方面这些部位容易暴露于寒冷环境下，造成冻伤。在寒冷环境中如何选择穿着合适的衣物预防这些部位的冻伤十分重要。防护服装的选择既要满足预防冻伤的要求，又要能够满足在寒冷环境下完成工程作业、训练、作战等任务的需要，还要能够满足人体舒适性的要求。因此，冻伤的防护服装研究具有重要意义。

一、防护服装的基本要求

预防冻伤的防护服装主要有以下基本要求：

1. 防寒保暖

防寒保暖是预防冻伤防护服装最基本、最首要的要求。选择合适的防寒材料对防寒效果十分重要，保温率、导热系数、热阻值、克罗值等参数是衡量材料是否保暖的物理学指标，其中常用的参数是保温率和导热系数。在材料的选择上，保温率高、导热系数低的材料防寒效果更为理想。空气是导热系数较低的介质，并且随温度的降低导热系数也降低，因此蓬松度越高的防寒材料防寒效果较理想。常用的防寒材料有棉花、羽绒、蚕丝、羊毛等，从天然材料的物理性来看，保暖效果最好的是羽绒，其次是蚕丝，但由于蚕丝价格昂贵、获得困难，难以得到广泛应用。目前羽绒是使用较为广泛的保暖材料。气凝胶以及各类仿生人造材料逐渐问世，通过人工将低导热材料与空气混合形成新型保温材料，具有较理想的保温效果。此外，防护服中使用铝箔等材料反射红外线，也能起到防寒保暖的作用。

2. 防风

防护装备需要具有一定的防风特性，在低温环境下，风会直接将低温作用于机体，冷风进入衣服内，也会加剧体表温度对流，降低保暖效果。因此，防护装备通常会使用呢绒、毛皮或人造防风制品等作为外层材料，起到防风作用。

3. 透湿

寒区作业可能会导致出汗，且特殊环境下雨水或地面水可能会漏进衣物内，既会影响服装保暖防寒的效果，增加冻伤或战壕足、浸渍足的风险，还会影响舒适性。防护服装选择具有透湿性的材料有利于皮肤水分及服装内水分的蒸发。

4. 松紧适中

防护服装过紧会降低服装透湿性，也容易降低局部血运，可能会成为冻伤的促进因素；防护服过松会影响防风效果，同时不利于户外作业，还会影响舒适性。

5. 轻便

轻便的衣物能够增加舒适性，也能够减轻身体负担，减少消耗，同时有利于在寒冷环境下作业。

二、基础防寒服装

1. 防寒手套

手套是最常用的防寒装备，也是预防手部冻伤的重要装备。手套材料的选择既要能够防寒保暖，又要能够贴合手部结构，确保手指灵活，能够保证正常的手部功能。在防寒手套的设计中，手套的保暖性能、厚度和手套的贴合性、灵活程度存在矛盾，通常难以兼得，需根据室外温度和具体作业要求折中选择。

2. 防寒鞋袜

防寒鞋袜是预防足部冻伤的最关键装备。足部是人体最难保暖的部位，穿着鞋袜时，要松紧适宜，鞋袜过紧既会影响舒适性，还容易造成局部血运不良，增加冻伤风险。此外，鞋袜应保持干燥，如发现鞋袜潮湿应及时更换。

3. 防寒面罩

防寒面罩主要用于防护头面部冻伤，保持头面部体温。目前市面上的防寒面罩种类繁多，材质也多有不同，应根据具体环境和具体任务的需求进行选择。面罩应能够将鼻部、耳部完全包裹，有需求时尽量将颈部及头部一起覆盖，发挥最大的保暖作用。

4. 防寒衣裤

防寒衣裤是预防冻伤的必需装备，根据具体环境和任务需求选择。

参考文献

［1］Handford C，Thomas O，Imray C. Frostbite［J］. Emerg Med Clin North Am，2017，35（2）：281 - 299.

［2］Sessions D G，Stallings J O，Mills W J，et al. Frostbite of the ear［J］. Laryngoscope，1971，81（8）：1223 - 1232.

［3］赵振波，孙景海 . 冻伤诊疗图谱［M］. 北京：人民军医出版社，2004.

［4］陈景元，骆文静 . 寒区军事医学［M］. 北京：人民军医出版社，2015.

［5］Hutchison R L. Frostbite of the hand［J］. J Hand Surg Am，2014，39（9）：1863 - 1868.

［6］Vogel J E，Dellon A L. Frostbite injuries of the hand［J］. Clin Plast Surg，1989，16（3）：565 - 576.

［7］Lehmuskallio E，Lindholm H，Koskenvuo K，et al. Frostbite of the face and ears：epidemiological study of risk factors in Finnish conscripts［J］. BMJ，1995，311（7021）：1661 - 1663.

［8］Davis M D. Immersion foot associated with the overuse of ice，cold water，and fans：a distinctive clinical presentation complicating the syndrome of erythromelalgia［J］. J Am Acad Dermatol，2013，69（1）：169 - 171.

［9］Ungley C C，Channell G D，Richards R L. The immersion foot syndrome. 1946［J］. Wilderness Environ Med，2003，14（2）：134 - 141.

第十一章

冻伤并发症的预防与治疗

人体主要依靠寒战增加产热，寒战时，代谢率可增加 4～5 倍。同时，机体通过中枢神经系统引起甲状腺素释放增加。研究表明，机体在寒冷环境中暴露几周后，甲状腺素的分泌量可增加 2 倍以上，代谢量增加 20%～30%。

人体暴露在寒冷环境中时，体表温度最先下降。首先是手、足等末梢部位皮肤温度降低，而后逐渐波及四肢近端和躯干。如气温过低，暴露时间过长，易发生面部冻伤。皮肤温度持续下降将不可避免地导致皮下组织和肌肉温度降低，产生体表软组织冻伤，随着温度的持续下降，最终引起核心体温降低。

核心体温（core temperature）为体内器官的平均温度，通常采取直肠温度代表核心体温。临床上也通过测温尿管、食管测温仪等测定膀胱和食道的温度来代表核心体温。核心体温一般比腋温高 0.5℃。在寒冷环境中，由于皮肤、皮下脂肪和肌肉的隔热保温作用和机体对体温的调控，一般核心温度变化不如体表温度敏感，以此保证体内脏器活动不受影响。但在持续冷暴露一定时间后，如机体的代偿调节不能维持体热平衡，将导致核心体温下降。一旦出现核心体温降低，各脏器的功能、各种酶类的活性均会发生变化，尤其是心、脑等器官，并出现一系列病理生理反应，导致除皮肤和软组织损伤外，出现其他的冻伤并发症。冻伤通过直接冷损伤、组织脱水、细胞冰晶形成、微循环淤滞和缺血再灌注造成局部组织甚至全身性的损伤。

第一节 循环系统并发症

寒冷对人体的心血管系统亦造成伤害。流行病学调查表明，在寒冷地区及冬季，心血管疾病发病率和死亡率增高，损伤程度加重，寒冷因素是主要诱因之一。

一、冠脉综合征

研究表明，寒冷暴露3min后，由于机体受到冷刺激，交感神经兴奋性增加，导致体内儿茶酚胺类物质分泌增多，引起血管收缩、血压升高。在血压升高的同时，心率加快，加重了心脏负荷。此外，冷暴露可使红细胞压积与血液黏度升高，红细胞变形性降低、聚集性增高，同样增加心脏的负荷。文献报道，无论是单纯性全身皮肤冷暴露抑或是局部皮肤冷应激（如手浸泡在冰水中），由于交感神经过度兴奋，引起冠状动脉阻力增加和冠状动脉局部高敏性，心脏负荷增大、心肌供血严重减少，导致急性冠状动脉供血不足，出现心绞痛甚至心肌梗死。研究表明，寒冷刺激可能通过激活内质网应激和细胞凋亡，增加冠状动脉粥样硬化斑块的不稳定性，导致冠脉综合征的发病率增高。

1. 冻伤并发冠脉综合征的预防

冻伤合并冠脉综合征的预防，其要点仍在于生活方式的干预。吸烟、酗酒、缺乏体力活动、高脂饮食、高热量摄入、持续精神应激等不良的生活方式，增加了急性冠脉综合征的发病风险。此外，建立在生活方式干预基础之上的药物治疗，可使冠心病危险减少50%。目前，推荐血管粥样硬化病变患者口服阿司匹林及他汀类降脂药物，已成为广泛共识。一旦发生急性冠脉综合征，应尽可能挽救心肌、挽救生命，防止复发，预防和减少急性心梗等可能致残或致死的心血管事件。可采取冠状血管介入成形术，加以溶栓或安装支架等。冻伤的救治应和冠脉综合征的治疗同时进行。

2. 冻伤并发冠脉综合征的治疗

冻伤合并稳定性心绞痛的患者，在明确诊断后，应立即休息，口服硝酸酯制剂，如硝酸甘油、亚硝酸异戊酯等，同时使用镇静剂和镇痛剂，避免复温过程中的疼痛加重心绞痛症状。对于不稳定性心绞痛，若冠脉CT或造影提示冠脉狭窄，不应因冻伤而推迟冠状动脉介入治疗，早期进行溶栓、支架等治疗有助于减少心肌坏死。

对于冻伤合并心梗发作的患者，缩短送院时间和在送院途中抢救，对挽救病人生命十分重要。一般监护和护理：在 ICU 病房密切观察血压、心悸、心率、呼吸及神智等，缓解疼痛、抗休克治疗、静脉滴注补液，消除心律失常和纠正心率衰竭，在有利时机进行冠状动脉介入成形术，溶栓、放入支架，药物治疗。

二、心律失常

研究表明，轻度低体温时，会出现心动过速和外周血管收缩，引起心输出量增加，血压轻微升高。随之，心率、血压和心输出量会成比例下降。在心脏的电节律上，可以表现为轻度复极异常到心室纤颤、心搏停止。低体温时的心动过缓是由于起搏细胞去极化减少所致，因而阿托品治疗对这种过缓性心律失常无效。中度和重度低体温伤员常见各种房性和室性心律失常，典型的发展顺序是从窦性心动过缓，经房颤逐步发展到室颤，直至心脏停搏。折返现象、独立的电兴奋灶、血液 pH 值与电解质浓度的变化、氧及营养物质供给的波动，均影响心律失常的形成。心脏温度越低，对室颤越敏感。核心温度低于 30℃ 时可出现房性快速心律失常，低于 28℃ 时室颤阈值降低，核心温度低于 25℃ 时可自行出现室颤与心收缩不全。人体连续冷却常可不发生室颤，而直接引起心脏停搏。低体温时出现室颤系多种因素所致，一般认为包括组织缺氧，身体激惹，如突然改变病人体位、伤员用力，电生理障碍或酸碱平衡失衡，自主神经功能障碍等。因此，尽早明确低体温患者是否存在心律失常甚至心搏骤停十分重要。

1. 冻伤并发心律失常的预防

冻伤患者已经出现的心律失常需及时纠正，而我们应对复温期间可能出现的心律失常有所预期。体温明显下降时，血红蛋白氧解离曲线左移，导致氧解离障碍，造成组织缺氧，引起代谢性酸中毒，酸中毒将导致氧解离曲线右移，一定程度上平衡此过程。严重低体温时，酸中毒常常很严重，以至于血红蛋白氧解离曲线右移。在复温过程中，随着体温的恢复，无氧代谢产物重新进入循环，会引起代谢性酸中毒恶化，增加心律失常的风险。但因为低体温状态下组织代谢减慢，需氧量降低，故而缺氧对组织的影响相对减弱。低体温期间，对酸碱失衡的处理目前尚有争议。实践中，一些人建议应该维持 pH 值于 7.40，避免过度使用碳酸氢钠。

2. 冻伤并发心律失常的治疗

对于存在心脏停搏的患者,心肺复苏应是抢救的第一步。意识丧失的低体温患者,心率及呼吸频率常显著减慢,甚至难以评估。一旦怀疑患者存在心搏骤停时,应避免过长时间的评估,尽早开始心肺复苏。对于冻伤后低体温患者,心肺复苏的同时应尽量为患者提供复温措施。有条件的情况下,除了被动复温,有效的体表复温和中心复温十分重要。尤其是对于中至重度低体温患者,被动复温难以达到预期效果。

1)冻伤合并心律失常的复温有以下几种措施:

(1)当患者极度寒冷但还维持灌注心律时,治疗的重点是预防热量进一步丧失并开始复温,这些措施包括:脱掉湿衣服,隔离患者以预防额外的热量散失;切勿延迟紧急救护措施,如气管插管或动静脉置管,但操作时动作应轻柔并严密监测心律。这类患者易发生室颤。

(2)对于中至重度低体温患者,根据有无灌注心律决定治疗方案:低体温但仍有灌注,轻度(>34℃):被动复温;中度(30~34℃):主动体外复温,包括体腔冲洗液加温,吸入气加温湿化,体外循环复温等技术;重度(<30℃):主动性体内复温,包括静脉输液输血加温,体腔冲洗液加温,吸入气加温湿化,体外循环复温等技术;考虑体外膜氧合(ECMO)。

2)冻伤合并心律失常的药物治疗主要有胺碘酮和利多卡因。

(1)胺碘酮:用于室颤或无脉性室性心动过速,当 CPR、2~3 次除颤及给予血管活性药物时,室颤或无脉性室性心动过速仍持续时,可考虑给予胺碘酮。剂量:首剂 150mg 静脉注射。必要时重复时候用,最大剂量不得超过 2g/d。

(2)利多卡因:无胺碘酮时可考虑使用利多卡因,初始剂量为 1~1.5mg/kg,如室颤或无脉性室性心动过速仍持续时,每隔 5~10min 可再用 0.5~0.75mg/kg,最大剂量为 3mg/kg。

第二节　冻伤合并创面感染

伤口感染是冻伤的主要合并症,严重影响冻伤预后。体温降低将导致内皮细胞损伤,造成局部肢体肿胀。血管舒张功能降低,血液黏滞度增高导致微血栓。微血管损伤,静脉淤滞和微血栓的形成进一步加重冻伤后的局部缺血。正常的皮肤血流量约为 250mL/min,但在冻伤发生时,血流量降至 20 ~ 50mL/min 以下。当局部组织温度下降到 0℃ 以下时，血液流动几乎停滞，血流较缓的静脉系统先于动脉系统停滞，造成局部淤血、缺氧和无氧酵解增加。因此，在较为严重的冻伤时，组织坏死不可逆，复温后局部炎症反应和感染难以避免。

一、冻伤并发感染的预防

在冻伤早期的保守治疗中，应注意预防感染，防止水（血）疱破溃，创面尽可能做无菌包扎。重度冻伤伤员常有骨骼、软骨及关节的无菌性创面，应采取严格的无菌措施，注意无菌操作，以防继发感染。反复冻融、不当复温及合并肢体创伤时多有严重感染，可引起败血症，重度冻伤患者应及时注射破伤风抗毒素或破伤风免疫球蛋白，避免破伤风杆菌感染。目前，由于抗生素耐药菌株的不断出现，一般不推荐预防性静脉使用抗生素。有学者对 125 位冻伤患者病例进行了回顾性研究，发现全身性抗生素的使用并不能降低感染的概率。相反，浸浴治疗、外用银离子软膏等可减轻局部感染，有利于冻伤后感染的控制。

随着患者体温的降低，其免疫系统功能也随之下降，易发生感染。但由于其低体温的存在，发热、寒战等临床常见的感染症状并不显著。临床上，低体温患者出现心动过缓、贫血、尿毒症、血糖水平异常及白细胞异常时应考虑感染的可能。虽然并不建议预防性使用抗生素，但应及时完善创面和血液的细菌培养，根据微生物学检验结果有针对性地进行治疗。

二、冻伤并发感染的治疗

冻伤患者的主要感染来源是冻伤的局部组织，因此，冻伤并发感染的治疗应注重局部组织感染的控制。中至重度冻伤后，软组织感染几乎难以避免。皮肤软组织感染的起病过程可分为 2 类：一种是皮肤或黏膜完整性被破坏，有明确的微生物侵袭入口，导致单微生物感染（A 组链球菌、嗜水气单胞菌或外阴弧菌）或多微生物感染（需氧菌和厌氧菌混合感染）。细菌在软组织内增殖，释放外毒素，引起局部组织损伤，损害免疫炎症反应。炎症介质和外毒素等进一步诱导血小板 - 白细胞聚集，使毛细血管闭塞，加重内皮细胞损伤，导致组织液渗漏，组织肿胀和皮肤红斑，局部感染若不及时控制，可进入恶性循环，红斑和肿胀的病理改变全身扩散，导致更深层组织的感染。外毒素同时导致大静脉和小动脉的闭塞，随后从真皮到深筋膜甚至肌肉等深层组织缺血性坏死。另一种感染并没有明确的侵袭入口，即隐源性感染，是深部组织的无菌性坏死导致的修复反应，包括白细胞的浸润和肌原细胞的激活和增殖。在具有短暂菌血症的易感宿主中（如咽部化脓性链球菌感染），细菌通过血源性途径播散转移到受伤部位，随后在受伤部位迅速增殖，并在局部产生大量外毒素（例如，链球菌溶血素 O 和链球菌热原外毒素 A）。链球菌溶血素 O 的吸收可能刺激血小板 - 白细胞集合体在血管内的迅速累积，导致毛细血管后静脉内栓塞，继发小动脉和较大的血管完全阻塞，随后深部软组织的缺血性破坏进一步加重，发展为湿疹和水疱等坏死性感染的皮肤表现，甚至出现全身性的感染。临床上一般通过局部用药、系统性抗感染治疗和手术治疗控制冻伤后感染。

1. 局部药物治疗

冻伤局部用药的主要作用是消炎、止痛、消肿、加速创面愈合。局部用药经皮肤吸收，可直接作用于冻区组织细胞，能较充分地发挥药效，促进损伤细胞修复，抑制局部组织感染。

常用的冻伤外用药有 1% 呋喃西林乳膏，使用时外涂约 1mm 厚，无菌敷料包扎，每日更换。换药时，先用呋喃西林溶液、0.5‰氯己定溶液、生理盐水或外用溶菌酶等擦净旧药，然后再上新药。受冻指（趾）间放置敷料以保持局部干燥，防止渗出物浸渍创面。呋喃西林作为一种人工合成的抗菌药，能抑制革兰氏阳性、阴性细菌和霉菌感染；同时，呋喃西林作为一种表面活性剂，能减轻血管内皮细胞损伤，降低血管通透性、减少渗出，降低肌肉氧耗量，改善组织代谢紊乱。1% 呋喃西林乳膏治疗轻度冻伤疗效较好，对重度冻伤亦有一定的作用。张中兴等曾对呋喃类药物的作用进行了比较研究，结果表明，有 5 - 硝基结构的呋喃西林、呋喃唑酮（痢特灵）和呋喃丙胺均能有效地治疗冻伤，组织保留面积分别为 30.8%、29.4% 和 25.8%；不含 5 - 硝基结构的呋喃糠醛和呋氨西林无治疗冻伤作用，组织保留面积仅分别为 10.8% 和 7.1%。也可外涂 5% 磺胺嘧啶锌霜或 2% 硫酸新霉素乳膏，5% 磺胺嘧啶锌霜具有抗感染、加速上皮生长和促进组织修复的作用。

2. 系统性抗感染治疗

当患者出现明显的白细胞升高、微生物检查阳性等明确的感染证据时，应使用全身性抗感染治疗。

抗生素治疗依赖于革兰染色、培养和药物敏感实验结果。由于多细菌混合感染的存在以及革兰阳性菌在皮肤软组织感染中的普遍性特点，经验性用药中广谱抗生素的应用是必需的，治疗应以本地区、本病区的流行病学资料和抗菌药物耐药性为指导。冻伤后可能出现气性坏疽、破伤风杆菌等特殊感染，应提高警惕。重症的皮肤感染可能通过血流播散，导致系统性炎症反应综合征（SIRS）和脓毒症（Sepsis），通常合并低血压、低蛋白血症等，因此在治疗的过程中要充分关注患者的全身情况和血流动力学变化，根据全身血流动力学障碍及时进行充分的液体复苏治疗。细菌毒素和宿主介质可引起弥漫性血管内皮损伤，导致血浆外漏，一般使用胶体（白蛋白）维持胶体渗透压。另外，细菌溶血素可以在无弥漫性血管内凝血障碍的情况下导致红细胞压积迅速下降，因此临床中红细胞压积能够比血红蛋白水平更好地反映血管内溶血情况。对于严重感染的患者，应充分关注其全身情况的变化，必要时使用激素等抗炎药物，减轻炎症反应，缓解感染导致的凝血功能障碍等致命性的打击。

3. 外科治疗

冻区融化后的外科治疗有多种，适当的外科治疗可缓解组织压力、增加关节活动度、抑制感染，从而改善预后，但一般多在冻伤晚期使用。冻伤后的最初几周尽可能采用保守疗法，如需做清创术，一般应延迟至冻伤后 15~45 d 再做，以待组织确已坏死或已出现组织坏死分界线。无法控制的感染是早期清创的唯一指征。

冻伤后早期尽可能不做大范围清创，以免造成受冻局部血管和组织的严重损伤，增加感染危险，只有出现抗菌药物不能控制痂下感染，或痂皮压迫导致远端血液循环受限时，才可在严密监视下谨慎进行有限的清创治疗。清创时既要彻底切除已失去活力的组织，又要尽量保留存活的组织和间生态组织，这样才能避免伤口感染，并且最大限度上减少组织缺损，保证功能重建。但当重度冻伤形成的坏死组织可能引起严重的继发感染，甚至危及生命时，如出现创面脓毒症、败血症、肾衰竭和气性坏疽等，则必须彻底、干净切除坏死组织。重度冻伤时，不同损伤部位浅层组织与深层组织的损伤程度可能不同，坏死程度也不同。治疗后，组织存活的范围可能扩大，临床上常见冻区的表层似乎坏死，而深层组织仍有生机，因此手术应先切除已确定坏死的组织，并随时观察，根据治疗后组织坏死情况的变化决定手术范围。

第三节 冻伤合并肺部感染

肺部感染是低体温患者复温后的主要并发症之一。低体温发生时可能存在的吸入性肺炎、低体温导致的免疫系统抑制、复温后的长期卧床都是导致冻伤合并肺部感染的原因。不同病因引起的肺炎，其临床表现不尽相同，大多数患者有发热。早期肺部体征无明显异常，重症者可有呼吸频率增快，鼻翼扇动，发绀。肺实变时有典型的体征，如叩诊浊音、语颤增强和支气管呼吸音等，也可闻及湿性啰音。并发胸腔积液者，患侧胸部叩诊浊音，语颤减弱，呼吸音减弱。

轻症冻伤患者并发肺部感染不能排除社区获得性肺炎（community acquired pneumonia，CAP），而中至重度冻伤，尤其是出现了中至重度低体温的患者，应警惕医院获得性肺炎（hospital acquired pneumonia，HAP）。CAP 的诊断依据为：①新近出现的咳嗽、脓性痰等；②发热；③肺实变体征；④WBC > 10×10^9/L 或 < 4×10^9/L，伴或不伴中性粒细胞核左移；⑤胸部 X 线检查示片状、斑片状浸润性阴影或间质性改变。以上 1 ~ 4 项中任何一项加第 5 项，可做出诊断。而当肺炎发生的时间位于入院后 48h 后，则考虑 HAP。

一、冻伤合并肺部感染的预防

1. 预防误吸

鉴于冻伤导致的可能的意识丧失，防止误吸是预防肺部感染的第一环节。上呼吸道是致病菌的第一道防线，当患者吞咽反射和咳嗽反射受损时，被污染的分泌物沉积于声门下不易被清除，吞咽和呼吸活动引起气管管径变化就会导致分泌物漏入下呼吸道。同时，不当的胃肠内营养，可能导致胃肠道内容物反流造成误吸。

2. 冻伤后营养支持

冻伤患者由于巨大的创面丢失、疾病导致的食欲降低等原因，易发生营养不良。营养不良使细菌在上呼吸道黏膜上皮细胞的黏附增加，并可直接降低机体体液免疫和细胞免疫，使局部 IgA 降低、趋化现象减弱，还可减少肺泡巨噬细胞的数量，使肺部感染的发生率增高。因此，加强营养支持，有利于预防冻伤后的肺部感染。

与胃肠外营养相比，胃肠营养更经济，更符合人体生理状况，还可以刺激肠道黏膜、促进肝脏合成炎症调节因子以维持宿主免疫功能的平衡。但同时应认识到，管饲也是导致 HAP 的危险因素，主要是因胃部细菌位移进入呼吸道。研究发现，每天培养机械通气患者的胃、气管和咽部分泌物，置胃管后，胃内革兰阴性杆菌数量明显增多，36%的患者先在胃中查到革兰阴性杆菌，后在气管中发现，且细菌检出率与胃管放置位置有关，因此应尽量选择口径较小的管道。近些年应用的空肠管可有效降低反流的发生。

3. 合理的体位

在进行 HAP 危险因素的分析中发现，患者体位是不容忽视的问题。仰卧位可以导致胃食道反流和随之而来的误吸。同时，若患者长期卧床，或处于同一体位，呼吸道分泌物难于咯出，淤积于中小气道，成为良好的培养基，可能导致坠积性肺炎、肺部膨胀不良，这些都是肺部感染重要的影响因素。因此，在保证室内通风的同时，应帮助患者形成坐位或半坐位习惯，鼓励患者咳嗽、深呼吸，加强气道湿化治疗和辅助排痰。

二、冻伤合并肺部感染的治疗

确诊肺部感染后，明确病原体十分重要。在采集组织标本进行培养时，应尽可能在抗菌药物应用前进行，避免污染，及时送检。

1. 标本采集和微生物学检查

（1）痰：痰液是最常用的下呼吸道病原学标本，采集相对简单且无创。但应注意，咳痰易遭口咽部细菌污染，采集后应在 2h 内送检。若标本需保存时间较长，应于 4℃保存，但最长不超过 24h。对于通常细菌，要先将标本进行细胞学筛选，一般认为痰直接涂片光镜检查每低倍视野鳞状上皮细胞 <10 个，或鳞状上皮细胞:白细胞 <1:2.5 可作为合格标本。

（2）经纤维支气管镜或人工气道吸引：此法采集标本受口咽部细菌污染的机会较咳痰为少，但操作相对复杂，尤其是纤维支气管镜，需经过专门培训的人员进行。如吸引物细菌培养浓度 $\geqslant 10^5 \mathrm{CFU/mL}$ 可认为是致病菌，低于此浓度者则多为污染菌。

（3）防污染样本毛刷（protected specimen brush，PSB）：如所取标本培养细菌浓度 $\geqslant 10^3 \mathrm{CFU/mL}$，可认为是致病菌。

（4）支气管肺泡灌洗（bronchial alveolar lavage，BAL）：如灌洗液培养

细菌浓度≥10^4CFU/mL，防污染 BAL 标本细菌浓度≥10^3CFU/mL，可认为是致病菌。

（5）经皮细针吸检（percutaneous fine – needle aspiration，PFNA）和开胸肺活检：2 种方法所取标本检测的敏感性和特异性很好，但由于是创伤性检查，容易引起并发症，如气胸、出血等，临床一般用于对抗菌药物经验性治疗无效或其他检查不能确定者。

（6）血和胸腔积液培养：肺炎患者血和痰培养分离到相同细菌，可确定为肺炎的病原菌。如仅血培养阳性，但不能用其他原因如腹腔感染、静脉导管相关性感染解释菌血症的原因，血培养的细菌也可认为是肺炎的病原菌。胸腔积液培养到的细菌基本可认为是肺炎的致病菌。由于血或胸腔积液标本的采集均经过皮肤，其结果须排除操作过程中皮肤细菌的污染。

2. 抗感染治疗

抗感染治疗是肺炎治疗的最主要环节。大量的循证医学证据表明，不适当的初始经验性治疗可以增加抗生素耐药性、HAP 死亡率和医疗费用，延长住院时间。而且，即使以后根据细菌培养结果调整抗生素治疗，也不能降低初始不适当抗生素治疗相关的高死亡率。抗生素选择，应首先考虑细菌学证据，在细菌学证据不明确时，应综合本地区、本院区的常见细菌，建立最佳经验治疗方案，才能真正做到适当治疗。为了达到充分治疗HAP 的目的，不仅需要使用正确的抗生素，而且需要使用合理的剂量、疗程和正确的给药途径。一旦怀疑为肺部感染，马上给予首剂抗菌药物，待病情稳定后可从静脉途径转为口服治疗。肺炎抗菌药物疗程至少 5d，大多数患者需要 7~10d 或更长疗程。如体温正常 48~72h，无肺炎任何一项临床不稳定征象可停用抗菌药物。肺炎临床稳定标准为：①体温≤37.8℃；②心率≤100 次/min；③呼吸频率≤24 次/min；④血压：收缩压≥90mmHg（12kPa）；⑤呼吸室内空气条件下动脉血氧饱和度≥90% 或 PaO_2≥60mmHg（8kPa）；⑥能够口服进食；⑦精神状态正常。

抗菌药物治疗后 48~72h 应对病情进行评价，治疗有效表现为体温下降、症状改善、临床状态稳定、白细胞逐渐降低或恢复正常，而 X 线胸片病灶吸收较迟。如 72h 后症状无改善，其原因可能有：①药物未能覆盖致病菌，或细菌耐药。②特殊病原体感染，如结核分枝杆菌、真菌、病毒等。③出现并发症或存在影响疗效的宿主因素（如免疫抑制）。④非感染性疾病误诊为肺炎。⑤药物热。需仔细分析，做必要的检查，进行处理。

3. 糖皮质激素的应用

当肺部感染发生时，循环促炎细胞因子和内分泌系统会发生复杂的相互作用。促炎细胞因子应答的特点是肿瘤坏死因子 – α（肿瘤坏死因子 – α，TNF – α）随着 IL – 1β 和 IL – 6 的上升而短时急剧上升。随后，抗炎细胞因子 IL – 10（其可以抑制巨噬细胞和中性粒细胞产生）数量增加，开始抗炎应答以防止出现毒性反应失控。糖皮质激素具有抑制免疫应答，抗炎，抗毒，抗休克及调节体液平衡等作用。在炎症反应中，糖皮质激素可抑制各种抗菌素的产生、释放及受体表达，也可以直接抑制免疫细胞及炎症细胞功能。肺部感染常会存在过度的关节炎反应，导致局部的肺损伤，进而导致全身各脏器功能损害，从而使 CAP 的病程大大加长，使患者的身体痛苦和治疗费用成倍增加。

有 Meta 分析显示在治疗肺部感染时，糖皮质激素对于病死率并没有显著的效果。但对于重症肺部感染患者，糖皮质激素可以降低患者病死率，同时可能产生高血糖的风险，应在符合重症肺炎的情况下，如呼吸衰竭或血流动力学不稳定等，使用糖皮质激素，并关注糖皮质激素带来的风险。

4. 呼吸机支持治疗

如患者的肺部感染加重，出现嗜睡、意识模糊，$PaCO_2 > 45mmHg$（6kPa），$PaO_2 < 60mmHg$（8kPa），尤其对那些具有高危险因素的患者，应收入重症监护病房进行治疗，并做好机械通气治疗的准备。在机械通气治疗时，应首先尝试无创通气支持；在病情进一步加重，患者呼吸困难、极度疲劳、意识障碍或烦躁不安、出现难以纠正的高乳酸血症或气胸时，应行有创机械通气。通气治疗的目的在于改善通气，提高氧合指数，避免肺的过度充气。及时有效的呼吸机支持治疗能维持必要的肺泡通气量，降低 $PaCO_2$；改善肺的气体交换效能；使呼吸肌得以休息，有利于恢复呼吸肌功能。

第四节 凝血功能异常

低体温是严重创伤患者预后不良的重要危险因素之一。严重创伤后，患者由于大出血往往可进展为合并低体温、凝血病、代谢性酸中毒的"致死三联征"。凝血系统的异常涉及血管内皮细胞、凝血因子和血液的有形成分3方面的因素。研究表明，对健康大鼠踝关节以下冻伤，当局部组织温度达到0℃后复温，凝血时间延长不低于4h，而当局部组织温度达到−20℃时，凝血时间在复温后7d仍未恢复。

一、凝血功能异常临床表现及机制

冻伤患者的体温降低时，血容量降低，红细胞压积增高，白细胞与血小板减少以及血液黏滞性增高等。当中心体温低于32℃时，Martini等观察到凝血因子活性和纤维蛋白原合成受到抑制；体温在33℃及以上时，尽管血小板的聚集和黏附能力有所下降，但凝血因子和血小板的活性并未受到影响；当体温降至29℃时凝血障碍，凝血酶原时间延长。

低体温患者的APTT、PT、TT明显延长，Fib、PLT明显减少，D−D则明显增加。目前认为，低体温时的凝血障碍可能与寒冷直接抑制体内酶促凝血级联反应、血浆纤维蛋白溶解活性增强、血小板减少及血小板功能不良有关。低体温伤员也可出现血凝增强，引起血栓栓塞。其机制可能是：①低体温可抑制凝血因子的活性，而凝血因子Ⅱ、Ⅴ、Ⅶ、Ⅹ与PT密切相关，凝血因子Ⅷ与APTT有关，当上述凝血因子受抑制后则导致PT、APTT延长；创伤后的凝血过程中纤维蛋白的形成可使可溶性的纤维蛋白原减少，其降解产物可对抗凝血酶引起TT延长，进而引起凝血机制障碍。②低体温降低了创伤后凝血级联反应中的酶反应速度，降低了血循环中的PLT数量，同时低温抑制了PLT的功能，造成凝血功能障碍。③低体温可促进肥大细胞对肝素样物质的释放，引起循环中肝素类物质的增加，使TT延长，造成凝血功能障碍，严重者则可导致DIC的发生。④低体温可使血液浓缩、红细胞比容增加、血液黏滞度增加，导致凝血时间延长。

此外，冻伤导致的血管内皮细胞（vascular endothelial cells，VEC）损伤，在复温融化后，由于内皮细胞的损伤，冻区局部的血液循环出现严重障碍，缺血缺氧导致本已损伤的细胞大量死亡。冻伤后不仅导致VEC的形态、结构发生损伤，其生物学功能亦发生一系列改变。例如，VEC合成与释放的前列环素、血管紧张素Ⅰ转换酶、vWF（von Willebre Factor，因子Ⅷ相关抗原）、抗凝血酶Ⅲ、纤维结合蛋白、内皮素以及血小板激活因子等发生紊乱，引起血管舒缩异常、血凝增强、血液流变性恶化，最终造成血液循环障碍、组织细胞因缺血缺氧坏死。同时，VEC受损使血管通透性增强、血浆蛋白变性、红细胞变形能降低等，可导致血黏度增高、红细胞聚集倾向增强、血液流变性恶化。重度冻伤后，出、凝血时间缩短，血小板黏附、聚集增强，血浆纤维蛋白原含量增高，使血液凝固倾向增强，血液处于高凝状态。凝血功能亢进可引起血液凝固、血栓形成，组织缺血、缺氧导致组织坏死。

二、冻伤并发凝血功能异常的预防

冻伤合并凝血功能异常的预防，应以避免体温降低为主。提高外界温度，采取被动复温、主动体表复温和主动体内复温相结合的方式，尽快纠正低体温，是预防冻伤后凝血功能异常的主要措施。血及血制品应用常温输入法，可减少诊治过程中对病人的进一步刺激。

对于局部冻伤的患者，预防性使用肝素、布洛芬、低分子右旋糖酐等，有助于减少微血栓形成，避免截肢结局。

三、冻伤并发凝血功能异常的治疗

复温过程中，有些重度低体温患者可出现病因不明的凝血障碍，凝血因子水平正常，而患者有严重出血，需输入大量红细胞、新鲜血浆及血小板。但是，低体温合并凝血功能异常时，救治手段应以复温为主而不是补充凝血因子或输血。除非在输注大量液体后才需加用凝血因子制剂。在低温存在时，凝血因子的应用是无效的。血小板功能也受低温的影响，如血小板活化受抑、血小板表面抗原表达下调、血小板黏附和聚集减少，从而延长出血时间，一旦复温后上述异常即逆转。

在局部严重冻伤时，由于内皮细胞损伤、局部微循环障碍等因素，常导致肢体缺血，甚至需要截肢。目前，对于肢体冻伤的治疗并无明确的临床指南，有研究者推荐以下方案：①快速复温；②评估临床症状，完善血管超声检查；③早期 Tc–99m 扫描评估远端循环；④肢体远端动脉搏动消失的患者，如无明显禁忌证，可开始静脉组织型纤溶酶原激活剂治疗，剂量为 0.15mg/kg 静脉推注，随后 0.15mg/（kg·h）静脉泵注，4～6h 内最大剂量为 100mg；⑤肝素治疗 3～5d；⑥华法林达到国际标准化比值（INR）2倍，维持 4 周；⑦必要时通过静脉和口服麻醉剂控制疼痛；⑧布洛芬400～600mg 口服，每天 4 次。也有研究发现，局部动脉泵注组织型纤溶酶原激活剂或肝素后，Tc–99m 骨扫描提示，局部血流改善明显，可避免截肢或使截肢平面显著降低。

参考文献

［1］陈景元，骆文静.寒区军事医学［M］.北京：人民军医出版社，2015.

［2］Jason H，Alan S，Colette G，et al. Thrombolytic Use in Management of Frostbite In-juries：Eight Year Retrospective Review at a Single Institution［J］. Journal of Burn Care & Research，2020（3）：3.

［3］Zhao Jing – Chun，FanXing，Yu Jia – Ao，et al. Deep frostbite：Clinical character-istics and outcomes in northeastern China［J］. Journal of tissue viability，2020，29（2）：110 – 115.

［4］Hickey Sean，Whitson Amy，Jones Larry，et al. Guidelines for Thrombolytic Therapy for Frostbite［J］. Journal of Burn Care &amp；Research，2020，41（1）：176 – 183.

［5］Brad L Bennett，John B Holcomb. Battlefield Trauma – Induced Hypothermia：Tran-sitioning the Preferred Method of CasualtyRewarming［J］. Wilderness &amp；Environ-mental Medicine，2017，28（2）：82 – 89.

［6］高伟，白祥军.中国创伤中心现状与展望［J］.创伤外科杂志，2018，20（4）：241 – 244.

［7］Handford C，Thomas O，Imray C H E. Frostbite［J］. American family physician，2017，30（6）：111 – 122.

［8］Ramy B，Gawaziuk J P，Nora C，et al. Pediatric frostbite：A 10 – year single – cen-ter retrospective study［J］. Burns，2018，44（7）：1844 – 1850.

［9］杨婉君，耿智隆.创伤与低体温研究进展［J］.西北国防医学杂志，2019，40（11）：723 – 727.

第十二章

冻伤的康复治疗

第一节　冻伤康复概述

人类是恒温动物，机体有一系列的机制保持正常的体温，寒冷及其他诱因引起体温下降而出现的全身或局部病症称为冻伤。寒冷对机体的损伤主要包括直接冻伤和再灌注损伤，可分为全身性冷损伤——低体温（hypothermia）和局部性冷损伤（local code injury）。冻伤多发生在身体的末梢部位，主要为四肢末端，手足冻伤最多见，其次为耳朵和颜面冻伤。目前国际国内并无针对冻伤特异性的康复指南，临床上的冻伤康复一般根据病程中组织的变化特点和症状体征实施针对性的干预。冻伤往往影响皮肤的屏障功能，对末梢神经的损伤会影响受冻肢体的感觉，而手足冻伤后其运动功能会受到影响。严重冻伤造成肢体截肢者，还需要进行专门的截肢后训练，并佩戴合适假肢。

一、冻伤康复的目标

在临床治疗和康复评定的基础上，及时适度综合地开展康复治疗可达到以下目标：

（1）促进患者及时复温并消肿。

（2）利于损伤组织的良好愈合。

（3）促进损伤组织功能恢复。

（4）功能障碍的全面康复。

（5）预防局部与全身的并发症。

（6）生活自理及恢复工作。

二、冻伤康复的工作内容

1. 冻伤康复评定

目前尚无专门用于冻伤的康复评定量表，多参考影响功能和外观的评定量表。世界卫生组织在 2001 年提出的《国际功能、残疾和健康分类》(International Classification of Functioning, Disability and Health, ICF)中，阐释了功能、残疾、健康的全新模式。而根据其反映的模式，冻伤康复评定可应用不同的评价方法来评定受损组织的功能问题和治疗效果(表 12 - 1)。

表 12 - 1　功能障碍评估与治疗选择

	结构功能	活动能力	参与能力
功能受累	损伤	活动受限	参与局限
影响水平	器官系统	整体水平	社会水平
评价方法	ROM，MMT，ASIA 等	ADL(FIM)，WISCI 等	QOL，SF - 36 等
治疗选择	临床治疗与早期医疗康复	医疗康复	全面康复

冻伤康复评定遵循康复评定的一般原则，需不同阶段多次进行：首次评定制订后康复方案；治疗过程中，当出现病情变化、治疗有进展或者治疗一定时间后进行中期评定，根据评定结果适时调整治疗方案；终末评定在康复治疗结束时进行，用以评价治疗效果和功能恢复情况，提出处理意见。包括受累部位感觉、功能的评定和 ADL、心理状态等的整体评定。

2. 冻伤康复治疗

根据受损部位、受损程度和评定结果制订个体化的康复治疗方案，并根据康复过程中出现的情况及阶段性评定结果，动态调整康复流程。治疗方案的制订与实施，应在遵循损伤组织愈合规律的基础上进行，以患者的临床诊治情况作为依据。康复训练的开展应符合人体组织的生理特性，涉及骨、关节系统康复应符合生物力学原则。康复教育是康复中很重要的环节，应该让患者了解病情和康复目的，学习自我康复的方法，理解康复的目的是全面康复。冻伤康复可以采用一切有利于冻伤恢复的康复治疗手段，具体的治疗方法有：

(1)物理因子治疗：水浴疗法、蜡疗、红外线治疗、微波、超短波等帮助受冻组织复温、减轻组织损伤和促进组织恢复的治疗，中频电、超声、直流电、生物反馈、电刺激等促进感觉神经恢复和控制术后瘢痕的治疗。

（2）运动疗法：主要应用主、被动运动和治疗性器械训练，保持关节活度，维持肌力。

（3）作业治疗：设计日常生活活动能力训练的治疗方法，帮助 ADL 的恢复。

（4）心理治疗和康复教育。

（5）职业康复。

第二节　冻伤的康复评定

目前尚无一种专门针对冻伤的康复评定标准。根据冻伤的严重程度，造成的肢体功能影响，肌力和关节活动度的影响，感觉丧失，瘢痕，以及对心理、日常工作和生活能力、社会适应能力等方面的影响分开评估，参考现有的各种评估方法，评估冻伤对患者功能及外观等各方面的影响。

一、关节活动度的评定

冻伤最易发生在肢体末端，严重冻伤会严重影响肢体关节活动。关节活动度（range of motion，ROM）是指关节运动时所通过的运动弧或转动的角度，也称关节活动范围。关节活动度分为主动的关节活动度（active ROM，AROM）和被动的关节活动度（passive ROM，PROM）。关节活动度评定是针对一些引起关节活动受限的身体功能障碍性疾病的首要评定过程。

1. ROM 的测量

一般采用普通量角器、尺、图表描记等方法测量关节角度，于治疗前、治疗中期和治疗结束后进行数次测量。检测者记录 ROM 应以表格的形式，清晰、精确地表达，如表 12 - 2 所示为人体主要关节活动度正常范围参考值。

2. 测量 ROM 的主要原则

（1）关节的起始位是 0°，一般即解剖位。量角器的轴心与关节轴心要一致，两臂要与关节两端的肢体长轴平行。

（2）测量四肢关节活动度时应注意与对侧相比较，每个关节均应测量 AROM 和 PROM。

表 12 - 2　人体主要关节活动度正常范围参考值

检查部位、内容		正常范围	检查部位、内容		正常范围
肩	屈	0°～180°	髋	屈	0°～120°
	伸	0°～60°		伸	0°～30°
	内收	0°～75°		外展	0°～45°
	水平伸展	0°～30°		内收	0°～35°
	水平屈曲	0°～130°		内旋	0°～35°
	内旋	0°～90°		外旋	0°～45°
	外旋	0°～90°	膝	伸	0°
肘	屈	0°～150°		屈	0°～135°
	过伸	0°～10°	踝	背屈	0°～20°
前臂	旋后	0°～90°		跖屈	0°～50°
	旋前	0°～90°		内翻	0°～35°
腕	掌屈	0°～80°		外翻	0°～35°
	背伸	0°～70°	拇趾	屈掌趾关节	0°～45°
	尺偏	0°～30°		伸掌趾关节	0°～70°
	桡偏	0°～20°		屈趾间关节	0°～90°
拇指	屈掌指关节	0°～50°	足趾	屈掌趾关节	0°～40°
	屈指间关节	0°～80°		伸掌趾关节	0°～40°
	外展	0°～50°		屈近端掌趾关节	0°～35°
手指	屈掌指关节	0°～90°		屈远端掌趾关节	0°～60°
	伸掌指关节	0°～45°			
	屈近端指间关节	0°～110°			
	屈远端指间关节	0°～80°			

二、肌力的评定

重度肢体末端冻伤常深及皮下甚至肌肉组织,影响肌肉活性和功能。肌肉的能力一般可分为 3 类:肌力(muscle strength)、肌肉爆发力(muscle power)和肌肉耐力(endurance)。肌力是指肌肉收缩产生的最大力量,又称绝对肌力。对肌肉功能的评定,有助于了解患者肌肉和神经的损害程度和范围,可作为评估康复治疗效果和判断预后的指标。

1. 肌力的检查方法

（1）手法肌力测定（manual muscle testing，MMT）：1916 年由 Lovett 提出，检查时要求受试者在特定的体位下，分别在减重力、抗重力和抗阻力的条件下完成标准动作。测试者同时通过触摸肌腹、观察肌肉的运动情况和关节的活动范围，以及克服阻力的能力，来确定肌力的大小。更细的评级如 MRC 分级及各级肌力占正常肌力的百分比值（Kendall 分级），如表 12 - 3 所示。

表 12 - 3　肌力分级标准

测试结果	Lovett 分级	MRC 分级	Kendall 分级
能抗重力及正常阻力运动至测试姿位或维持此姿位	正常，Normal，N	5	100
	正常⁻，Normal⁻，N⁻	5⁻	95
能抗重力及阻力运动至测试姿位或维持此姿位，但仅能抗中等阻力	良⁺，Good⁺，G⁺	4⁺	90
	良，Good，G	4	80
能抗重力及阻力运动至测试姿位或维持此姿位，但仅能抗小阻力	良⁻，Good⁻，G⁻	4⁻	70
	好⁺，Fair⁺，F⁺	3⁺	60
能抗肢体重力运动至测试姿位或维持此姿位	好，Fair，F	3	50
抗肢体重力运动至接近测试姿位，消除重力时运动至测试姿位	好⁻，Fair⁻，F⁻	3⁻	40
在消除重力姿位做中等幅度运动	差⁺，Poor⁺，P⁺	2⁺	30
在消除重力姿位做小幅度运动	差，Poor，P	2	20
无关节活动，可扪到肌肉收缩	差⁻，Poor⁻，P⁻	2⁻	10
	微，Trace，T	1	5
无可测知的肌收缩	零，Zero，Z	0	0

（2）应用仪器的肌力评定：当肌力超过 3 级时可采用专用的器械和设备进行定量测试。虽然器械肌力评定只能用于人体少数部位，且只能做肌群的肌力评定，但它较手法测试的分级半量化指标更客观、更具有可比

性。如图 12 - 1、图 12 - 2 分别为握力测试、捏力测试。

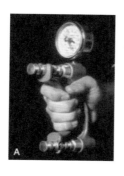

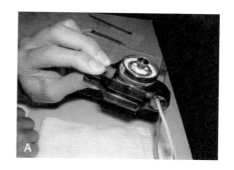

图 12 - 1　握力测试仪　　　　图 12 - 2　捏力测试仪

2. 手法肌力测定的注意事项

（1）选择合适的测定时机：锻炼后、疲劳时或饱餐后不宜做肌力测定。

（2）指导患者采取正确的姿势和体位，并固定可能产生代偿动作的部位。

（3）采取正确的检查顺序：检查评定时一般应先做 3 级检查，能够完成 3 级的动作再继续做 4 级以及 5 级检查；不能达到 3 级则做 2 级检查，不能达到 2 级再逐级下降检查。

（4）正确施加阻力：阻力应施加于肌肉附着的远端部位，大小应持续而平稳。

（5）测定时应注意两侧对比。

（6）把握禁用、慎用情况：疼痛、骨折、创伤未愈等，应禁用该检查。

三、手功能的评定

日常生活中有很多的活动都离不开手的操作，如果发生冻伤的部位在手，开展手功能的康复是十分重要的，必须对患者的手功能进行全面的评估。手功能评定的内容主要包括手的关节活动度、肌力、体积、感觉、协调性和灵巧性等。

1. 一般检查

一般情况的总体检查包括手的体积、围度，皮肤的色泽、纹理、有无红肿、瘢痕和伤口等，还可以通过触诊感受皮肤的弹性、温度等判断手指的血液循环情况。

2. 功能评定

（1）关节活动度。

（2）肌力：可用握力计、捏力计测量手的握力和捏力。手指的捏力包括对指（指尖捏力、二指间捏和三指间捏）和并指（侧捏）。

（3）感觉功能：包括痛觉、触觉、温度觉、运动觉、两点辨别觉和震动觉等。

（4）协调性和灵巧性：临床上一般采用 Jebsen 手功能评估（Jebsen hand function test）系统、Purdue 钉板测试（Purdue pegboard test）、明尼苏达操作评估（Minnesota rate of manipulation test）、Crawford 手小件灵活性评估（Crawford small parts dexterity test）和 9 孔插板试验（nine hole peg test）等，如图 12-3 至图 12-7 所示。

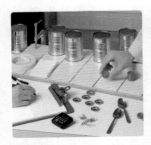 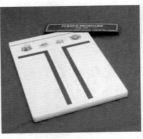 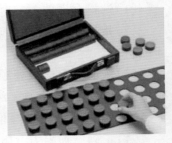

图 12-3　Jebsen 手功 能评估系统　　图 12-4　Purdue 钉 板测试　　图 12-5　明尼苏达 操作评估

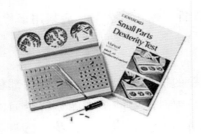 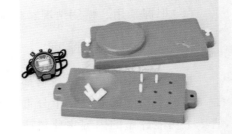

图 12-6　Crawford 手小件灵活性评估　　　图 12-7　9 孔插板试验

四、感觉功能评定

冻伤往往会导致皮肤表面感受器和周围神经的损伤，损伤后感觉功能障碍可分为主观感觉障碍和客观感觉障碍。主观感觉障碍包括感觉异常（如局部麻木感）、自发疼痛、幻肢痛等，客观感觉障碍包括感觉丧失、感觉减退、感觉过敏、感觉过度和感觉倒错。感觉功能评定的目的在于评估感觉障碍对其运动和功能活动的影响。

1. 感觉的检查和评定

1）浅感觉分为轻触觉、痛觉、压觉、温度觉4类。

（1）轻触觉：由 VonFrey 设计的用各种尼龙丝做 Semmes‐Weinstein 单丝检查，是一种精细的触觉检查，可客观地将触觉障碍分为 5 级，多用于手感觉功能评定，可以用来查明神经损伤程度和术后恢复情况。Semmes‐Weinstein 单丝检查的临床意义如表 12‐4 所示。

表 12‐4　Semmes‐Weinstein 单丝检查的临床意义

单丝编号	直径/mm	平均施压力/g	颜色	意义
2.83	0.127	0.076	绿	正常
3.61	0.178	0.209	蓝	轻触觉减退
4.31	0.305	2.35	紫	保护性感觉减弱
4.56	0.356	4.55	红	保护性感觉消失
6.65	10.143	235.61	红	所有感觉均消失

（2）痛觉：让患者闭眼，检查者用大头针尖端轻刺患者需要检查部位的皮肤，请患者指出具体感受及部位。注意将两侧对称部位进行对比。不时用大头针钝端轻触皮肤以判断有无患者的主观误导。

（3）压觉：让患者闭眼，检查者用拇指或指尖用力挤压患者肌肉或肌腱，请其回答有无压力感觉。

（4）温度觉：让患者闭眼，检查者用 2 支分别盛有冷水（5~10℃）、热水（40~45℃）的试管，交替、随意地去刺激患者皮肤，请其说出是"冷"还是"热"。试管与皮肤的接触时间为 2~3s，并注意检查部位要对称。选用的试管管径不宜过大，管底面积与皮肤接触面不宜过大。

2）深感觉（本体感觉）分为位置觉、运动觉、震动觉 3 类。

（1）位置觉：让患者闭眼，检查者将某部位肢体移动到一个固定的位置，请患者说出肢体所处位置或用另一侧肢体模仿出相同摆放位置。

（2）运动觉：让患者闭眼，检查者用拇指和食指轻握患者手指或脚趾两侧，上下移动5°左右，让患者辨别移动的方向。若感觉不明显，可加大活动幅度或测试较大关节。

（3）震动觉：让患者闭眼，检查者将每秒震动 128Hz 或 256Hz 的音叉

（图12-8）放置于患者身体的骨骼突出位置，如胸骨、肩峰、鹰嘴、尺骨茎突、桡骨小头、棘突、髂前上棘、内外踝等，询问患者有无震动感和持续时间。也可利用音叉的开和关，来测试患者感觉到震动与否。检查时应注意身体上、下、左、右对比。

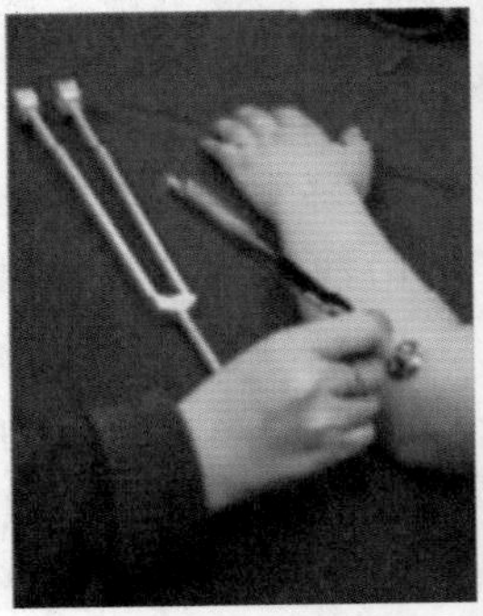

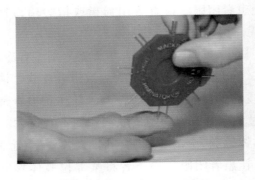

图12-8　音叉检查

3）复合感觉（皮质感觉）分为实体觉、皮肤定位觉、两点辨别觉、图形觉、重量觉、材质觉6类。

（1）实体觉：让患者闭眼，检查者用一些常用的不同大小和形状的物品（如钥匙、硬币、笔、手表）放置于患者手中，请患者抚摸并说出物体的名字。

（2）皮肤定位觉：让患者闭眼，检查者用棉签或手轻触患者皮肤后，请患者用手指出被触及的部位。

（3）两点辨别觉：让患者闭眼，检查者用两点辨别器（Two - Point Discriminator，图12-9）对需要检查部位的皮肤进行检查，两点的压力均等，之后逐渐减小两点的距离，直到两点被感觉为一点为止，记录此时两点间的距离。人体的不同部位，对两点分辨的敏感度不同。人的两点分辨正常值为：舌尖约为1mm，指尖为3～6mm，手掌、足底为15～20mm，手背、足背约为30mm。

图12-9　两点辨别器检查

（4）图形觉：让患者闭眼，检查者用笔或手指在患者皮肤上画图形、数字或简单汉字等，请患者说出所画内容。

（5）重量觉：让患者闭眼，检查者将大小、形状相同但重量不同的物品置于患者手上，请患者前后对比说出轻重。

（6）材质觉：让患者闭眼，检查者将材质不同的物品（皮革、羊毛、丝绸等）置于患者手上，请患者说出物品材质种类。

2. 感觉评定的适应证及禁忌证

（1）适应证：①中枢神经系统病变，如脑血管病变、脊髓损伤等；②周围神经病变，如臂丛神经麻痹、坐骨神经损害等；③外伤，如切割伤、撕裂伤、烧伤等；④缺血或营养代谢障碍，如糖尿病、雷诺病、多发性神经炎等。

（2）禁忌证：意识丧失者。

3. 疼痛的评定

疼痛是一种令人不快的感觉和情绪上的感受，伴随着现有的或潜在的组织损伤。疼痛的评定是康复医学的一个重要课题。但疼痛是纯主观性的，人体对致痛因素（伤害性刺激）的反应是一种复杂的人体现象，涉及生理、心理问题。最实用可行的疼痛评定方法是量化。下面列举 2 种临床上最为常用的自述评估法。

（1）视觉模拟评分法（visual analogue scale，VAS）：也称直观类比标度法，是最常用的疼痛评估工具。国内临床上通常采用中华医学会疼痛医学会监制的 VAS 卡，在卡中心刻有数字的 10cm 长线上有可滑动的游标，两端分别表示"无痛"（0）和"最剧烈的痛"（10）（图 12 - 10）。患者面对无刻度的一面，本人将游标放在当时最能代表疼痛程度的部位；医生面对有刻度的一面，在做疼痛评估时用直尺量出疼痛强度数值即为疼痛强度评分。

VAS 无痛 |—|—|—|—|—|—|—|—|—|—| 最剧烈的痛

图 12 - 10　视觉模拟评分法（VAS）

（2）数字分级评分法（numeric rating scale，NRS）：由 0 ~ 10 共 11 个数字组成，患者用 0 ~ 10 这 11 个数字描述疼痛强度，数字越大，疼痛程度越严重。此法类似 VAS 法，见图 12 - 11。NRS 具有较高信度与效度，易于记录，适用于文化程度相对较高的患者。但 NRS 的刻度较为抽象，在临床工作中向患者解释 NRS 的使用方法比较困难，故不适合文化程度较低或文盲患者使用。

NRS 0　1　2　3　4　5　6　7　8　9　10
　　无痛　　　　　　　　　　　　　最剧烈的痛

图 12 - 11　数字分级评分法(NRS)

五、增生性瘢痕的评定

增生性瘢痕是病理性的伤口修复过程中的产物，不仅会影响外观，更会影响患者的运动功能和社会心理功能，因此对增生性瘢痕的评估及干预十分必要。增生性瘢痕的评定包括主观评估、客观评估以及对于瘢痕造成的功能影响的评估。

1. 主观评估

主观评估常采用肉眼或照相比较瘢痕的血管状态、厚度、弹性及色泽等。温哥华瘢痕量表(Vancouver scar scale，VSS)常用于评定瘢痕的色泽、厚度、血管状态、柔软性、疼痛及瘙痒等，评分标准如表 12 - 5 所示。

表 12 - 5　温哥华瘢痕量表评估标准

色泽	0 分：瘢痕颜色与相邻身体正常部位皮肤颜色近似
	1 分：轻微粉红色
	2 分：混合色泽
	3 分：色泽较深
血管	0 分：瘢痕颜色与身体正常部位近似
	1 分：粉红色，局部血供略高
	2 分：红色，局部血供明显增高
	3 分：紫色或深红色，血供丰富
柔软性	0 分：正常
	1 分：柔软(在最小阻力下皮肤能变形)
	2 分：柔顺，可弯曲(在压力下能变形)
	3 分：硬(手压时无弹性，呈块状)
	4 分：组织呈条索状
	5 分：挛缩畸形(永久性短缩导致功能障碍)
厚度	0 分：和周围正常皮肤同等高度
	1 分：高于正常皮肤≤2mm
	2 分：>2mm，≤5mm
	3 分：高出正常皮肤 5mm 以上

续表

	0 分：无痛
疼痛	1 分：偶或轻微痛
	2 分：需要药物
	0 分：无
瘙痒	1 分：偶或轻微瘙痒
	2 分：需要药物

注：量表总分为 18 分，评分越高表示瘢痕增生越严重。

2. 客观评估

客观评估是通过仪器测量评定瘢痕的理化性状。客观评估只能测量瘢痕的某些性质，无法全面呈现瘢痕成熟过程中的变化。同时，由于测量设备成本高，临床较少使用仪器判断瘢痕成熟与否。

（1）颜色：颜色的改变是瘢痕的一项重要特征。利用仪器可以分辨上千种颜色，区分同一色系色差和浓度的细微变化，并且分析记录，可以在不同阶段对于瘢痕的颜色进行精确的评估。一些可以准确地测定三原色色量及其相互比值的仪器被应用于临床，如窄谱反射分光光度仪、颜色测定仪等。根据激光多普勒原理测量组织的血流量，可以反映增生性瘢痕的进程，预测其发生、发展，并有评价治疗效果的作用。

（2）形态：瘢痕的形态包括瘢痕表面轮廓、面积和厚度等。皮肤表面的轮廓可以通过仪器先复制出一个类似副片的复制品，再通过光学或机械轮廓曲线仪进行分析。瘢痕的面积可通过计算机成像分析技术来记录、测量和比较瘢痕的大小和范围的变化。借助超声波可以精确地测量瘢痕的全部厚度，高分辨率窄脉冲超声的分辨率达 0.05mm，频率在 10 ~ 15MHz 之间，根据 2 个主要峰之间的距离计算出瘢痕的厚度，精确可靠、简便无创。

（3）组织结构：活检仍然是了解瘢痕组织结构的常用方法，但因其侵入性的检查而受到条件的制约。近年来，有学者根据声波的传播频率可以反映出骨及软组织特征这一原理，利用超声对瘢痕的组织结构进行测量，取得了一定的成果。

（4）质地和伸展性：可以通过物理的方法如吸引、施压、扭曲、牵拉等，并通过计算机记录分析在外力作用下皮肤形态变化的数据来反映瘢痕的质地等。国外学者提出利用"栅格模型"原理，在瘢痕组织上划分小的栅格，通过计算机记录、分析栅格在外力作用下变形的程度，并和周围正常皮肤比较来测量瘢痕的伸展性。

（5）代谢：经皮氧分压（$TCPO_2$）的测定可反映增生性瘢痕的代谢状况。用血氧测量计测定瘢痕的 $TCPO_2$，明显高于正常皮肤，治疗后其 $TCPO_2$ 明显下降。对血、尿羟脯氨酸含量的测定，可反映增生性瘢痕的胶原代谢情况。瘢痕面积与血、尿中的羟脯氨酸含量成正比，与病程无明显关系。

（6）瘢痕对于关节功能的影响：跨越关节的瘢痕常对关节的功能造成影响。采用测角仪并通过计算机的记录和分析可以对关节功能的缺陷进行自动和标准的测定，既精确又方便可靠。利用 X 线测定，精确度高，但代价昂贵，仅适用于科研等特殊情况。

六、日常生活活动能力的评定

日常生活活动（activities of daily living，ADL）能力是指人们在每日生活中，进行衣、食、住、行及个人卫生等的基本的动作和技巧，还包括与他人的交往，以及在社区内乃至更高层次上的社会活动。通常分为基本的 ADL（basic ADL，BADL）和工具性 ADL（instrumental ADL，IADL）。

1. BADL

指患者在家中或医院里每日所需的基本运动和自理活动。一般公认的 BADL 应包括床上活动、衣着、起坐、个人卫生、餐饮、步行、使用厕所、大小便控制、转移和轮椅使用等几项主要内容。常用的改良 Barthel 指数（Modified Barthel Index，MBI）评定法如表 12 – 6 所示。

表 12 – 6　改良 Barthel 指数评定表

ADL 项目	完全依赖（1 级）	最大帮助（2 级）	中等帮助（3 级）	最小帮助（4 级）	完全独立（5 级）
进食	0	2	5	8	10
洗澡	0	1	3	4	5
个人卫生	0	1	3	4	5
穿衣	0	2	5	8	10
大便控制	0	2	5	8	10
小便控制	0	2	5	8	10
用厕	0	2	5	8	10
床椅转移	0	3	8	12	15
平地行走	0	3	8	12	15
坐轮椅*	0	1	3	4	5
上下楼梯	0	2	5	8	10

注：" * "表示仅在不能行走时才评定此项。

总分为 100 分，得分≥60 分，生活基本自理；41～59 分，中度功能障碍，生活需要帮助；21～40 分，重度功能障碍，生活依赖明显；≤20 分，生活完全依赖。

2. IADL

通常是指人们在社区中独立生活所需的高级技能，比如交流和家务劳动等，常需要使用各种工具，所以称为工具性 ADL。工具性日常生活活动能力量表是 Lawton 等人于 1969 年开发的一个量表，主要有 8 个维度，如表 12－7 所示。

表 12－7　工具性日常生活活动能力量表（IADL）

（以最近 1 个月的表现为准）	
1. 上街购物【□不适用(勾选"不适用"者，此项分数记为满分)】 □3. 独立完成所有购物要求 □2. 独立购买日常生活用品 □1. 每一次上街购物都需要有人陪 □0. 完全不会上街购物	勾选 1 或 0 者，列 为失能项目
2. 外出活动【□不适用(勾选"不适用"者，此项分数记为满分)】 □4. 能够自己开车、骑车 □3. 能够自己搭乘大众运输工具 □2. 能够自己搭乘计程车但不会搭乘大众运输工具 □1. 有人陪同可搭乘计程车或大众运输工具 □0. 完全不能出门	勾选 1 或 0 者，列为失能项目
3. 食物烹调【□不适用(勾选"不适用"者，此项分数记为满分)】 □3. 能够独立计划、烹煮和摆设一顿适当的饭菜 □2. 如果准备好一切作料，会做一顿适当的饭菜 □1. 会将已做好的饭菜加热 □0. 需要别人把饭菜煮好、摆好	勾选 0 者，列 为 失 能项目
4. 家务维持【□不适用(勾选"不适用"者，此项分数记为满分)】 □4. 能做较繁重的家事或需偶尔家事协助(如搬动沙发、擦地板) □3. 能做较简单的家事，如洗碗、铺床、叠被 □2. 能做家事，但不能达到可被接受的整洁程度 □1. 所有的家事都需要别人协助 □0. 完全不会做家事	勾选 1 或 0 者，列为失能项目

续表

5. 洗衣服【□不适用(勾选"不适用"者，此项分数记为满分)】 □2. 自己清洗所有衣物 □1. 只清洗小件衣物 □0. 完全依赖他人	勾选0者，列为失能项目
6. 使用电话【□不适用(勾选"不适用"者，此项分数记为满分)】 □3. 独立使用电话，含查电话簿、拨号等 □2. 仅可拨熟悉的电话号码 □1. 仅会接电话，不会拨电话 □0. 完全不会使用电话	勾选1或0者，列为失能项目
7. 服用药物【□不适用(勾选"不适用"者，此项分数记为满分)】 □3. 能自己负责在正确的时间用正确的药物 □2. 需要提醒或少许协助 □1. 如果事先准备好服用的药物分量，可自行服用 □0. 不能自己服用药物	勾选1或0者，列为失能项目
8. 处理财务能力【□不适用(勾选"不适用"者，此项分数记为满分)】 □2. 可以独立处理财务 □1. 可以处理日常的购买，但需要别人协助与银行往来或大宗买卖 □0. 不能处理钱财	勾选0者，列为失能项目

注：上街购物、外出活动、食物烹调、家务维持、洗衣服5项中有3项以上需要协助者即为轻度失能。

七、心理社会功能的评定

常用的心理评定有焦虑自评量表、抑郁自评量表、精神症状自评量表、汉密顿焦虑量表、抑郁流行病学量表、大体评定量表、生活质量指数和生活满意指数等量表，涵盖了生理健康、身体活动、体像、心理健康、社会健康、性功能和总的健康关心程度等多个领域。通过量表可以评价冻伤治疗的效果，评价心理治疗与康复治疗等临床干预措施的疗效，监测患者的健康状况的发展等。

1. 就业能力评定

在康复治疗晚期，患者往往需要回归工作、重返社会，因此职业康复逐渐成为被关注的重点。就业能力评定是对患者的身体体能和功能进行系统的评估，以此确认其目前的体能状况和功能缺陷。通过评定可为制订康复目标和计划提供依据，指导评定工伤的伤残等级和赔偿标准；还可为工作场所进行适应性改造或选择重返合适的工作提供依据。

2. 体能评定

身体体能评定是针对不同种类工作对体能的基本要求，如力量、平衡、协调性、耐力、心肺功能等，也包括坐、站、行走、下蹲、搬抬和上举重物、进行重复性动作的能力等。评定的重点应在确定患者所能承受的重量限制、持续活动的耐受性、疼痛的程度及发作频率、身体的不适感。

3. 工作能力评定

工作能力评定是利用有针对性设计的任务，或模拟与一项具体工作相关的关键性任务，对被评定者的工作能力进行评估，常用的方法有 Valpar 系列工作样本（valpar component work samples，VCWS）、工作模拟评估仪（baltimore therapeutic equipment work simulator，BTE）等。

（1）Valpar 系列工作样本：起源于美国，主要用来评估个人的职业或工作能力，以及工作过程中所表现出的心理和认知能力，是国际上通用的标准化测试。VCWS 共包括 21 种相互独立的评估样本，每一种样本的测试方法、内容、使用的工具或材料、测试目的等不尽相同。每个样本均可单独使用，相互之间没有必然的联系。样本之间的共同之处在于每个样本的测试内容均是在规定的时间内，模拟完成一个具体的工作程序或步骤，如图 12 - 12 所示。

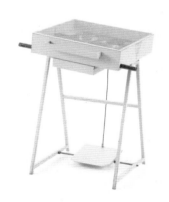
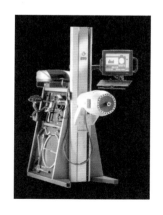

图 12 - 12　Valpar 系列工作样本　　　图 12 - 13　工作模拟评估仪

（2）工作模拟评估仪：BTE 是高科技的产物，是以电子控制的工作模拟评估工作站。可评估多种身体能力，其主要功能包括，工作模拟、职前评估、职前训练、CPM。与美国职业分类大典相联系，可模拟各种职业环境进行等长、等张、等速等国际标准化测试和训练，系统会对结果进行分析并建立数据库，以利于前后对比训练和研究(图 12-13)。

第三节　冻伤早期的康复治疗

冻伤后早期即肿胀期，指从复温完成至水肿消退的阶段。此期内冻伤的局部组织处于缺血、缺氧的低代谢阶段，且由于冻伤的致伤特点，使得受累组织出现弥漫的、显著的水肿。此阶段的治疗仍然以临床治疗为主，辅助性的康复治疗可以改善受冻局部和全身的血液循环，有利于受冻组织活力的恢复。除此之外，在冻伤后早期，对于肢体末端和皮肤软组织的冻伤创面，可采用各种物理因子治疗促进冻伤创面的愈合。常用的促进冻伤创面愈合的物理因子包括红外线、红光、紫外线、低功率氦氖激光治疗等。

一、水浴疗法

水浴疗法(hydrotherapy)也称水疗法，是利用水的理化性质，以多种方式作用于人体，达到预防及治疗疾病的目的。水浴是冻伤复温和冻伤后早期促进血液循环，改善机体水肿最重要的治疗方式。

水浴疗法种类颇多，按温度分为冷水浴、低温水浴、不感温水浴、温水浴、热水浴，按水的成分分为淡水浴、药物浴，按作用部位分为全身浴、局部浴，按水中运动分为辅助运动、支托运动、抗阻运动等。冻伤康复多采用温盐水或热盐水浴，可采用全身浴或者局部浴，可加入消毒或者促进创面愈合的药物。

水浴疗法是冻伤后早期复温治疗最重要的方式之一。冻伤的基本治疗目标是迅速复温，防止进一步的冷暴露以及恢复血液循环。冻伤的早期需要快速水浴复温，水浴温度应为40~42℃，适用于各种冻伤。水温自34~35℃开始，5~10min后提高水温至42℃。复温过程中伴有剧烈的疼痛，除非有禁忌，止痛剂应在快速解冻时服用，以便止痛。当皮肤红润柔滑时，表明完全解冻了。复温过程中需要注意预防休克。

水浴疗法除用于复温外，还可在冻伤治疗早期用于促进创面的愈合和改善微循环、促进水肿的减退。此外，水中运动还可保持肌力，促进肢体运动机能的恢复。

1. 水浴疗法的作用机制及生物学效应

水的治疗作用很大程度取决于其存储和转移热量的能力，热的能量交换以传导、对流和辐射 3 种方式进行。水的传导散热特性连同水的高比热，使其在康复中用途广泛，因为水在传递冷或热至浸浴部位的同时可以较好地保持冷或热的状态。

静水压可使各浸泡组织压力增加。浸泡于水中的肢体，静水压既可以促进组织水肿的消除，也可以促进局部压力感受器的激活，促进感觉的恢复。循环系统和肺系统也会受到水压力的作用而增强其功能。

水浴可以清除创面分泌物、敷料和坏死组织，减轻感染，有利于创面愈合。水浴疗法可通过清洁作用、温度作用、静压作用、机械刺激作用、浮力作用以及水中所含的微量矿物热和药物等起到预防和治疗疾病的作用。

冻伤水浴一般使用生理盐水，可于水浴中加入消毒物质，比如碘伏、苯扎溴铵、苯扎氯胺等，浓度以不刺激局部创面及组织为宜。不建议添加生长因子类的生物制剂。添加清除创面干痂、促进创面愈合的药物，效果更佳。清创后可借助水的浮力，在水中做肢体的被动和主动运动，防止肌肉萎缩和关节活动功能障碍。

2. 临床应用

（1）应用范围：现代水浴疗法发展迅速，各种水疗设备层出不穷，水中运动、蝶形槽浴、涡流浴、喷流浴和气泡浴等应用广泛，对于促进创面愈合、治疗迟缓性瘫痪、关节功能障碍、软组织损伤及劳损等疾病效果明确。冻伤康复中，建议在解冻后期每天 1 次或 2 次使用 38～42℃的热水浸泡患肢，加快机体的血液循环、移除浅层细菌、清除坏死组织。还可在热水中加入消毒物质或促进创面愈合物质，利于清除坏死组织，促进创面愈合。恒温是冻伤后水浴的一项特异性要求，所以水浴设备最好具备温度测定装置、加热装置及内循环装置，以保证水浴液温度在时间及空间内的一致性。冻伤组织局限于单个或 2 个肢体，可采用小型水浴装置，若面积较大，或分布广泛，亦可采用烧伤浸浴装置进行全身水浴治疗。

（2）操作方法：采用涡流浴，带有温和的搅动、热和溶解作用，水温 38～39℃，30～60min/次，1 次/d。可于水浴中加入清除创面干痂、促进创面愈合的药物。水中运动对肢体肌张力增高，运动功能障碍，关节挛缩的患者较为适宜，包括固定体位、利用器械辅助训练、水中步行训练、水中平衡训练、水中协调性训练等。

（3）适应证：冻伤后的肢体复温、保温、创伤后继发感染、大面积瘢痕挛缩、关节强直、外伤后功能锻炼及恢复等。

（4）禁忌证：重症动脉硬化、心肾功能代偿不全、活动性肺结核、癌瘤及恶病质、身体极度衰弱及各种出血倾向者。

二、蜡疗法

石蜡由高分子碳氢化合物构成，治疗用石蜡比重为0.9，熔点为50～60℃，沸点为110～120℃，含油量为0.8%～0.9%。其热容量大，导热性小，蓄热力强，可塑性好。蜡疗作用下的皮肤温度一般在40～45℃，并在60min内保持较高的温度。利用加热溶解的石蜡作为传导热的介质，将热能传至机体，以治疗疾病的方法，称为蜡疗法（paraffin therapy）。蜡疗可用于冻伤复温后的肢体保温，还可用于冻伤后创面愈合的瘢痕软化治疗。

1. 蜡疗的作用机制及生物学效应

蜡疗法主要应用其温热作用、压缩作用及石蜡中矿物油的化学作用。其温热作用使局部皮肤毛细血管扩张，血流量增加，血流速度加快，促进局部血液循环，改善组织营养。其本身的油性及其冷却凝固时对皮肤的压缩可使皮肤保持柔软、弹性，防止皮肤过度松弛形成皱褶。具有软化瘢痕和松解粘连的作用，且能加强局部血管弹性。

2. 临床应用

蜡疗法广泛应用于临床治疗，如外伤性关节疾病、肌肉、肌腱和韧带扭挫伤、关节软组织炎症等。还可应用于瘢痕治疗，起到软化及松解挛缩的作用。在运动疗法前使用，能减轻疼痛、增强疗效；在冻伤康复中，蜡疗可用于冻伤复温后的保温治疗，还可用于冻伤创面愈合后的软化瘢痕治疗。在创面愈合早期，一般不建议使用蜡疗。蜡疗的治疗方法很多，常用的有蜡饼法和蜡浴法。

（1）蜡饼法：将水浴蜡疗仪中的石蜡融化成液态，用搪瓷长柄容器将石蜡舀入搪瓷蜡疗盘，厚度为2～3cm，待石蜡冷却成柔软固态后，用刀沿蜡盘边缘分离蜡块，装入透明聚乙烯薄膜口袋，扎紧，放入保温箱待

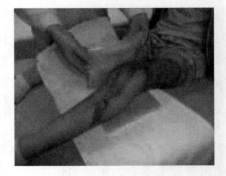

图12－14　蜡饼法治疗

用。使用时，将制作好的蜡饼放置于治疗部位，外面用毛巾或棉垫包好（图12－14）。30~60min/次，1次/d，20~25次/疗程。

（2）蜡浴法：将融化至60~65℃的液态石蜡置于固定容器内，在治疗部位用平毛刷迅速涂敷上一层薄蜡，然后将治疗肢体迅速浸入容器中，并立即取出，反复数次，形成蜡套，厚度约1cm，再浸入特制蜡槽中治疗。此法限用于手、足部位。

（3）禁忌证：高热、化脓性炎症、有出血倾向患者、厌氧菌感染、结核性疾病、重症糖尿病、甲亢、心肾功能不全、恶性肿瘤患者。

3. 蜡疗结合中药涂抹法

应用蜡饼法治疗时，可以先在治疗部位涂抹一层具有活血化瘀、止痒止痛效果的中药，用保鲜膜包裹，再将蜡饼敷贴于其外（图12－15），利用蜡饼的温热效应，达到促进药物成分更好地吸收的目的。蜡饼的温热效应使局部瘢痕组织皮肤渗透性增加，毛细血管扩张，血流量增加，血流速度加快，更利于促进药物吸收，达到更好的治疗效果。

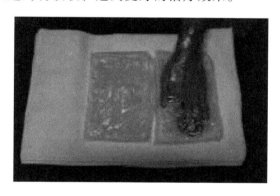

图12－15　蜡疗结合中药涂抹法治疗

三、高压氧治疗

高压氧治疗：高压氧可以通过增加组织的氧合作用，加快和更加完全地促进伤口愈合。氧对于创面修复，细胞合成胶原及上皮生长是有效的。高压氧治疗有利于创面愈合，提高植皮的存活率，减少瘢痕的形成。

1. 高压氧治疗的作用机制

高压氧治疗慢性创面的主要机制是增加创面的氧弥散量和弥散距离，能够有效提高组织内的氧含量。氧在损伤组织的修复过程中起着关键作用，研究表明增加创面内的氧含量，具有促进血管生成、加速成纤维细胞增殖及胶原合成、刺激表皮细胞生长，以及增强白细胞杀菌能力等作用。因此，高压氧治疗可以有效改善创面血供与组织代谢，控制感染，加速创面愈合。

病人在高于一个大气压的环境里吸入100%的氧治疗疾病的过程称为高压氧治疗（hyperbaric oxygen therapy，HBO）。目前，高压氧疗法的临床应用非常广泛，适用于缺氧、缺血性疾病，或是由于缺氧、缺血引起的一系列疾病。某些感染性疾病和自身免疫性疾病通过高压氧治疗也可取得良好的效果。

2. 临床应用

高压氧治疗在冻伤康复中的应用非常广泛，包括增加机体的氧含量、减轻水肿、抗菌、促进创面愈合等。在炎症、外伤、烧伤、冻伤等情况下，组织细胞水肿，细胞与毛细血管间距加大，在常压下吸氧满足不了组织细胞的氧供，而特定高压氧的治疗可解决组织缺氧问题。高压氧治疗还可以收缩血管，利于减轻脑水肿、烧伤或冻伤后的水肿。高压氧本身也是一种抗菌素，不但可以抗厌氧菌，还可以抗需氧菌，并能提高白细胞的抗菌能力。关于高压氧治疗慢性创面，目前已得到了广泛的认可，并取得了良好的应用。总之，高压氧疗法在冻伤康复中具有广泛的应用前景。

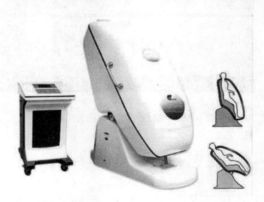

图 12-16　高压氧治疗仪

四、红外线疗法

红外线（infrared）是波长在760nm至1000μm的一段不可见光线，医用红外线波长为760nm至400μm。在临床上，根据波长不同又分为近红外线和远红外线(表 12 - 8)。红外线在冻伤康复中主要用于促进创面愈合的治疗。

表 12 - 8　红外线各波段特点

波段	波长	穿透深度	可达组织层次
远红外线	1.5 至 400μm	<5mm	大部分被反射,表层皮肤吸收
近红外线	760nm 至 1.5μm	5~10mm	可达皮肤血管、淋巴管、神经末梢及皮下组织

1. 红外线的作用机制及生物学效应

红外线被组织吸收后,主要产生热效应,使机体分子动能增加、组织温度升高,并不引起光化学效应和光电效应。温热作用是红外线治疗作用的基础,可以加速化学反应过程,使毛细血管扩张,血流加快,血液循环改善,加速各种炎性产物的排出,起到消炎的作用;还可以降低神经系统兴奋性,降低肌肉张力,使肌肉放松,起到镇痛的作用;并且能改善组织营养,刺激组织再生,促进肉芽增长,促进创面干燥、结痂和愈合。作用:①促进血液循环;②加强组织活力及再生能力;③消炎作用;④镇痛、解痉作用等。

2. 临床应用

(1)应用范围:红外线疗法可用于各种急慢性炎症、慢性伤口、皮肤溃疡、烧伤创面、术后粘连、肌肉痉挛等。在冻伤康复中主要用于冻伤后创面修复的辅助治疗。对于局部痛温觉障碍区域照射红外线时,需要密切观察皮肤反应,严格掌握剂量,以防烫伤。

(2)操作方法:红外线的照射量以病人有舒适温热感为准,皮肤可出现淡红色均匀的红斑,皮温以不超过45℃为宜。根据创面部位、特点,患者的年龄及机体功能状态来决定照射剂量的大小。一般红外线辐射器与皮肤表面的距离为 30~50cm,每次照射 30~60min,1~2 次/d,15~20 次/疗程;全身照射时去除衣服躺于床上,将光浴箱罩在身体上照射,光浴箱两端用布遮盖,照射 3~5min 后应询问患者温热感是否适宜,光浴箱内温度在 40~50℃为宜。

(3)剂量:距离治疗部位 30~50cm,温热感。每次照射 30~60min,每日 1~2 次。大面积烧伤可持续全身照射。

(4)禁忌证:有出血倾向、高热、急性化脓性感染、恶性肿瘤等。

五、红光疗法

红光(red light)是可见光中波长在 620 ~ 760nm 的一段,应用红光治疗疾病的方法称为红光疗法(red light therapy)。红光治疗在冻伤康复中主要用于冻伤后创面愈合的辅助治疗。

1. 红光治疗的作用机制及生物学效应

可见光中红光对组织的穿透能力最强,其他光线随波长缩短,穿透能力依次减弱(图 12 - 17)。红光照射机体被组织吸收可产生热效应,红光穿透组织较深,可引起深部组织血管扩张,血液循环增强,改善组织营养代谢,提高吞噬细胞功能,促进炎症吸收和消散。主要作用有消炎、镇痛、促进肉芽组织生长。

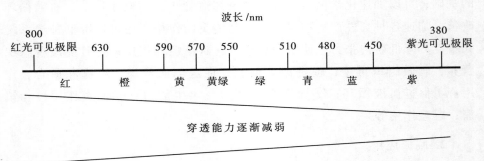

图 12 - 17 可见光光谱图

2. 临床应用

(1)应用范围:红光可用于慢性伤口、褥疮、创面、面神经炎(急性期)、急性扭挫伤、产后会阴撕裂等的治疗。在冻伤康复中主要用于冻伤创面的照射,起到消炎、消肿、镇痛、促进创面愈合的作用。

(2)操作方法:红光治疗仪照射距离为 20 ~ 30cm,照射时灯头中心垂直对准患处,15 ~ 30min/次,1 ~ 2 次/d,15 ~ 20 次/疗程(图 12 - 18)。

(3)禁忌证:有出血倾向、高热、恶性肿瘤、急性化脓性感染早期等。

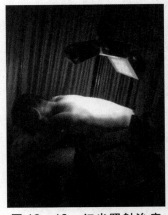

图 12 - 18 红光照射治疗

六、紫外线疗法

紫外线(ultra violet)属不可见光线,波长为180~400nm。紫外线治疗主要用于治疗各种炎症、促进创面的愈合。

1. 紫外线的作用机制及生物学效应

(1)作用机制:紫外线光子能量大,光化学作用强,可直接或间接影响机体细胞代谢、酶系统、活性递质、遗传物质和免疫功能。有文献报道,小剂量紫外线可刺激细胞产生生物活性物质类组织胺,从而加速细胞的分裂增殖,促进肉芽组织和上皮的生长。而且研究证明,紫外线照射24h内,组织处于抑制状态;24h后,细胞分裂指数增高,组织修复加快。因此,用紫外线照射早期创面,可以促进创面尽早愈合,减少瘢痕形成。

(2)生物学效应:紫外线根据波长不同,分为长波、中波和短波紫外线,不同波长紫外线的生物作用有所差别(表12-9)。

表12-9　紫外线各波段生物作用

波段	波长	红斑反应	生物作用
长波段紫外线(UVA)	320~400nm	很弱	明显的色素沉着,对皮肤的穿透性强
中波段紫外线(UVB),(紫外线的晒伤段)	275~320nm	很强	使维生素D原转化为维生素D,促进上皮细胞生长,抑制变态反应等
短波段紫外线(UVC)	180~275nm	明显	明显的杀灭和抑制细菌和病毒的作用

紫外线的主要生物学效应有红斑反应、色素沉着、促进维生素D合成、杀菌作用、免疫效应、抑制过敏反应、光敏反应等。其中,红斑反应是治疗烧伤创面的基础,也是确定治疗剂量的定量指标。

红斑反应是紫外线照射引起的一种可见的反应。一定剂量的紫外线照射皮肤或黏膜,经过一定的时间,照射区出现均匀的、边界清楚的红斑,即紫外线红斑。病人自觉红斑区发热,轻度刺痛。紫外线红斑是一种非特异性急性炎症反应。由于照射剂量不同,红斑反应强度不同,持续时间也不同,弱红斑持续10余个小时,强红斑可持续数日,红斑消退后,皮肤可有脱屑和色素沉着。紫外线红斑具有多种治疗作用,通过局部红斑区内血管、神经、免疫及细胞生化等的变化,达到消炎、止痛、促进伤口愈合、促进皮下瘀血吸收等作用。

2. 临床应用

(1)治疗剂量：紫外线的照射剂量常用生物剂量(也称最小红斑量，MED)来表示。所谓一个生物剂量，是指紫外线灯管于一定的距离(通常是50cm)垂直照射人体下腹部皮肤，引起最弱红斑反应所需的照射时间。其治疗剂量分为 6 级：亚红斑(生物剂量 < 1MED)，阈红斑(生物剂量1MED)，弱红斑(Ⅰ级红斑，生物剂量 2 ~ 4MED)，中红斑(Ⅱ级红斑，生物剂量 5 ~ 6MED)，强红斑(Ⅲ级红斑，生物剂量 7 ~ 10MED)，超强红斑(Ⅳ级红斑，生物剂量 >10MED)。

(2)敏感程度：人体不同部位的皮肤对紫外线的敏感程度不同(表12 - 10)。

表 12 - 10　　人体不同部位皮肤对紫外线的敏感度

部位	敏感度	敏感系数
腰、腹部	100%	1
面、颈、胸、背、臀	80%	1.25
上肢屈侧、下肢伸侧	60%	1.66
上肢伸侧、下肢屈侧	40%	2.5
手掌、足跖	20%	5

(3)应用范围：紫外线常用于各种感染性炎症、静脉炎、缺血及营养不良性溃疡、压疮、骨质疏松等的治疗。在创面的应用中，根据创面大小、深度及有无感染，选用不同的治疗方法(表 12 - 11)。

表 12 - 11　　创面的紫外线疗法

烧伤后创面情况	红斑等级	生物剂量	生物学效应
小面积创面无感染	弱红斑至中度红斑(Ⅰ ~ Ⅱ级)	1 ~ 5	止痛，促进肉芽及上皮生长
深度创面无感染	强红斑至超强红斑(Ⅲ ~ Ⅳ级)	6 ~ 10	消炎、杀菌、镇痛，促进坏死组织脱落
大面积创面	亚红斑开始每日增加	0.5 + (0.5 ~ 1/d)	止痛、消炎，促进坏死组织脱落及肉芽生长
新鲜肉芽	亚红斑	0.5	促进上皮生长

（4）操作方法：紫外线行局部照射时，以白色纱布覆盖皮肤，仅暴露照射部位，灯管距离皮肤 10～15cm，每日或隔日照射 1 次，6～8 次/疗程；行全身照射时，戴好防护眼镜，照射距离一般为 50cm，1 次/d，10～20 次/疗程。照射前应先清洗创面，如有油性药物、结痂应先除去，将分泌物冲洗干净。

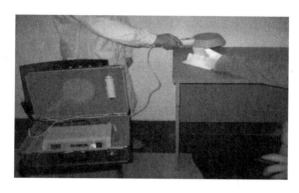

图 12－19　紫外线治疗仪照射治疗

（5）禁忌证：恶性肿瘤、红斑狼疮、光敏性皮炎、色素性干皮病及有出血性倾向。

七、低功率氦氖激光疗法

低功率氦氖激光（He－Ne laser）是波长为 632.8nm 的红光。其与普通红光疗法相比，具有高度定向性、高度单色性、高相干性、高亮度性等特点。低功率氦氖激光主要用于促进创面愈合的治疗，在冻伤康复中主要用于促进冻伤后创面的愈合。

1. 氦氖激光的作用机制及生物学效应

氦氖激光是受激辐射后产生的单一波长的红光，具有高度定向性、高度单色性、高相干性、高亮度性等特点。实验表明，低功率氦氖激光疗法对各种细胞均有促进增殖作用，影响局部促炎和抗炎细胞因子的释放，在炎症的各个阶段均起着关键的作用，因此认为低功率氦氖激光调控局部的炎症反应，对伤口的愈合过程起重要的作用。同时，低功率激光对机体的调节作用是双向的，在减轻炎症反应、促进损伤组织修复的同时，也可抑制细胞的过度增殖。

2. 临床应用

（1）应用范围：低功率氦氖激光可用于慢性炎症、慢性伤口、皮肤破溃、面神经炎（急性期）等治疗。在冻伤康复中主要用于冻伤创面的治疗。

（2）操作方法：低功率氦氖激光的治疗参数主要与能量密度有关。激光能量密度为单位面积激光照射的能量，等于激光功率密度乘以时间，单位是焦/厘米²。其计算公式是激光能量密度 = 激光功率/光斑面积 × 照射时间。关于促进创面愈合的激光能量密度，其治疗参数是：波长 632.8nm，功率输出在 50mW 以下，波形为连续波，能量密度 1 ~ 4J/cm²。照射时间 5 ~ 10min，1 次/d，5 ~ 7 次/疗程（图 12 - 20）。

（3）禁忌证：有出血倾向、高热、恶性肿瘤、急性化脓性感染早期等。

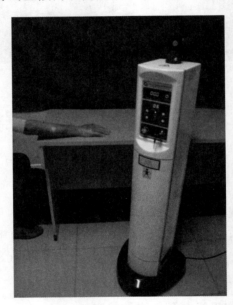

图 12 - 20 低功率氦氖激光照射治疗残余创面

八、超短波疗法

超短波（ultrashort wave）是超高频交流电的一种，频率在 30 ~ 300MHz，波长为 1 ~ 10m。超短波疗法在冻伤康复中主要用于消炎、促进创面愈合等治疗。

1. 超短波疗法作用机制及生物学效应

（1）作用机制：超短波作用于人体主要产生热效应和热外效应。其热效应与其他传导热在成因、深度、强度、稳定性、均匀性等方面，均有显著的不同（表12－12）。热外效应被认为是由于组织内电解质离子和带电胶体高速振动和偶极子的高速旋转，带电颗粒与乳脂红细胞沿电场力线分布排列成串珠状，以及蛋白质结构造型、细胞膜上荷电粒子的浓度、细胞结构、膜通透性、细胞功能等的改变而产生的不呈现温热感的效应。

表12－12　超声波热效应与传导热对比

	超短波	传导热
成因	带电颗粒在高频电场中急剧振荡和旋转时，与周围物质发生摩擦产生热，属"内源性"热	热源在体外，通过与人体接触和组织的传导传入人体，属"外源性"热
深度	深	浅
强度	可很大	不易达到很大，因皮肤不易耐受
稳定性	可保持恒定	热强度逐渐降低
均匀性	较均匀	不均匀

（2）生物学效应：①改善神经功能，使炎症病灶的兴奋性降低；②增强免疫功能，抑制炎症组织中细菌的生长；③消除炎症组织的酸中毒，利于炎症逆转；④使炎症组织的钙离子增加、钾离子减少，使炎症渗出液减少；⑤促进肉芽组织和结缔组织再生，加速创面愈合。超短波治疗亚急性、慢性炎症采用的剂量分级如表12－13所示。

表12－13　超短波剂量分级表

剂量级	名称	被治疗者感觉
I	无热量	无感觉
II	微热量	恰好有热感
III	温热量	舒适温热感
IV	热量	能耐受的明显热感

2. 临床应用

（1）应用范围：超短波可用于各种急慢性炎症、残余创面、神经疼痛、急性肾衰竭、断指再植后保持小静脉通畅等。由于其对不同炎症时期的作用机制不同，剂量选择也不同。对于急性化脓性炎症，需采用无热量或微热量的剂量级别，10~15min/次，1次/d；对于亚急性和慢性炎症，则需要采用中等剂量的微热量或温热量治疗，15~20min/次，1~2次/d。

（2）操作方法：治疗时电极采用电容场法，电极放置有对置、并置2种方法。图12-21为小腿截肢术后截肢残端行超短波对置法消炎治疗。

（3）禁忌证：有出血倾向、恶性肿瘤、活动性肺结核，以及植入心脏起搏器和金属内固定物者。

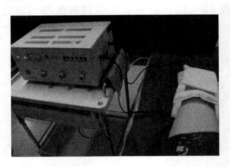

图12-21 超短波对置法治疗

九、持续性被动运动

持续性被动运动（continuous passive motion，CPM）最早提出于20世纪70年代，80年代初用于膝关节人工关节术后，应用逐渐广泛。主要用于防治制动引起的关节挛缩，促进关节软骨和韧带、肌腱的修复，改善局部血液、淋巴循环，消除肿胀、疼痛等症状。

在水肿较为严重的时期，不推荐采用主动关节活动度训练模式，因为这可能会加重肌肉组织的缺血缺氧以及局部循环的淤血。此期推荐使用持续被动活动装置（continuous passive motion，CPM）。有文献指出，CPM的应用是改善关节活动度的一个有效方法；康复领域的发展证实，CPM治疗是一个可行的治疗选择，因为它能够在软组织重塑、关节营养、创面愈合以及血流动力学方面产生益处。需要注意的是，CPM在冻伤患者中的应用需要临床医师的严密监测，对患肢的远端血运情况、肿胀程度进行动态评估，根据变化随时调整，防止原有缺血的加重以及骨筋膜室综合征的发生。同时，由于冻伤复温后皮肤多会出现弥漫性的水疱或血疱，因而装置下对创面采取必要的保护措施是至关重要的，以防局部的摩擦力及剪切力加重创面的损伤。

（1）适应证：①骨折，特别是关节内或干骺端骨折，切开复位内固定术后；②关节成形术、人工关节置换术、关节韧带重建术、滑膜切除术后；③创伤性关节炎、退变性关节炎、肩周炎、类风湿性关节炎以及化脓性关节炎引流术后；④关节挛缩粘连松解术后；⑤关节软骨损伤、自体骨膜或软骨膜移植修复术后。

（2）禁忌证：连续性被动运动产生对应关节面有害的应力时或造成正在愈合组织过度紧张时，不宜采用。

第四节　冻伤后中晚期的康复治疗

冻伤后中期为从水肿消退到创面愈合或者坏死界限明确的时期；晚期一般指从创面愈合或者截肢等手术后，直至瘢痕软化，功能逐渐康复的时期。此期内，局部冻伤组织经历炎症反应及创面修复、愈合，除促进残余创面的愈合外，更侧重于功能的恢复与改善。此外，冻伤后创面愈合后的瘢痕治疗也是中晚期康复治疗的一个方面。

一、运动疗法

运动疗法（kinesiotherapy）是应用治疗性运动，以保持、重新获得功能或防止继发性丧失功能的重要治疗方法。运动疗法通常通过个体的功能评估，根据客观存在条件的好坏，对功能的未来转归做出合理的预测，然后选择合适和必要的运动治疗方法。

运动疗法是根据力学和运动学原则来改善瘢痕组织弹性及延展性，增加关节活动范围，增强肌力、耐力，提高全身体力。冻伤后常伴继发功能障碍，应用运动疗法可起到预防治疗的作用。而对于已经出现挛缩畸形的部位，需先行手术矫正，再应用运动疗法维持手术效果及进一步改善功能。冻伤康复治疗中，常用的运动疗法包括关节活动技术、关节松动技术、主被动运动及关节功能牵引和持续被动运动等。

1. 关节活动技术

关节活动技术是指通过各种方法来预防和治疗因组织粘连或肌肉痉挛等导致关节功能障碍的运动治疗技术。主要包括手法技术、机械技术以及指导患者利用自身体重、肢体位置和强制运动的训练，用于能引起关节挛缩僵硬的伤病，如大面积烧伤、肢体瘫痪等。

（1）适应证：关节因创伤等疾患而出现僵硬、强直等症状者。

（2）禁忌证：肌肉、肌腱、韧带撕裂早期；骨折未愈合；肌肉、肌腱、韧带、关节囊或皮肤手术后初期；关节完全脱位、半脱位；心血管病患者不稳定期，如心肌缺血、心肌梗死；深静脉血栓；关节旁异位骨化。

2. 关节松动技术

关节松动术是康复治疗师在患者关节活动允许范围内完成的一种手法操作技术，其基本的运动形式包括生理运动和附属运动。生理运动是指关节在其正常生理活动范围内所完成的运动，患者可以主动完成，也可由治疗师实施被动完成；附属运动是在关节生理范围之外、解剖范围之内完成的一种被动运动，患者无法主动完成，只能被动完成，通常由治疗师完成。

（1）适应证：用于任何因力学因素（非神经性）引起的关节功能障碍，包括关节疼痛、肌肉紧张或痉挛、可逆性关节活动降低、进行性关节活动受限、功能性关节制动。

（2）禁忌证：关节活动已经过度；外伤或疾病引起的关节肿胀、渗出、关节炎症；未愈合的骨折；恶性疾病。

3. 主、被动运动

主动运动指运动时既不需要助力，亦不用克服外来阻力，整个运动通过患者主动收缩肌肉来完成；被动运动指靠外力来完成的运动或动作，外力可以是人力或机械力，由医务人员或亲属实施，或由患者健肢辅助完成。

（1）适应证：①被动运动患者不能主动活动身体的该部位，昏迷、麻痹、完全卧床休息、存在炎症、主动关节活动导致疼痛。②主动和主动－辅助运动患者可主动收缩肌肉，有或无辅助条件下可活动身体该部位；肌力较弱（低于3级），采用主动－辅助活动练习；有氧练习时，多次重复的主动或主动－辅助运动练习，可改善心血管和呼吸功能。③特殊情况下身体某一部位处于制动状态，为保持其上、下部位的关节功能，并为新的活动做准备。④卧床患者避免循环不良、骨质疏松和心肺功能的降低。

（2）禁忌证：运动破坏愈合过程，运动造成该部位新的损伤，运动导致疼痛、炎症等症状加重。

4. 关节牵引

关节牵引是利用作用力与反作用力的原理，并将这一对方向相反的力量作用于脊柱或四肢关节，达到分离关节面、牵拉周围软组织和改变骨结构之间角度或排列等目的的一种康复治疗方法。

（1）适应证：四肢骨折、脱位后关节功能障碍，肌肉、韧带外伤手术后软组织挛缩，关节附近烧伤后瘢痕粘连，软组织损伤性骨化（骨化性肌炎）稳定期，前臂缺血性肌挛缩和小腿骨筋膜间室综合征的恢复期。

（2）禁忌证：骨性关节强直，新近骨折后，关节内及其周围的炎症或感染，关节运动或肌肉拉长时疼痛剧烈，有血肿或其他组织损伤征兆时。

二、压力治疗

压力疗法通过使用弹性织物制成特殊的"衣服"——压力衣来预防和治疗增生性瘢痕。压力衣有预制式和定制式可供选用，使用时优先考虑按需定制式。所有压力衣均需每日穿戴 23h 方可达到最佳疗效。

1. 压力衣应用原则

①如果创面在 10d 内愈合，不使用压力治疗；②非白种人需要 14 ~ 21d 愈合者，用强制压力治疗；③对所有的患者，如果愈合需要 14 ~ 21d，推荐压力治疗；④所有患者如果愈合需要 21d 以上，用强制压力治疗。

2. 压力范围

压力的大小按几何学原理，与曲率有关：在张力一定情况下（不同弹力纤维其张力是恒定的），曲率越大，压力越高。有关安全有效的压力范围还不十分确定。使用压力衣后实际测量到对瘢痕的压力在一个比较宽的范围内。据报道，弹性绷带可在四肢产生 10 ~ 15mmHg（1.3 ~ 2kPa）的压力，胸腔可以产生 2 ~ 5mmHg（0.27 ~ 0.67kPa）的压力。定制压力衣在大腿前压力低到 7.9mmHg（1.05kPa），而在足背面则可高达 37.8mmHg（5kPa）。虽然报道中的压力各不相同，但一般认为压力衣作用人体的效果相同。一些作者建议使用压力不超过 25mmHg（3.3kPa）[15 ~ 24mmHg（2 ~ 3.2kPa）]，而另一些作者则认为较高压力可加快瘢痕的成熟。当压力超过 30 ~ 40mmHg（4 ~ 5.3kPa）时会引起不舒服。双层压力衣可以减少剪切压力，患者对压力的耐受也可相应增加。如果患者伴有淋巴水肿，则应加大压力，同时多次调整压力衣尺寸，以期在控制水肿的同时减少瘢痕形成。

在身体凹陷区域，需要添加填充物增大压力。填充物可以是多种材料的组合，包括泡沫、合成橡胶以及夹板材料。压力垫常用的材料有泡沫、塑性胶、合成树脂、合成橡胶、热塑板等。

3. 压力衣应用注意事项

(1)若出现中度或重度水肿，须待水肿好转或消除后再测量压力衣尺寸。对于皮肤过度水肿和(或)皮肤脆弱暂不能接受压力衣治疗的患者，可使用自黏弹性材料包裹或用8字绷带等做临时替代压力治疗。

(2)测量压力衣尺寸时还应注意患者因肌肉萎缩和高代谢状态导致的体重下降。如果患者在住院期间体重显著下降，需使用临时压力衣2~3周，直至患者体重稳定。这点对于大体表面积烧伤的患者尤为重要。

(3)压力衣通常需每隔2~3个月重新定做，以保持治疗所需压力。压力衣需使用至瘢痕成熟，这一过程需6~18个月。

(4)若瘢痕位于关节附近或胯关节，压力衣应延伸过关节达到足够长度，以便既不妨碍关节的运动，又不致压力衣滑脱。

(5)未愈合的伤口，皮肤破损有渗出者，在穿压力衣之前，应用敷料覆盖，避免弄脏压力衣。

(6)穿压力衣期间个别患者可能有水疱发生，特别是新愈合的伤口或胯关节区域，可通过放置衬垫材料进行预防。如果发生了水疱，应保持干净并用非黏性无菌垫盖住。除非擦损后的伤口感染，应持续穿戴压力衣。

4. 压力垫制作注意事项

(1)压力垫必须完整地覆盖整个瘢痕。对于较大瘢痕区，尽量使用整块垫；相隔较远的散在瘢痕，可使用碎片。对于增生性瘢痕，要盖住边缘外3~4mm；对于瘢痕疙瘩，为了避免向外生长应盖住边缘5~6mm。

(2)曲率半径很小的骨性突起应避免太多的压力，如尺、桡骨茎突。对于凹面，应将其充填并确保压力垫完全与瘢痕接触。

(3)对于跨过活动关节的压力垫应考虑不妨碍关节活动。例如在肘关节屈侧放置压力垫，应剪一个"V"字形切口，以便屈曲时不受阻；在伸侧应垂直剪开，以便牵拉伸肘时活动不受限。

(4)用何种固定方法主要由压力垫放置于何处决定，如背部用尼龙搭扣，需要活动的关节周围则需要扣带或弹性绷带。也可根据病人的喜好及接受水平决定。常用的固定方法有尼龙搭扣、扣带、外用弹力带等。

5. 压力手套

压力手套是预防治疗手部肿胀、瘢痕增生、关节挛缩的有效方法。压力手套缝制较困难，需要高级技工完成。压力手套往往需要联合应用压力垫治疗（图 12 - 22）。

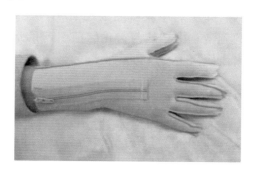

图 12 - 22 压力手套

6. 压力袜

足部亦是肿胀最易发生的部位，定制弹力袜结合压力垫可以预防足部瘢痕增生（图 12 - 23）。

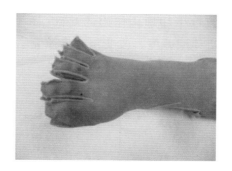

图 12 - 23 压力袜

三、按摩疗法

以特定的手法如按、揉、捏等作用于人体皮肤、皮下组织及肌肉等组织，通过这种机械力的作用，达到预防保健或治疗疾病的目的，称按摩或推拿。常用的按摩手法有按法、摩法、揉法、捏法、提法等。冻伤后早期按摩疗法是禁忌的，按摩疗法在冻伤治疗中主要用于冻伤创面愈合后，促进瘢痕的软化和神经末梢感觉的恢复。

（1）适应证：冻伤愈合后瘢痕，闭合性的关节及软组织损伤，骨质增生疾患，神经系统疾患。

（2）禁忌证：开放性软组织损伤；皮肤病变的局部，如溃疡性皮炎、烫伤等；严重心、脑、肺疾病患者或癌症患者出现恶病质等极度衰弱者，不能承受手法按摩的刺激；由结核菌、化脓菌引起的运动器官的病症；骨折；传染病；严重出血倾向者。

四、直流电疗法

直流电（galvanization）是一方向、强度、电压不变的电流，应用直流电作用于机体以达到治疗疾病的方法称为直流电疗法。直流电疗法是应用低电压（30～80V）、小强度（小于50mA）的平稳直流电作用于人体特定部位来治疗疾病的方法。在冻伤康复中，直流电主要用于冻伤创面愈合后软化瘢痕，也可用于促进冻伤后残余创面的愈合。

1. 直流电治疗的作用机制及生物学效应

（1）作用机制：直流电治疗时，两电极间存在稳定不变的电势差，人体内各种离子向一定方向移动而形成电流。由离子移动并引起体液中离子浓度对比的变化是直流电生物理化作用的基础（图 12 – 24）。通过离子变化，直流电可以改变机体酸碱度，改变组织含水量，使细胞膜的通透性和组织兴奋性发生变化（表 12 – 14）。

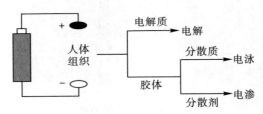

图 12 –24　直流电生物学作用

表 12 –14　直流电电极下组织的反应

	阳极	阴极
pH 值改变	酸性	碱性
组织兴奋性	降低	提高
组织细胞	使其致密	使其疏松
含水量	减少	增加
细胞膜通透性	降低	增高

（2）生物学效应：直流电具有促进局部小血管扩张，改善血液循环，降低神经系统兴奋性，促进肉芽生长、软化瘢痕、松解粘连和促进炎症消散，促进静脉血栓溶解退缩及促进骨折愈合的作用。在冻伤康复中，主要利用直流电促进局部小血管扩张改善血液循环，促进肉芽生长、软化瘢痕、松解粘连和促进炎症消散作用而达到促进残余创面愈合，软化瘢痕、松解粘连及促进炎症消散的目的。有研究表明，用小剂量 10～20V 直流电作用于创面，可促进上皮再生，加速移植皮片存活，减轻瘢痕形成。

2. 临床应用

（1）应用范围：神经炎、自主神经功能紊乱、慢性溃疡、伤口、术后粘连、神经痛、关节炎、放疗反应、血栓性静脉炎、骨折延迟愈合、骨不连等都可以应用直流电治疗。冻伤康复主要用于促进创面愈合及软化瘢痕、松解粘连。

（2）操作方法：治疗时根据创面或瘢痕位置及面积选择合适的电极及衬垫。使用时衬垫浸以温水，拧干，以降低皮肤电阻。治疗时必须使电极通过衬垫与人体紧密接触，然后盖以胶布或塑料布，根据情况用沙袋或绷带等固定。

治疗剂量按电流密度计算，即每平方厘米衬垫面积上的电流量。用于成人一般电流密度为 $0.50～0.1mA/cm^2$，通电时间一般为 15～25min，1次/d，10～20 次/疗程。开始治疗和结束治疗时均应缓慢调升或调低电流强度，嘱患者治疗时不得移动，注意预防电化学烧伤。

3. 直流电离子导入法

借助直流电将药物离子导入人体治疗疾病的方法称为直流电药物离子导入疗法，或称直流电离子导入疗法（iontophoresis）。其作用途径如图12－25。

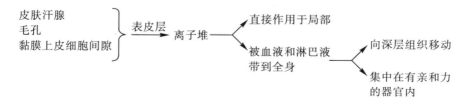

图 12－25　直流电导入作用途径

（1）治疗作用：极性药物溶液中，阴离子和阳离子在直流电作用下会进行定向移动，阳离子从阳极导入，阴离子从阴极导入。所导入药物离子经皮肤汗腺管口进入皮内、经黏膜上皮细胞间隙进入黏膜组织，在皮内或黏膜组织中形成离子堆，后通过渗透作用进入淋巴液和血液。其导入数量与直流电电流强度及作用时间成正比，导入药物量一般为衬垫药量的 2% ~ 10%，局部表浅组织中浓度高、作用时间长，到达体内的很少。碘离子和透明质酸酶导入对治疗瘢痕和粘连有明确效果。有文献表明，很多具有活血化瘀功效的中药经直流电导入对软化瘢痕也有很好的效果，如丹参等。

（2）使用方法：一般应用衬垫法进行治疗：将与作用电极面积相同的滤纸或纱布用药液浸湿，放置于治疗部位，再放置衬垫和电极，非作用电极直接以温水浸湿厚衬垫即可，电极对置或并置于瘢痕两侧，导入极性要正确，治疗时尽量减少寄生离子。剂量一般为成人 $0.03 \sim 0.1\text{mA/cm}^2$，儿童 $0.02 \sim 0.08\text{mA/cm}^2$，$15 \sim 25\text{min/次}$，1 次/d。

（3）禁忌证：恶性血液系统疾病，恶性肿瘤，急性湿疹以及对电流不能耐受者。对皮肤感觉障碍的患者，治疗时要慎重。

五、音频电疗法

音频电疗法（audiofrequency electrotherapy）是应用频率 $1 \sim 5\text{kHz}$ 的等幅中频正弦电流治疗疾病的方法。音频电可改善局部血液循环及营养，能起到消炎、消肿的作用。在冻伤康复中，主要用于软化瘢痕、止痛止痒等。

1. 作用机制及生物学效应

（1）作用机制：人体组织具有电阻和电容特性，对不同频率电流的电阻不同，频率越高，电阻越低。中频电疗应用的电流强度可达 $0.1 \sim 0.5\text{mA/cm}^2$，能达到较深的人体组织。交流电无正负极之分，因此电极下无电解反应，对皮肤的刺激性小。

（2）生物学效应：音频电可改善局部血液循环及营养，能起到消炎、消肿的作用。治疗时可降低肌肉痉挛，改善局部循环；使治疗区域皮肤痛阈上升，有明显的镇痛作用。冻伤康复中，主要应用其软化瘢痕、松解粘连、止痛止痒的作用。其机制可能与中频电流刺激扩大细胞与组织之间的间隙，使粘连的结缔组织纤维、肌纤维、神经纤维等活动而后分离有关。大量临床资料证明，等幅正弦中频电流能促进瘢痕组织软化吸收，能促进瘢痕组织的异常扩张血管尽早闭合，对瘢痕粘连有松解作用。

2. 临床应用

（1）应用范围：音频电可应用于术后粘连、瘢痕，注射后硬结、术后尿潴留，尿道狭窄，阴茎海绵体硬化，肩周炎，血栓性静脉炎，神经炎，扭挫伤，慢性咽喉炎，声带小结，声带麻痹，盆腔炎，硬皮病等。冻伤康复中，应用于瘢痕增殖的中晚期，可软化瘢痕、松解粘连，而且有一定的止痒作用。图 12 - 26 为使用电脑音频治疗左前臂烧伤后瘢痕增生。

（2）操作方法：根据瘢痕位置及面积大小选择合适的电极及衬垫，操作方法同直流电疗法。治疗剂量以病人耐受量为主，对有感觉障碍者，应注意掌握输出强度，以防灼伤皮肤。如治疗区域有皮肤破损，应避开或贴小胶布保护。禁止应用于心前区。20 ~ 30min/次，1 次/d，30 ~ 50 次/疗程。

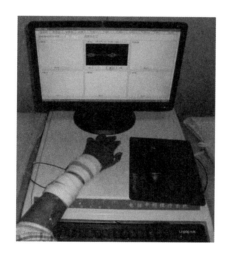

图 12 - 26　音频电流治疗增生性瘢痕

（3）禁忌证：恶性肿瘤、急性化脓性炎症局部、出血倾向、活动性肺结核、有严重心肺肾疾病者、局部有金属异物、植入心脏起搏器者、孕妇下腹部和腰骶部、儿童、神经敏感等对电流不能耐受者等。

六、超声波疗法

超声波为 20kHz 以上的机械弹性振动波，不能引起正常人听觉反应，利用超声波治疗疾病的方法称为超声波疗法（ultra sound therapy）。临床常用频率为 800 ~ 1000kHz，声强多在 3W/cm^2 以下，穿透深度约为 5cm。超声波治疗在冻伤中主要用于软化瘢痕,此外还可用超声导入药物治疗。

1. 作用机制及生物学效应

(1)超声波作用的物理学基础:超声波属于声波的一种,与其他声波一样,必须依靠介质才能传播,在不同介质中的传播速度不同。当射到不同介质的分界面时,会发生反射与折射。其在介质中传播时,部分声波被介质吸收转变为热能,强度随其传播距离逐渐减弱,称为超声波的吸收,介质与超声频率是其影响因素。

(2)超声波对人体不同组织的穿透力:在人体组织中,含水量多、固体成分少的组织吸收系数低,超声穿透力强。反之则相反。不同组织对超声的平均吸收值由大到小排列为:肺>骨>肌腱>肾>肝>神经组织>脂肪>血液。超声波在某一介质中衰减到原能量一半时的厚度称为半吸收层,常用来表示超声波在介质中的穿透能力。不同生物组织的半吸收层厚度不一(表12-15)。

表 12-15　不同生物组织的半吸收层厚度

频率/MHz	组织	半吸收层厚度/cm
0.09	软组织	10
0.8	肌肉	3.6
0.8	脂肪	6.8
0.8	脂肪+肌肉	4.9
2.4	脂肪+肌肉	1.5
2.5	肌肉	0.5

(3)生物学效应:超声波的主要生物学效应包括温热作用、机械作用、空化作用以及继发的理化作用。由于机械的振动作用,对细胞结构和细胞内物质产生"微细按摩",引起胞浆运动、原浆颗粒旋转、质点颤动和摩擦等,可影响细胞内部结构和功能,刺激半透膜弥散过程,使结缔组织延长、变软,对刺激组织细胞功能、松解组织粘连、软化瘢痕具有重要的临床意义。增生性瘢痕内有胶原酶,超声波的化学效应可使胶原酶激活;超声波的热效应可使胶原酶的活性升高,从而为胶原蛋白加速分解提供条件;超声的机械效应可破坏胶原的交联,促进胶原纤维束的分散、分解。

2. 临床应用

(1)应用范围:可应用于运动系统创伤性疾病,作用于局部及相应神经节段、超声穴位治疗，瘢痕、粘连、注射后硬结、硬皮症、血肿机化等的治疗。

（2）操作方法：由于空气相对于液体或固体的声阻差较大，声波很难在空气和液体或固体间传播，所以使用超声治疗时，声头与人体需紧密接触。一般在体表加上接触剂或者使用水下法进行治疗。①移动法：神经功能尚未恢复时小剂量，$0.3 \sim 0.5\text{W/cm}^2$，$7.5\text{min/}$次，1 次/d，以后增加到$0.75\text{W/cm}^2$，$8 \sim 10\text{min/}$次。图 12 – 27 显示的是超声波移动法治疗手背植皮术瘢痕增生。②水下法：主要用于关节凹凸不平之处，用蒸馏水或煮沸过的水，先将伤肢放入水中，然后再放入声头，声头与治疗部位距离$3 \sim 5\text{cm}$，水温适中。

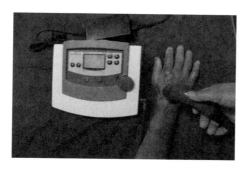

图 12 – 27　超声波治疗仪治疗手部瘢痕

3. 超声药物透入疗法

将药物加入接触剂中，利用超声波把药物经体表透入体内的方法，称超声透入疗法（phonophoresis）。此方法利用超声波促进药物的经皮吸收，兼有超声的物理作用和药物的作用。研究证明，在创伤愈合早期（6~12d）用超声波导入肝素，能够改善局部血运，预防瘢痕增生；在瘢痕组织已形成后，用超声波导入纤维溶解类药物，能够明显缩短瘢痕重建时间。

（1）治疗作用：超声波在皮肤内传播会引起 2 种物理效应：热效应和空化效应。这 2 种效应可以统一起来，因为空化效应能引起热效应。横波诱导的机械应激效应能够使细胞间隙增宽，而细胞间隙的增宽与皮肤渗透性的增加有直接的关系。热效应或机械应激或细胞间隙的增加可导致细胞间脂质流动性的增加，空化效应或药物或载体进入皮肤时能导致角质细胞间暂时或永久性空隙的形成。上述 2 种结果最终导致皮肤渗透性增加。超声药物透入疗法治疗增生性瘢痕，是通过超声波促进药物经皮吸收，提高药物的局部含量，以及超声波的生物效应对瘢痕组织胶原的影响来达到治疗增生性瘢痕的目的。治疗瘢痕时可导入激素、丹参等。有文献报道，用超声波导入胶原酶治疗瘢痕取得了较好的效果。

（2）治疗方法：声透疗法与一般的超声疗法相同，只是在接触剂中加入了抗瘢痕的药物。一般采用直接接触法。超声强度：固定法小于 $0.5W/cm^2$，移动法 $0.5 \sim 1.5W/cm^2$，$5 \sim 10min/$次，2 次/d，10d/疗程。

（3）禁忌证：恶性肿瘤（高能聚集超声除外），活动性肺结核，严重心脏病的心前区及星状神经节，出血倾向，严重炎症部位，静脉血栓部位，孕妇腹部，小儿骨骺处禁用。发热、虚弱的患者，皮肤感觉障碍部位，严重肿胀部位，金属植入物部位慎用。头、眼、生殖器、心脏、椎板切除后的脊柱部位应严格控制治疗剂量。

第五节　日常生活活动能力训练与职业康复

提高日常生活活动能力是作业疗法（occupational therapy，OT）一个主要的工作内容，也是冻伤后期康复的重点关注内容。对于严重的冻伤患者，尤其是Ⅳ度冻伤患者，常造成肢体末端的截肢，严重影响患者日常生活和工作。作业治疗以患者为中心，有针对性地选择一些有意义、有目的的活动，对因身体、精神、发育上的功能障碍或残疾导致的不同程度丧失生活自理和职业劳动能力的患者进行训练，改善和增强生活自理及劳动能力，使其作为家庭和社会中的一员过有意义的生活。

适用对象：疾病处于稳定期/康复期的患者。

训练前准备：①日常生活用品，如碗筷、牙刷、衣物等；②向患者说明治疗目的、方法和注意事项，以充分取得患者的合作。

一、进食

进食包括吞咽，拿起并握住餐具（碗、筷子、勺等）、食品及各种饮料杯、罐，将食物送到口中。进食障碍的原因包括：上肢或口腔颌面部关节活动受限，上肢或口周围肌群肌力低下，上肢、颈部及口周围肌群协调性障碍，上肢偏瘫，认知知觉障碍及感觉障碍。

1. 口腔、颌面部关节活动受限、肌力低下及协调性障碍者的训练

端正头、颈及身体的位置以利于吞咽动作进行，改变食品的硬度或黏稠度，借助设备来帮助维持进食的正确体位（头中立位稍前屈、躯干直立、髋关节屈曲 90°、双脚着地）。

2. 上肢关节活动受限和肌力低下者的训练

（1）适应或代偿方法：健侧上肢辅助患侧上肢送食品入口；将肘关节放置于较高的台面上以利于手到达嘴边，将食品送至口中；用叉、勺代替筷子；将餐具（勺）绑或夹在手指间；用双手拿杯子；利用肌腱固定式抓握（腕关节伸展时手指屈肌紧张）拿起玻璃杯或指某样食品。

（2）使用适应性辅助用具或设备：①使用抗重力的上肢支持设备（如活动性前臂支持板、悬吊带）辅助患者移动上肢将食物送到口中；②假肢；③腕关节伸展及手指屈曲受限者可使用腕关节背伸固定夹板；④手握力减弱或丧失者可使用多功能固定带（万能袖带）；⑤握力减弱者可使用手柄加粗的勺、刀、叉；⑥肩、肘关节活动受限者可使用手柄加长或成角的勺、刀、叉；⑦手指伸肌肌力低下者可使用加弹簧的筷子；⑧取食过程中食物易滑落者可使用手柄呈转动式的勺、刀、叉；⑨不能单手固定餐具或食物者可使用防滑垫；⑩不能单手固定餐具或食物者可使用盘挡，防止食物被推到盘子以外。

3. 上肢协调障碍者的训练

（1）适应或代偿方法：①增加肢体重量；②一侧上肢固定另一侧上肢，躯干、肘、腕部靠在桌子上以保持上肢稳定。

（2）使用适应性辅助用具：①使用增加阻力的设备；②使用增加重量的餐具；③使用防滑垫；④使用加盖及有饮水孔的杯子，或用吸管喝水；⑤饮水设备安装在轮椅上或床旁；⑥双手使用前后滚动式刀具切食物。

4. 一侧上肢或身体障碍者的训练

适应或代偿方法：①使用防滑垫、吸盘等辅助用品固定碗或盘子；②使用盘挡防止饭菜被推出盘外。

二、修饰

修饰活动包括洗手和脸、拧毛巾、刷牙、梳头和做发型、化妆、刮胡子、修剪指甲等。修饰障碍的原因包括：上肢和颈部关节活动受限，上肢和颈部肌群肌力低下，上肢和颈部肌群协调性障碍，上肢偏瘫，认知和知觉障碍。

1. 上肢和颈部关节活动受限、肌力低下者的训练

（1）适应或代偿方法：①健手辅助患手进行梳洗；②将前臂置于较高的平面上以缩短上肢移动的距离；③用嘴打开盖子；④用双手握住杯子、牙刷、剃须刀、梳子等；⑤使用按压式肥皂液。

（2）使用适应性辅助用具或设备：①抗重力辅助上肢支持设备（活动性前臂支持板、悬吊带）辅助患者移动上肢至头面部；②假肢；③机械式抓握–释放矫形器；④多功能固定带（万能袖带）；⑤手柄加粗的牙刷、梳子；⑥手柄加长或成角的牙刷、梳子；⑦带有吸盘的刷子或牙刷，固定在水池边刷手或刷假牙；⑧安装"D"形环的头刷；⑨安装在剃须刀上便于持握的结构；⑩带有固定板的指甲刀。

2. 上肢和颈部协调障碍者的训练

（1）适应或代偿方法：①增加肢体重量；②一侧上肢固定另一侧上肢或同时使用双上肢；③在洗脸、刷牙以及梳头时，将躯干、肘、腕部靠在水池边以保持上肢稳定；④使用按压式肥皂液。

（2）使用适应性辅助用具：①增加阻力的设备；②电动牙刷、电动剃须刀；③刷子固定安装在水池边，用于洗手和洗指甲；④饮水设备安装在轮椅上或床旁。

3. 一侧上肢或身体障碍者的训练

（1）适应或代偿方法：①开瓶盖时，将容器夹在两腿之间；②可将毛巾绕在水龙头上，用健手拧干。

（2）使用适应性辅助用具：①刷子和牙刷固定安装在水池边，用于洗手、洗指甲和刷假牙；②将大号指甲刀固定在木板上修剪健侧手指的指甲。

三、穿脱上衣

穿脱上衣动作包括：将上肢放进袖口中，脱、穿套头衫；用手将衣服的后背部向下拉；解开或系上钮扣、开关拉链和按扣；分清上衣的上、下、前、后及左、右，以及它们与身体各部位的关系。

穿脱上衣障碍的原因有：上肢和躯干关节活动受限，上肢和躯干部肌群肌力低下，上肢肌群协调性障碍，上肢偏瘫，认知、知觉及感觉障碍。

1. 躯干关节活动受限、肌力低下者的训练

（1）适应或代偿方法：①穿轻便、宽松的上衣；②穿前开襟的衣服；

③穿前开襟上衣时不解开衣服下部的扣子，按套头衫的方式穿、脱；④躯干肌力弱，坐位平衡不稳定时给予支持。

（2）使用适应性辅助用具或设备：①在接近衣领处安一个环或襻，用于挂住手指或衣钩，脱衣时，将环拉起协助将衣服上提过头；②用衣钩将衣袖上提至肩部或在腋窝水平协助将袖子脱下；③用尼龙搭扣替代扣子、拉链等；④在拉链上加上拉环，使手指对捏无力或不能者能够开关拉链；⑤钮扣牵引器；⑥机械性抓握-释放矫形器；⑦乳罩在前面开口，开口处用尼龙搭扣；⑧套头式领带。

2. 上肢和躯干协调障碍者的训练

（1）适应或代偿方法：①穿着宽松的服装；②提倡穿套头式上衣或前开襟上衣按套头式服装穿脱；③必要时选用大的扣子或按扣；④手工操作时，上肢应尽量靠近身体。

（2）使用适应性辅助用具：①尼龙搭扣；②手柄加粗、增加重量的钮扣牵引器；③拉链拉环。

3. 一侧上肢或身体障碍者的训练

（1）适应或代偿方法：①穿着轻便、宽松的上衣。②坐位平衡较差时予以支持。③穿前开襟的衣服时，先穿患侧，后穿健侧；脱衣时，先脱患侧一半，再将健侧袖子全部脱下，最后退出患侧的衣袖。④穿套头式上衣时，先将上衣背朝上放在膝上，将患手插入衣袖，并将手伸出袖口；再将健手插入衣袖并伸出，用健手将衣服尽量往患肩上拉；然后将衣服后身部分收起并抓住，头从领口钻出；最后整理衣服。脱衣时，将衣服后身部分向上拉起，先退出头部，再退出双肩与双手。

（2）使用适应性辅助用具：①钮扣牵引器；②用尼龙搭扣替代扣子、挂钩、拉链等。

四、穿脱裤子、鞋、袜

主要动作包括站着提裤子；抓住裤腰并系皮带；解开或系上扣子、开关拉链，系鞋带；分清裤子的上、下、前、后及左、右，以及它们与身体各部位的关系。穿裤子、鞋、袜障碍的原因有：上肢、下肢和躯干关节活动受限；上肢、下肢和躯干肌群肌力低下；上肢偏瘫；移动障碍（无上肢损伤）；认知、知觉及感觉障碍。

1. 下肢关节活动受限、肌力低下者的训练

（1）适应或代偿方法：①穿轻便、宽松的裤子；②运用穿、脱裤子的方法；③穿松紧口鞋或有尼龙搭扣的鞋；④避免穿高帮鞋或靴子。

（2）使用适应性辅助用具或设备：①在开始穿裤子时，用拴在裤子上的拉襻、杆状衣钩或拾物器将裤子拉到手可以抓住裤腰的地方；②用吊裤带、袜吊替代穿裤、袜用的拉襻；③用长柄鞋拔；④穿袜辅助具；⑤钮扣牵引器，手柄加粗或用绷带绑在手上；⑥拉链环；⑦用尼龙搭扣替代扣子、拉链、鞋带等。

2. 上肢、下肢和躯干协调障碍者的训练

（1）适应或代偿方法：①穿着宽松的服装，裤腰用松紧带；②在稳定的床上、轮椅、扶手椅上穿衣；③在用手去触摸脚面时，用上肢顶住腿部以保持稳定；④肢体远端负重。

（2）使用适应性辅助用具：①尼龙搭扣；②手柄加粗、增加重量的钮扣牵引器；③拉链拉环；④弹力鞋带或尼龙搭扣。

3. 一侧上肢或身体障碍者的训练

适应或代偿方法：①在床上穿裤子时，先穿患腿，后穿健腿；用健腿撑起臀部，上提裤子；用健手系皮带。②在椅子上穿裤子时，先穿患腿，再穿健腿；然后用健手抓住裤腰站起，将裤子上提；最后坐下用健手系皮带。③在椅子上脱裤子时，先在坐位时松解皮带或腰带，站起时裤子自然落下；先脱健侧，再脱患侧。

五、洗澡

洗澡动作包括，进出浴盆或淋浴室，使用水龙头、肥皂、海绵、浴巾，手能够到身体的每一个部位和水龙头。洗澡障碍的原因包括上肢、下肢和躯干的主动及被动关节活动受限，上肢、下肢和躯干协调性障碍，一侧上肢或身体偏瘫，下肢被动和主动关节活动障碍（无上肢损伤），认知、知觉及感觉障碍。

适应或代偿方法：①浴盆底部及淋浴的地面铺上防滑垫；②湿毛巾搭在椅背上，患者坐在椅上，通过背部摩擦毛巾擦洗背部；擦干背部也用同样的方法；③如果手不能摸到脚，就在脚底部放一块有皂液的毛巾洗脚；④将有皂液的毛巾放在膝上，将上肢放在毛巾上擦洗（用于一侧上肢损伤者）；⑤使用按压式皂液。

使用适应性辅助用具或设备：①座便椅可使患者在坐位上淋浴；②用长柄的海绵刷擦背；③用扶手协助患者站起；④长把开关水龙头有助于患者拧开水龙头。

六、职业康复

职业，是个人在社会中所从事的作为主要生活来源的工作，也是人们生活中的核心角色。正常健全的人需要工作，功能障碍人士更需要参与工作，更需要能够体会到工作带来的经济效益、快乐、满足、自信和尊严。能够继续从事一份工作，是患者成功康复、重返社会的一种体现。因此，康复晚期的职业训练愈来愈受到人们的关注。

职业康复（vocational rehabilitation）提供职业服务，如职业指导、职业训练，有选择地安置工作，使精神或躯体功能障碍者能够有适当职业。职业康复指的是能够让功能损伤患者找到稳定长久工作的任何康复治疗方案。

1. 基本原则

（1）掌握残疾人的身体、心理和职业能力状况。

（2）就职业训练和就业的可能性进行指导。

（3）提供适应性训练、身心功能的调整及正规的职业训练。

（4）引导从事适当的职业。

（5）提供需要特殊安置的就业机会。

（6）就业后的跟踪服务。

2. 训练方法

Valpar 系列工作样本（valpar component work samples，VCWS）起源于美国，主要用来评估个人的职业或工作能力，也可被用来进行职业能力训练。VCWS 共包括 21 种相互独立的评估样本，每一种样本的测试方法、内容、使用的工具或材料、测试目的等不尽相同。每个样本均可单独使用，相互之间也没有必然的联系。样本之间的共同之处在于，每个样本的测试内容均是在规定的时间内模拟完成一个具体的工作程序或步骤。以下举例介绍其中常用的几个样本。

（1）VCWS1：评估手部在狭小和受限的空间里进行精细活动和使用小工具的能力。样本是一个可折叠的 30.5cm 高的立方体，共由 5 个带小孔的板所围成。另一个是工具箱，里面装有操作说明、螺丝刀、扳手、手钳、5组不同型号的螺丝套件。在测验中，受测者的双手要在立方体内使用各种工具在5个面上安装、固定好螺丝、螺栓、螺母和螺帽等。安装完毕后要将立方体拆开铺平，然后将已安装的所有零件拆除。

（2）VCWS7：评估根据视觉分辨水平进行快速分类的能力。样本是一个盒子，盖子是分开的，尺寸为60cm×12.5cm，另外一半则是由分类板和蓝色塑料的薄板所组成。最上端工作平台是倾斜的、可转移的、八列及几行已经标明的狭孔，最下端的狭孔则是练习的部分。在测验中，受试者要把2.5cm×2.5cm的小塑料块一一分类，其中，这些小塑料块都是有颜色的，根据其色与上面有无数字和（或）字母分为颜色，颜色和字母，颜色和数字，颜色、字母和数字4类。

（3）VCWS9：评估全身包括躯干、上臂、手、手指及腿部粗大运动时的活动幅度、灵活性和耐力。样本是一个钢管结构的架子，宽90.5cm、高度为175～221cm，可调。架子上装有3块工作面板，另外一块斜板固定在最下面的工作板上并将此板分成上下2个区域。3块可拆装的分别是三角形、正方形和肾形的板块安装在斜板上的固定区域。在另外4个区域的工作板上分别固定有用来安装3种形状板的螺栓。在测试中，受试者要依次从头顶上方到腰部直至膝关节的高度，采取相应的姿势分别安装和拆卸3块形状板。

（4）VCWS19：评定综合动态的身体能力，如力量、协调、平衡、灵活性、注意力、跟从指令、自信心、耐性等。样本由4部分组成，包括1个三层货架连同货盒、1部三层货梯、1部台秤，以及1个工作台上摆放着1个装有不同重物的货箱。在测试中，受试者根据工作指令首先通过测试决定自己所能搬运的最大重量，再根据测试所得的重量水平，在20min里重复不停地进行搬抬及运送工作。

第六节　心理康复

急性期后，对外观和功能受损的患者实施行为技巧和美化外观计划，通过教育患者和家人如何自信地面对社会挑战，包括正视和分解这些问题，减少其焦虑和心理的伤痛，促进社会适应能力。

（1）行为技巧为患者提供教育或训练，使他们可以利用一些行为技巧来从容应对别人异样的目光、询问和取笑，帮助他们在社会中实现独立，以最佳状态完整地回归社会。

（2）行为技巧计划包括行为技巧和强化形体认识的完整步骤和计划STEPS。STEPS 五个字母分别代表自我交谈、说话语调、目光接触、姿势和微笑（见表 12－16）。

表 12－16　行为技巧计划

S：自我交谈	● 无论是否和从前相同，我爱并接受我现在的样子 ● 我与别人自然自信地接触 ● 我能做到
T：说话语调	● 友好 ● 温和 ● 热情
E：目光接触	● 与别人对视
P：姿势	● 抬头 ● 提胸廓 ● 坐直
S：微笑	● 自信 ● 易于接近 ● 友好

参考文献

［1］Frontera W R，Gans B M，Bobinson L R，et al. Delisa 物理医学与康复医学理论与实践［M］．励建安，毕胜，黄晓琳，译．北京：人民卫生出版社，2013.

［2］陈立典．康复评定学［M］．北京：科学出版社，2010.

［3］关晔，张光铂．中国骨科康复学［M］．北京：人民军医出版社，2011.

［4］胡大海，易南，朱雄翔．实用烧伤康复治疗学［M］．北京：人民卫生出版社，2016.

［5］吴军，唐丹，李曾慧平．烧伤康复治疗学［M］．北京：人民卫生出版社，2015.

［6］卓大宏．中国康复医学［M］．2 版．北京：华夏出版社，2003.

［7］窦祖林．作业治疗学［M］．北京：人民卫生出版社，2008.

［8］Burton C，Chesterton L S，Davenport G. Diagnosing and managing carpal tunnel syndrome in primary care［J］．Br J Gen pract，2014，64（622）：262－263.

[9] Arno A I, Gauglitz G G, Bartet J P, et al. Up – to – date approach to manage keloids and hypertrophic scars: A useful guide[J]. Burns, 2014, 40(7): 1255 – 1266.

[10] Luo L, Sun Z, Zhang L, et al. Effects of low – level laser therapy on ROS homeostasis and expression of ICF – 1 and TGF – β1 in skeletal muscle during the repair process[J]. Lasers Med Sci, 2013, 28(3): 725 – 734.

[11] 朱婵, 易南, 石梦娜, 等. 功能训练联合自制手屈曲训练带治疗手背部烧伤后瘢痕挛缩的效果观察[J]. 中华烧伤杂志, 2017, 33(7): 426 – 430.

[12] 赵海洋, 王洪涛, 朱婵, 等. 窄谱中波紫外线与红光和低功率 He – Ne 激光联合治疗烧伤后湿疹的临床疗效观察[J]. 中华烧伤杂志, 2018, 34(12): 881 – 886.

第十三章

冻伤的预防

冻伤主要以预防为主。合理着装、科学作训、加强防寒教育和耐寒训练，采取简便、有效的防护措施，就可将冻伤发病率降至最低。

第一节 易冻人群的防护

一、易冻人群

容易发生冻伤的人群主要包括患慢性病、营养不良、饥饿、疲劳、创伤等全身抵抗力降低者；既往有冻伤史者；着装不当、鞋袜狭小、负荷物压迫局部以及扎止血带时间过长者，均可因局部血液循环不良发生冻伤；缺少寒区生活经验和防冻知识，思想麻痹大意，忽略了冻伤的先兆症状，未及时采取相应预防措施者；中、老年身体适应能力降低者；缺少足够照顾，防寒准备不足的小儿；长期暴露在湿冷环境下学习，活动较少的学生或工作者；吸烟者皮肤血管收缩，血流量减少，使肢体温度下降，增加冻伤易感性；嗜酒特别是酗酒者，乙醇扩张皮肤血管加速散热，抑制寒战产热，尿量增加导致失水，而且使感觉迟钝，损害判断力，未能及时采取应对措施，也易发生冻伤。特殊作业人群中，处于潜伏、伏击、寒区露营、坚守阵地等静态作业的军人；乘车、骑马、坐雪橇等长途旅行，不能及时活动四肢，或途中遭遇暴风雪；雪上长时间作业或运动训练，饥饿、疲劳、大量出汗后，露天睡眠或停留过久；冬季涉水后鞋袜潮湿不能及时更换，或鞋袜潮湿不能及时烤干；初入寒区耐寒力弱、缺少防冻知识，或有冻伤史者，采取的防冻措施不力；思想麻痹大意，装备不足或者未能及时更换浸湿装备的运动员或野外作业者。针对以上人群或者特殊作业人员，需要特别注意冻伤的防护。

二、寒区防冻教育与医疗科普

在寒区应加强防寒防冻教育与宣传，特别是在学校和机关企事业单位等，每年应组织加强冷损伤防治知识宣传，使寒区人员，特别是儿童及家长掌握非冻结性冷损伤的临床表现及防护知识。加强医学监督，必须在湿冷环境中作业时，医务人员或管理人员每8h至少督促作业人员检查、护理足部1次。疑似出现非冻结性冷损伤时，应立即检查并使双足复暖，恢复正常感觉前不要匆忙穿鞋袜。如果足部复暖而仍无感觉，是患非冻结性冷损伤的证据。

做好防寒工作，采取积极的预防措施，严防肢端湿冷环境暴露。穿着适宜的防寒服装以保持身体温暖，四肢特别是手、足的温暖。服装大小应适宜，鞋袜尤其如此，足部血流受限将加速非冻结性冷损伤的发生。穿防水靴时，应保持足部的清洁与干燥。足部潮湿时应尽快擦干，按摩足部使其保持温暖，并换上干鞋、袜。如暂时无干鞋、袜更换，应不断活动足趾与脚踝部。野外作业或训练等，应加强营养，保证饮水及充足睡眠，及时缓解疲劳，避免过度疲劳引起非冻结性冷损伤。

非冻结性冷损伤的易感性与血管寒冷反应的强弱有关，个体差异极大，湿冷环境暴露时能保持局部血流畅通和较高皮肤温度者本病易感性低。开展冷习服训练可增强耐寒能力，在湿冷环境中不断活动手、足可促进四肢血液循环，减少非冻结性冷损伤发病危险。这对既往有冷损伤史者尤为重要。

三、特殊作业时的防冻

户外作业种类繁多，突发事件发生时情况复杂多变，应保持冷静，根据现场情况审时度势，充分利用一切条件，合理配置资源，创造性地实施各项防寒防冻措施，做好预防冻伤的工作。总的防护原则就是：作业前做好准备，备足保暖服装，穿戴好；作业前吃饱喝足，休息好；有条件时加热取暖，无条件时应选择避风休息场所；作业动作快，每次作业时间短，增加间歇活动，取暖；作业强度应适当，减少疲劳和出汗；不要赤手接触过冷金属、石块、燃油等。

1. 寒区徒步或训练时的防冻

在寒区徒步时，应做到"两头慢、中间快"。途中勤休息，缩短小休息时间。在徒步中注意扎紧领口、袖口、裤脚和腰带，颈部围围巾，防止灌风。戴口罩或护鼻罩，调整帽耳方向，侧脸行进。面部皮肤冷痛时，及时搓揉面、耳、鼻等部位，直至恢复感觉，避免暴露部位冻伤。雪地徒步时，扎好裤脚和领口，防止降雪或积雪灌入衣内沾湿内衣和鞋袜，增加散热。雪深超过30cm时，应使用雪鞋或雪橇。切勿在无避风保暖处停留。

2. 冬季涉水/冰上徒步或训练

冬季涉水时，应加强组织指挥。选水流缓慢地段，以杆试探水深，明确涉水路线，以班组为单位集体行进。非特殊情况，应脱掉鞋袜，水深时脱掉长裤，要做到快脱、快过（河）、快穿。涉水后快速前进或原地踏步活动，直至身体暖和为止。一旦服装鞋袜弄湿，力争尽快更换或坚持活动。冰上行进时，应事先探明冰层厚度、冻结是否牢固。放慢行进速度，采取防滑措施，分散行走，用绳索保护。冰上运动或训练时，应保持运动状态，在运动间歇，应及时更换鞋袜或衣物，防止湿冷衣物冻伤皮肤。

3. 夜间徒步或训练

应充分休息，做好准备，确保着装适宜。夜间气温低、能见度差，行进速度不宜太快，以防摔伤、冻伤。小休息时间要短，严禁在路旁坐卧睡觉。拂晓前最冷，更要注意互相照顾。到达目的地后，尽快进食热辣汤、热食，温热水洗脚，烤干鞋袜、鞋垫。处理脚疱，诊治伤病。

4. 寒区长期静止作业时的防冻

对于暴露在寒冷环境下学习或者工作，人员相对静止，活动量小的情况下，尽量保持环境干燥，应设法设置挡风板，背风而坐，尽量做到身暖、手暖、脚暖，穿戴好衣、帽、手套、鞋袜等全部冬装，并确保鞋袜干燥。尽量保证每小时10min活动，以促进下肢血液循环、减轻下肢疲劳。如腿冷时，可两膝靠拢、用力上下摩擦或用手按摩，也可用力屈伸双腿或做碰膝动作；脚冷时用力做脚趾屈伸活动和勾脚活动；手冷时，手指可在手套内做屈伸活动，或脱下手套用力摩擦双手后再手握拳伸入手套或衣袖内；面部冷时，可双手用力揉搓面、耳、鼻，直至恢复感觉。学习或工作中，应避免入睡，以防受冻。多人作业时，应轮换休息，彼此照顾，及时唤醒进行活动，并且尽量保证热水、食物的供应。在战壕、湿地、井下、哨位、观察点等处作业人员，放置干草、树枝等垫脚，使双足与地面、冰、雪隔离，以减少散热。避免在冷风中站立或坐卧不动，经常揉搓手和面部，跺脚，用力屈伸足趾，以促进血液循环。如果不运动，任何保暖鞋都不能防止双足变冷或发生冻伤。休整期间，尽快用温热水泡脚，更换干燥服装、鞋袜，供应热食、热饮，及时恢复全身温暖。烤干或烘干潮湿的衣服、鞋袜、鞋垫，以备再用。

第二节 冻伤的防护装备

预防低体温的关键是增加产热、减少散热，以保持机体的热平衡，维持体温恒定。可以通过饮食、适当运动增加产热；利用防寒服装和掩蔽所，加强睡眠防寒措施，减少冷水浸泡，加强防护以减少散热，预防事故性低体温及继发性低体温，治疗、控制原发疾病。

一、服装防寒

1. 防寒服装的使用原则

服装是人体最直接、最有效的防寒装备。使用防寒服装应遵循的基本原则是隔热、分层、透气、避免过热。服装的隔热性能取决于服装的材料（棉、毛、丝、麻、人造纤维等）、质地（平纹、斜纹、呢）、厚度及服装内静止空气含量。材料相同时，服装越厚隔热性能越好，纤维结构中所含空气越多隔热性能越好。穿多层衣服可使各层衣服间静止空气层的总厚度增加，增强保暖作用。从事高强度作业和频繁进出保温掩蔽所的人员应穿多层衣服，以便根据外界气温、风速、作业负荷随时增减服装调节保暖，既可避免受冷，又可避免过热导致大量出汗浸湿内衣。在严寒条件下，内衣的汗水蒸发后，往往可在外层衣服（如棉衣）中凝结，使服装既笨重又不保暖，促进体热散失。用透气材料制作的服装便于汗液蒸发、保持服装干燥。服装被雨、雪浸湿或内衣汗湿时，应及时更换，以防增加传导散热和蒸发散热，不利保暖。衣服脏污时，污物占据衣料中的微小孔隙，降低保暖性，也易使服装吸湿，应及时换洗衣服使服装保持清洁。洗衣服时，如果洗涤剂漂洗不干净，残留的洗涤剂也易使衣服吸湿变潮。服装、鞋、帽大小要适宜，太小、太紧可导致血液循环障碍，促使冷损伤发生；太大、太松不仅造成人员行动不便，也不利于保暖。在确保防寒服装保暖达标的前提下，尽量使其轻便、舒适，以减少体能消耗。

各种装备的带子不要系得太紧。如背包带太紧可减少手臂与手的血流，过一段时间就应放下背包增加上肢的血液循环。条件允许时，可适当采用辅助加热措施，增加保暖。全身辅助加热装置有电热服、电热睡袋等，其应用常受到能源条件的限制。辅助加热措施只是短时间解决服装保暖不足的应急手段，不能替代其他防寒措施。

2. 手足保暖

着装不当是冷损伤发病的重要原因。因此，除保证防寒服装有足够的保暖性能外，还要学会正确使用防寒服装和装备。手、足是冻伤的多发部位，应重视手、足保暖的措施，减少冻伤发生。

冷暴露后，随着平均皮肤温度及体心温度的降低，冷致血管舒张反应降低或消失，外周组织冻伤易感性增高。皮肤温度约7℃时开始出现麻木感，此时需增加暴露部位的活动（如搓手，跺脚，按摩揉捏耳、鼻、面部），促进局部复暖；增强局部的防寒保暖措施，如戴手套、穿棉鞋、戴围巾等；增加全身体力活动强度，以增加产热，提高身体温度、增加肢体血流。如任随皮肤温度继续下降至低于7℃，人体感觉不到冷，不会主动采取防寒措施，皮肤温度即逐渐降至冻结水平，发生冻伤。足部最易发生冻伤，应正确穿用鞋（靴）袜，保护好自己的足部。①鞋袜宽松适度，鞋带勿系太紧，勿穿过多的袜子、垫太厚的鞋垫，以免妨碍血流。②袜子、鞋垫每日至少要换1次，最好换2~3次，穿后及时洗净晾干或烤干，必要时放在大衣内使其干燥。③在雪地中行走时要扎紧裤腿，以防裤脚、鞋靴内灌雪；进入温暖场所前，将鞋外的冰雪抖掉或掸掉，以免冰雪受热融化浸湿鞋袜。④足部经常接触湿冷地面，长时间站立时最好在脚下垫枯枝、干草等保暖。⑤足部易出汗者，可外用足汗粉或西施兰夏露等，每晚涂1次。⑥有条件时每日洗足，否则也要用布擦足，按摩揉捏足部促进血液循环。换袜子时，如有条件也应按摩足部。⑦野外宿营晚上睡觉时，要脱下鞋袜，并保持干燥。⑧在严寒的户外作业时，可经常跺足、用力屈伸足趾，以促进血液循环。⑨注意足部的感觉，如疼痛消失出现麻木感，表明有冻伤的危险，如条件许可应到温暖处检查，或设法使足暖和起来。

手部也是经常发生冻伤的部位，应备两副手套，分指手套（5个手指单独分开的手套）供精细操作时使用，平时将手放在棉连指手套（拇指与其余4指分开的手套，又称并指手套）中握拳，以减少散热。除作业时外，可将手夹在腋下或外衣里取暖，手冷时可用力搓手。不可赤手接触过冷的物体。不能向手套中吹气，呼气中的水蒸气可使手套衬里潮湿、冻结，反而使手套和双手变得更冷。

总之，寒区的服装防护十分重要，应做到：服装保暖性能适宜，避免多汗浸湿内衣；服装长短肥瘦合适，保持血液循环通畅；活动身体末梢部位，促进循环利于保暖。一旦冷暴露局部疼痛消失、出现麻木等冻伤先兆症状，应及时报告并到温暖处检查，并设法温暖受冻局部。

二、饮食与饮水保障

1. 饮食营养保障

保证充足的热量和营养，提供适宜的食物是做好防寒工作的重要保障之一。人体在冷环境中生活、作业时摄食量增加，增加的热量大部分用于保温，以满足机体增加产热、维持体热平衡的需要。联合国粮农组织（FAO）热量需求委员会的调查表明，在平均气温10℃的温带地区，25岁健康男子（体重65kg）每日需要13.395MJ的热量，25岁健康女子每日需要9.628MJ的热量。环境气温每降低10℃，人体摄食量将增加5%，冬季作训时人体的热量需求较温热环境增高25%～50%，一般每日供应15.06～19.25MJ的热量可满足需要。从事高强度作业、穿笨重的服装在雪地中行进、在冻结的土地上构筑工事等，要消耗更大的体力、更多的能量，每日需供应29.29MJ的热量。因此，应设法保证合理营养，充足热量，尽量多摄入食物。供应热饮、热食是提高食欲的重要手段，也是提高耐寒能力的有效方法。如晚上睡觉前能补充一顿热餐，有利于保持身体温暖，使人安静地入睡。在冷环境中生活、作业时，人体对各种营养成分的需要量无明显变化，多数研究认为高脂饮食有利于促进冷习服的建立。

2. 寒区饮水保障

寒冷条件下人体极易缺水。这是因为：①冷利尿作用增加水分丢失。②在冷环境中，水壶或容器中的水冻结，无法饮用，造成供水困难。③方便食品的含水量较少，使得伴随进食摄入的水量减少。④在冷环境中，人体的渴感受抑制，口渴感不像在热环境中那样难以忍受，明显脱水前大部分人不会感到口渴。因此，仅凭口渴感饮水不足以补充水分。现已明确，冷损伤的发生与机体脱水有关，而且失水也增加其他病症的易感性，因此应注意补充水分。在冷环境中，除食物中的水分外，每人每日应饮水

2.8~4L，从事重体力作业时还应增加。设法使每餐有热饮，有利于增加饮水量和进食量。严禁以未融化的雪或冰替代饮用水，以免浪费体热，造成体温降低，同时可避免发生肠道传染病。必须采集冰雪作水源时，应在远离污染源的清洁、透明、杂质少的河段或塘面采冰；在远离居民区的自然积雪处采雪，雪一定要洁白，变色的雪不能使用。化冰时，先将少量冰打碎放在锅内加热，待其融化后再逐渐加入碎冰。冰雪化水用布过滤，煮沸后方可饮用。

三、寒区野营与睡眠防冻

1. 寒区野营掩蔽所防寒

寒区旅行，训练、作业、作战、演习时多在野外宿营，需利用各种条件搭建保暖的临时掩蔽所或临时掩体。搭建的帐篷、临时掩蔽所是降低冷损伤发病率的重要措施之一，应予以足够的重视。

（1）宿营地点的选择：选择的野外宿营地应有利于防寒保暖，附近有水源和柴火方便饮水、做饭等基本生活。比如森林中较开阔地段，便于利用树枝搭建临时帐篷，风小利于隔热保暖，便于采集枯枝树叶烧火取暖。山地风大，多难以找到隐蔽之处。背风山坡便于防风，但如附近有雪源，大风常常会在一夜之间使背风的山坡下堆起厚厚的积雪，甚至被积雪掩埋。冷空气易沉积于谷底，使山谷中气温更低，所以设营应避开山谷底部而以山坡为宜。注意避开风口、有雪崩和坠岩危险的区域。

（2）临时掩蔽所的种类：临时掩蔽所或临时掩体是在严寒环境时的重要保暖措施。制式帐篷是标准的掩蔽所，无帐篷时可寻找天然洞穴、岩石突出部做掩蔽所，或就地取材搭建临时遮掩所。有树木处可构筑单坡掩蔽所，也可用雨衣、帆布等材料构筑；亦可用冰雪搭建雪墙、雪壕、雪房、雪洞。

2. 寒区野营睡眠防寒

寒区野外在临时掩蔽所内睡觉时，可采取的防寒保暖措施包括：

（1）铺垫干草或睡垫：在睡袋、被子或褥子下面铺垫树枝、干草或睡垫，尽量使人体远离积雪覆盖、湿冷的地面，增加隔热、避免潮湿、减少散热，也可防备因积雪融化而陷入淤泥中。

（2）抖动睡袋或被子：睡觉前抖动睡袋或被子可使其蓬松，增加其中的空气含量，增强保暖性。起床后抖动睡袋或被子，尽可能排出其中的潮气。

（3）脱掉外衣和靴鞋：在临时掩蔽所内睡觉时，只需脱下外衣和鞋（靴）袜，穿长衣裤睡觉，将棉连指手套套在双足上，以保持足部温暖。脱下的外衣放在睡袋或褥子下增加隔热、避免湿气侵扰，或将脱下的外衣挂起来晾干。除去鞋靴外面的冰雪，将鞋靴里面擦干，再次穿用前应赶出鞋靴里面的潮湿空气。

（4）露出头部：在严寒环境中睡眠时，应戴头套，以保护耳、颈、面部。睡眠时，严禁将头包在睡袋或被子内，以免呼出气中的潮气聚集在睡袋或被子内，弄湿衣被。在严寒环境中使用被子睡觉时，可两人头足相对，彼此用体热取暖。

（5）进食少量食品：睡觉前进食少量食品（如糖果或饼干）、排空大小便，可使身体温暖、避免起夜，多能安稳入睡。

（6）使用加热器供暖：搞好防寒采暖是降低冷损伤发病率的重要措施之一。掩蔽所内可使用加热器供热保暖，同时也可用于融化冰雪或加热饮水。

四、冷水浸泡时的防寒

在长时间水浸泡过程中，依代谢产热率、隔热效率和散热率的不同，人体或维持热平衡或逐渐发展成为低体温。

1. 冷水浸泡时人体的产热特征

在冷水浸泡的前 2min，强烈的冷刺激使皮肤温度快速降低，人体在静息状态下的氧耗量增加约 1 倍，即代谢产热量约增加 1 倍。此后，皮肤温度稳定在较低（约比水温高 1℃）水平，浸泡者不适感减轻，氧耗量增加幅度减小。浸泡 10min 时，氧耗量稳定在一定水平，此后氧耗量增加非常缓慢。肌电图检测证实，冷水浸泡过程中的寒战强度与氧耗量水平高度相关，随着浸泡水温的降低，氧耗量增加，直肠温度降低速度加快。浸泡人体在静息状态下的产热增加是对浸泡水温降低的反应，但产热量增加不足以抵消散热量的增加。冷水浸泡所致产热反应的个体差异相当大，如在同样条件下浸泡冷水，个体的寒战强度（代谢产热率）明显不同。饮酒、长时间从事导致衰竭的体力活动均降低冷水浸泡时的血糖含量，导致代谢反应衰竭、血管收缩，易发生低体温。

2. 冷水浸泡时人体的散热特征

人类属于热带动物，体表隔热能力很低，冷水浸泡时的散热速度明显大于冷空气暴露时的散热速度。冷水浸泡时，人体与冷水间的巨大温度梯度导致体热迅速丢失，即使水温在 20～30℃ 亦如此。据 Molnar 计算，人在空气中的散热量约为在同一温度水中散热量的 1/4～1/2，而 Hall 估计，人体空气暴露时的散热量为在同温度水中散热量的 25%～44%。

浸泡水温低于 23℃ 时，人体在静息状态下的代谢产热率增高仅为散热率增高的 34%，这预示着体热含量将不断减少，势必出现低体温。

3. 防寒措施

在冷水浸泡过程中，人体的产热明显增高，甚至达到最高限度，但仍不足以补偿散热。此时，防寒的关键措施不是增加产热，而是减少散热。采取的措施有：①尽快脱离冷水环境，如上岸、上船；②增加隔热，如使用防浸服；③减少运动以减少散热；④预防猝死。

（1）尽快脱离冷水环境：国际海事组织海上安全委员会认定：为保障海上人身安全，全世界所有海域都可列入"寒冷环境"。我国海域跨越了热带、亚热带、暖温带和中温带，一年四季沿海海水水温为 −1～+30℃，其中渤海海域水温最低，每年 1～2 月水温可低达 0℃，甚至结冰。我国厦门以南海区常年平均水温高于 13℃，但在 13℃ 海水中浸泡 6h 即有危险（50% 的人员昏迷）；厦门至上海之间的海区，每年 11 月至次年 4 月海水平均温度低于 13℃，为海水浸泡 6h 的致死区（人员 100% 死亡）。因此，尽一切可能避免或终止冷水浸泡，如上岸、上船，是防止发生浸泡性低体温的根本措施。

（2）增加隔热：《国际海上人身安全公约》要求，所有货轮和油轮必须装备全封闭救生艇。美国《海军条令》规定：在南、北纬 30° 以外的海域（海水温度 15.5℃，或气温 0℃）执行任务，海军战斗机驾驶员应配备保温救生服。可见，穿抗浸服（飞行员抗浸服、海员抗浸服、橡皮服）是增加隔热的措施之一。浸泡冷水时的着装类型、数量和服装的隔热值，对于预防或延迟低体温的发生具有很大作用。

（3）减少运动：增加随意运动可增加产热，浸泡者穿救生服做中等运动量游泳时的氧耗量，约相当于在同样水温（10.5℃）中静息时氧耗量的 2.5 倍，即游泳时产热量约增加至静息状态时的 2.5 倍。但直肠温度的变化显示，游泳开始时直肠温度稍增高，而后即降低，直肠温度降低速度比静息时更快，若以浸泡 15～25min 期间直肠温度的冷却速度为准，则游泳时的冷却速度是静息时的 1.35 倍（$P < 0.05$），即游泳者先出现低体温，而

保持静息状态的受试者发生低体温的比率仅为游泳者的 0.74 倍。浸泡水温低于 23℃ 时，为了防止发生低体温，浸泡者应保持静息状态。其原因可能是，运动时的产热率与水温无关，而运动加速体表的对流散热与传导散热，水温越低散热越快。冷水浸泡时，应采取特殊的保暖姿势：单人应采取团身姿势，数人应聚成一团。如果短时间游泳不发生低体温，且可上岸或脱离冷水浸泡，应选择游泳上岸。

(4)预防猝死：冷水浸泡可引起人体发生心绞痛、心肌梗死、心衰、室颤、心搏骤停、意识丧失、呼吸骤停、肌肉痉挛、运动能力和定向能力丧失等意外情况，极易引起溺水，随时都有猝死的可能，水面波涛汹涌时更易发生。猝死对生存的威胁比低体温更大。因此，应在预防猝死的基础上，预防低体温的发生。

第三节　冷习服与冷适应

一、定义

适应是指机体在环境变化过程中所发生的有利于生存的改变，是生命延续和进化的基础。生物体对环境的适应是机体的基本特性之一，是一个普遍现象。机体冷环境暴露一定时间后，可逐渐产生生理、生化乃至形态和结构上的改变，表现为对寒冷的耐受能力增高，即为冷适应。冷适应常指世代生活在冷环境中所产生的可遗传的特征性改变，例如因纽特人以及我国蒙古族、鄂伦春族人等，其冷适应水平较高且稳定，可以世代遗传，即使脱离冷环境一段时间后，这种能力也不易消退。

习服是与适应有关的另一个概念，是指机体后天对环境因素，包括季节的、气候的、地理的变化，综合影响的反应与短期内发生的改变，是后天获得的能力。冷习服是指机体在冷环境中，反复接受冷刺激并经过一段时间或进行一定锻炼后引起机体出现一系列生理和生化的调整，冷应激反应(如寒战、皮肤血管收缩、心率加快等)逐渐减弱，冷耐受能力逐渐提高，但这种习服能力不能遗传给子代。脱离冷环境后，冷习服能力逐渐消退。

除了长时间在寒冷环境中生活可以建立冷习服外，间断冷暴露的人体也可建立冷习服。冷习服的建立与冷暴露强度、冷暴露时间有关。季节性冷习服，一般由入冬开始逐步产生，至最冷的 1~2 月达到充分程度，以后随气温的升高而逐渐消失。如坚持耐寒锻炼，使人体不断受到冷刺激，则习服的建立更为迅速，程度亦更为充分和巩固。但冷习服仅限于经常接触冷环境的人员，很少接触寒冷的室内工作人员，虽然生活在寒区，也不能产生冷习服。

二、分型与特征

冷习服是一个复杂的自身生理、生化调节过程，由于受冷条件和生活条件不同，产生的冷习服类型也不同。根据其产生机制的不同，冷习服主要分为以下 5 种类型：代谢型冷习服、隔热型冷习服、肢端血管反应型冷习服、神经系统型冷习服，以及复合型冷习服。

1. 代谢型冷习服

为了抵御寒冷、保持体心温度的相对恒定，机体必须增强代谢活动，以使产热增加。初次冷暴露时，机体通过肌肉紧张度增高发生寒战产热，保持体温。随着冷习服程度的建立，寒战产热逐渐被非寒战产热代替。非寒战产热的机制虽未完全清楚，但各家公认确实存在着非寒战产热。有学者认为，骨骼肌是主要的非寒战产热发生部位，内脏中肝脏是主要的非寒战产热部位。大鼠冷习服实验表明，50% 的代谢产热来自骨骼肌，25% 来自肝脏，10% 来自肠管，6% 来自棕色脂肪组织。冷习服后，大鼠骨骼肌需氧代谢占优势，出现肌纤维增殖、线粒体数量增加、肌质网发达等需氧代谢增强的形态学变化。也有报告认为，棕色脂肪组织对大鼠冷习服起重要作用。如果摘除大鼠肩胛间的棕色脂肪，则其非寒战产热减少，抗寒能力下降。棕色脂肪组织能提供较多的非酯化脂肪酸，通过血流运达全身，作为非寒战产热的底物。我国鄂伦春族、蒙古族居民长期在寒冷环境中生活，具有较高的耐寒力，冷暴露时体心温度下降少，类似于代谢型冷习服（适应）。机体为了抵御寒冷，保持体心温度恒定，代谢活动增强、产热增加，以非寒战产热为主。

2. 隔热型冷习服

体表隔热性能对冷暴露机体减少散热有重要意义。澳大利亚土著居民世代生活于寒冷环境中，在 0℃ 气温下能舒适地裸体睡眠，表现为末梢皮肤温度降低、氧耗量增加不明显，可能有遗传因素。一般认为，隔热型冷习服是皮下脂肪增多、体表血流量减少所致。脂肪组织血管较少，导热性较小，有利于保存体热。人体试验观察表明，在不同环境气温条件下暴露时，皮下脂肪越厚者皮肤温度下降越少，发生寒战时的皮肤温度越低。但是，有些冷习服者的皮下脂肪厚度并未超过甚至少于未冷习服者，其隔热值等于或高于未冷习服者，因而推测隔热型冷习服可能是末梢血管强烈收缩所致。增强隔热性可保持较低的皮肤温度，减小环境温度与人体皮肤温度的温度梯度，从而减少散热。

如冬泳者经常于 −30 ~ −20℃气温下，在 0 ~ 2℃水中游泳，其接触冷刺激的强度与一般人截然不同，全身冷暴露过程中表现为近似低体温-隔热型冷习服。除肢端温度外，冬泳者体心温度普遍低于鄂伦春族、蒙古族居民和连队战士。

3. 肢端血管反应性冷习服

冷习服除全身血流动力学的变化之外，也发生肢端血管反应的改变。1930 年路易斯（T. Lewis）首先发现，手指浸入冰水后皮肤温度很快降至 0℃，但浸泡 10 ~ 15min 后手指的皮肤温度回升至 5 ~ 6℃。手指继续浸入冰水中，皮肤温度于 0 ~ 5℃之间波动。此现象被称为波动现象或波动反应，在预防手指冻伤、维持手指功能上具有重要意义。一般认为，波动反应是人体的一种保护性反应，波动反应中血管舒张幅度大小和持续时间长短是人体抗寒能力强弱的客观反映。日本吉村寿人等曾根据中指浸泡在冰水中的 3 项指标（回升前最低温度，开始回升时间和第 5 ~ 30min 的皮温均值）计算出"抗冻伤指数"的评分值，以评价局部抗冻伤能力。张是敬等提出并推荐使用的"血管寒冷反应指数（VRCI）"，已作为我军评价人体冷习服程度的指标。

4. 神经系统型冷习服

人体的各种机能均在神经系统统一调节下协调活动，从神经末梢感受器到中枢神经系统均参与人体冷习服过程。经过冷习服训练，通过中枢神经系统的调节，可以改变机体全身或局部的冷应激反应。据报道，居住在南美洲的阿拉卡拖布族人可裸体在冰天雪地中工作、睡眠，将足部放入 5℃水中并无不适感觉。关于神经系统型冷习服的机制，一般认为是由于温度感受器和中枢神经系统的阈值上升所致。冷习服后，冷暴露时的冷痛感减轻，可能系由皮肤厚度、血管反应及外周神经的变化所致，是感觉传入冲动在外周水平上发生的改变。也有人认为，冷习服后局部血管反应的改善与痛觉减轻，主要与习惯作用有关。

5. 复合型冷习服

各种类型的冷习服很难截然区分，同一个体常常同时具有不同类型的冷习服。一份来自韩国的研究报道称，韩国从事海产品捕捞的妇女由于常年进行潜水作业，其冷耐受能力显著高于常人。其主要表现包括以下几个方面：

（1）冬季接触 10℃ 以下海水期间，作业者基础代谢水平显著高于常人。

（2）安静状态下接受外源性去甲肾上腺素时，氧耗量轻度增加（非寒战产热的表现）。

（3）在全年的时间里，出现寒战的阈值均高于同等厚度皮下脂肪的非潜水作业者，皮下脂肪的隔热效率也显著高于非潜水作业者。

以上研究表明，秋冬季节也持续暴露于低温海水的常年潜水作业者，产生了显著的冷习服。这种冷习服既具有代谢性冷习服的表现，也具有隔热型冷习服的特征。

三、冷习服产生机制

冷习服的建立是在中枢神经系统的调节下，神经系统、内分泌系统和组织细胞代谢等发生复杂生理、生化改变的过程，甚至出现组织形态学变化。这些改变的最终结果是增加机体产热、减少散热，从而提高机体的冷耐受能力。由于冷刺激方式、强度和持续时间不同，不同人群的种族、遗传、衣着、饮食、居住条件不同，冷习服的表现也各不相同。对于生活在温暖地区的人群而言，获得代谢型冷习服最具有提高耐寒能力的实际意义。

细胞的产热部位主要是在线粒体，线粒体通过生物氧化偶联磷酸化将糖和脂肪中储存的化学能转化为细胞生物活动所用的化学能，即含有高能磷酸键的 ATP。一般转化效率不足 50%，未转化的能量和细胞消耗 ATP 后产生的能量，以热能的形式释放，用以维持体温。代谢型冷习服产热的主要器官是棕色脂肪、骨骼肌、肝脏等。

1. 棕色脂肪与白色脂肪

脂肪组织在产热过程中的作用：哺乳动物体内存在 2 种脂肪组织，分别称为棕色脂肪组织（brown adipose tissue，BAT）和白色脂肪组织（white adipose tissue，WAT）。BAT 主要存在于小型哺乳动物及人类等大型哺乳动物的新生儿阶段，主要分布于肩胛区和腋窝等部位。大型哺乳动物体内的 BAT 在出生后就逐渐失去了产热功能并退化。免疫组化实验证实，成人体内仍有棕色脂肪细胞，棕色脂肪组织并未完全消失。而在鼠类等小型哺乳动物体内仍保留一部分 BAT。WAT 分布于皮下组织层和脏器周围，构成了哺乳动物体内主要的脂肪储备，在能量存储、脂质代谢中起重要作用。在白色脂肪组织内，还含有处于静息阶段的棕色脂肪细胞或具有相应分化能力的脂肪细胞，在特定时期或特定的诱导条件下，可以分化为棕色脂肪细胞，发挥产热功能。机体冷暴露时，WAT 可释放大量非酯化脂肪酸，为骨骼肌寒战产热提供重要的能量底物。BAT 是非寒战产热过程中的主要产热组织，在寒冷刺激下交感神经兴奋，BAT 代谢增强。

与含棕色脂肪组织的动物相比，成年人体内棕色脂肪细胞分布弥散、数量少。尽管棕色脂肪组织在人类冷习服中的作用还不完全明确，但研究表明棕色脂肪可以促进白色脂肪的分解代谢和产热。据 2012 年《自然》杂志刊登的一篇研究报告称，注射棕色脂肪的实验鼠新陈代谢加快，脂肪代谢加速。《新英革兰氏医学杂志》也曾于 2009 年报道，棕色脂肪有助于消耗多余体脂，同时可以预防由肥胖引起的 2 型糖尿病。

动物实验表明，冷习服主要是由交感神经调控棕色脂肪组织增加产热完成的。慢性冷暴露可诱导动物棕色脂肪组织增生，棕色脂肪细胞中与产热有关的重要基因（如解偶联蛋白基因、甲状腺素－5'－脱碘酶基因、脂蛋白脂酶基因等）表达上调。其中，解偶联蛋白（uncoupling protein，UCP）是棕色脂肪组织线粒体内膜特有的蛋白质，具有离子通道作用，能绕开 ATP 合成酶直接加速线粒体内膜底物的氧化产热。棕色脂肪组织中的棕色脂肪细胞有大量的线粒体，线粒体呼吸时，解偶联蛋白 1（UCP1）使 ATP 生成与质子转运解偶联，线粒体内膜外的 H^+ 顺着浓度梯度直接经解偶联蛋白进入线粒体内，化学能转变为热能释放。UCP 基因表达主要在转录水平调节，视磺酸和环磷酸腺苷（cAMP）可促进 UCP 转录。

去甲肾上腺素：冷暴露时去甲肾上腺素（Norepinephrine，NE）释放增多。去甲肾上腺素可诱导棕色脂肪组织合成甲状腺素－5'－脱碘酶，并使其活性提高数百倍，进而催化甲状腺素（T4）转化为三碘甲腺原氨酸（T3），促进解偶联蛋白表达。去甲肾上腺素还能通过去甲肾上腺素受体，活化细胞膜 G 蛋白，激活腺苷酸环化酶，增加 cAMP 生成，进而促进解偶联蛋白表达；cAMP 含量增加还能激活蛋白激酶 A，激活激素敏感脂肪酶，促进脂肪组织三酰甘油酯解，使非酯化脂肪酸含量增加，而非酯化脂肪酸既是氧化产热的底物，又是解偶联蛋白的激活剂。冷习服过程中，NE 促进脂蛋白酯酶基因表达，加速血浆脂蛋白中三酰甘油的分解。这些都表明，交感神经系统在调控棕色脂肪组织产热中具有十分重要的作用。

2. 骨骼肌

骨骼肌是体内糖原储备的重要组织。在冷暴露过程中，恒温动物骨骼肌寒战时可发挥直接生热效应，产热量可达机体总产热量的 1/3，骨骼肌寒战产热可阻止体心温度的迅速降低，此过程对非冷习服个体维持体温非常重要。虽然肌糖原可直接向骨骼肌提供能量底物，脂类物质的摄入及代谢对于骨骼肌的寒战产热也非常重要，而且可以保存碳水化合物，从而增加产热耐力、延长生存时间，但脂肪参与冷习服中骨骼肌产热过程的机制尚不完全明确。研究表明，人 β - 肾上腺素能受体和解偶联蛋白的作用显著。最近发现与解偶联蛋白高度同源的解偶联蛋白 2（UCP2）和解偶联蛋白 3（UCP3），UCP3 在人骨骼肌中选择性高表达，受甲状腺素 T4 和 β - 肾上腺素能受体的调节。β - 肾上腺素能受体兴奋剂可极大地增加白色脂肪组织 UCP3 的表达，可能是增加机体产热的途径之一。尽管在寒战产热中骨骼肌代谢水平明显增强，但是其维持时间很短，当骨骼肌可利用的能量物质耗竭后寒战产热即停止。

3. 肝脏

肝脏代谢占基础代谢率的 12%，并且随环境温度的变化而改变。肝脏是细胞线粒体含量最丰富的器官之一，对机体能量代谢具有重要意义。在寒冷环境中，肝脏处于高水平代谢状态，以维持体温恒定。研究发现，冷暴露可使肝细胞线粒体细胞色素氧化酶活力增加，肝细胞氧耗量增加。在诱导低体温过程中，大鼠肝糖原大量消耗，提示在冷暴露中肝脏参与了机体的应激反应。

反映肝细胞能量水平的 ATP 含量受多种因素调节。文献表明，冷暴露过程中线粒体的数量和蛋白质含量增加，非酯化脂肪酸氧化增强，ATP 生成增加。然而，有关冷暴露过程中肝细胞 ATP 含量也有不同报道。有学者发现，冷暴露中肝细胞呼吸加强而 ATP 合成减少。也有报道称，在手术引起低体温的过程中，肝细胞 ATP 水平不受影响。研究还表明，肝细胞中哺乳动物雷帕霉素靶向基因（mTOR）介导的 PI3K - AKT 通路的激活，参与了机体在冷应激过程中的产热过程。

线粒体能量代谢的增强也可引起活性氧（ROS）水平增高。动物实验表明，冷暴露后，大鼠肝脏线粒体氧耗量、ROS 水平、H_2O_2 释放量、脂质过氧化物和蛋白羰基（PC）含量增加，而 ROS 水平增高可抑制线粒体的抗氧化能力。冷暴露还可使肝脏抗氧化酶活力和含量发生改变。肝脏中铜锌超氧化物歧化酶（Cu, Zn–SOD）的活力明显升高，还原型谷胱甘肽（GSH）水平明显降低，PC、共轭二烯烃（CD）与戊巴比妥酸反应物（TBARS）的含量明显增加。

四、冷习服训练规程

1. 冷习服训练原则

人接触寒冷环境一段时间后可自然地建立冷习服，冷习服的建立与外环境的冷强度、冷暴露时间、籍贯（或居住地）等因素有关。但是，自然建立冷习服所需时间较长，一般需要 1～3 个月。对于寒区训练或者作业人员，快速提高耐寒能力是维护他们在寒冷环境中健康的关键。

通过冷习服训练增加冷环境暴露的时间和强度，可迅速提高机体的冷习服水平，科学、系统的冷习服训练可在 1 个月或更短的时间内使大部分人员建立冷习服，而且习服程度更充分。因此，冷习服训练是积极、有效的防冻措施。世界各国，尤其是各国军队长期以来一贯重视冷习服训练有效方法的探索，并将其作为常规训练项目。

科学的、合理的冷习服训练方法可以指导训练对象在训练强度、冷暴露时间及训练方法等方面更加科学合理，从而获得理想的冷习服效果。我国在 1996 年颁布了《军人耐寒锻炼卫生规程》（GJB 2562 – 96）国家军用标准，对于指导寒区陆军部队官兵或寒区作业人员实施冷习服训练具有重要的指导意义。该标准对冷习服训练的原则做出明确说明。主要内容为：在进行耐寒锻炼时，要坚持循序渐进；环境温度由高到低、训练时间由短到长、体力负荷由小到大（以训练过程中不出汗为度）；要有足够的寒冷刺激强度；在训练过程中实行动静结合，防止寒冷损伤；获得冷习服以后，仍需坚持耐寒锻炼，以巩固冷习服。

2. 冷习服训练方法

耐寒锻炼有局部耐寒锻炼及全身耐寒锻炼 2 种方式。我军曾颁布《部队耐寒锻炼方案》（试行，1983），提出 4 种耐寒锻炼方法，包括体育锻炼、冷水锻炼、增加冬季室外活动时间和综合锻炼。原沈阳军区后勤部军事医学研究所杨成君等在此基础上，在《军人耐寒锻炼卫生规程》（GJB 2562 – 96）中提出了 4 种耐寒锻炼方法。

(1)长跑锻炼:长跑锻炼一般从11月初开始。每天早操时间跑前做准备活动2~3min,长跑过程应采用慢—快—慢的方式,以防止大量出汗。长跑的第1周,每天可跑3~4km,以后逐渐增加至5~7km,连续2个月。从第4周开始逐渐产生冷习服,2个月可达良好习服水平。

(2)冷水锻炼:冷水锻炼包括冷水泡手、冷水洗脸、冷水泡脚等。每日早晚用3~5℃冷水洗手、洗脸或泡脚,每次10min,连续4周。2~4周后可明显改善外周血管功能,减轻冷痛反应,提高手在寒冷条件下的作业能力。

我国"三北"地区冬季生活用水的温度多在5~9℃。一般而言,水温越低锻炼效果越好,但水温过低时人体不易耐受。进行冷水锻炼时,室温不宜低于12℃。冷水锻炼通常从入冬开始,利用早晚洗漱时间或自由活动时间进行。

(3)冷空气锻炼:每日室外活动时间不应少于6~7h,并适当减少着装,持续2个月或整个冬天,可显著减少寒战和冷痛反应,增强在严寒环境中的作业能力。

我军寒区部队调查显示:12~2月室外活动时间每天4~6h时,由于接触寒冷时间较短,不利于耐寒力的提高。而将每天室外活动时间增加至6~7h,可达到提高耐寒能力的目标。具体方法是合理调整训练课目中室内外活动的时间比例,有计划地增加室外活动时间。

(4)综合性锻炼:在同一时间内采用2种或2种以上的训练方法,或以1种方法为主配合其他方法。实践表明,这种训练方法效果更好。例如,以长跑训练为主,配合冷水洗手、洗脸和增加户外活动时间,连续2个月,可显著提高机体耐寒能力,主要表现为心血管系统功能得到改善、安静时收缩压与舒张压明显降低、心脏负荷后心率恢复能力显著提高,而安静时氧耗量与能量代谢率降低、冷痛与寒战减轻;浸泡在冷水中的手指皮肤温度可保持在较高水平,手指灵活性明显增强。

除上述4种方法外,各部队还可视具体情况,采取冷水淋浴、冰雪擦浴、冬季行军野营训练、冬泳等方法开展冷习服训练。

3. 冷习服训练方法效果的评价

国内外对冷习服训练效果的评价尚无统一标准,一般多采用全身冷暴露和局部冷暴露2种方法。局部冷暴露评价方法是将手指暴露在冷水或冷空气中一定时间,观察手指皮肤温度变化,其中以日本吉村寿人提出的"抗冻伤指数评分法"更具代表性。我军在对寒区部队战士、北方少数民族及某些特殊人群进行大量试验的基础上，总结提出并推荐采用血管寒冷反应指数（VRCI）测定法。VRCI是通过肢体末梢血管反应来判断耐寒能力的一个指标。在寒冷环境中，耐寒能力不同的机体皮肤温度出现不同的波动反应，可在一定程度上反映机体耐寒能力的强弱及对寒冷气候的习服程度。肢端耐寒能力的提高与全身冷习服是有联系的，局部冷刺激配合室外冷习服训练，可使人体肢体末梢血管对寒冷的反应性增强，VRCI值提高，从而在较短的时间内对寒冷产生良好的适应性，达到加速冷习服的目的。VRCI更适于我军的特点，优于吉村寿人提出的抗冻伤指数评价法。我国军标《部队人员冷习服程度的评价》（GJB 1338 - 92）中，就是选用VRCI作指标评价冷习服程度的。

4. 冷习服训练的实施原则和注意事项

1）冷习服训练的实施原则有以下几点：

（1）加强组织领导：冷习服训练开始前，要加强组织领导，把冷习服训练作为冬季训练的必修课目，列入训练计划，确保贯彻落实。

（2）合理安排时间：根据参训者承担的任务，选择适当的训练方式，合理安排训练时间。如在早操时间进行长跑，洗漱时间用冷水洗手、洗脸，正课时间安排足够的户外课目，晚间可进行冷水泡手，并适当穿插一些夜间训练。

（3）搞好物资保障：进行冷习服训练，一般不需要特别的物资装备，但应注意解决一些必要的物资条件。如进行冷水锻炼时，应配备脸盆、毛巾等；长跑锻炼时，应准备线手套，必要时应发放风雪帽。另外，人体在建立冷习服过程中，对氨基酸、碳水化合物、脂类、微量元素等各种营养素的需求量常高于正常水平。因此，在冷习服训练期间，膳食结构和组成应更加科学，并补充各种必需氨基酸、微量元素，使机体能更好地提高耐寒能力，增强对寒冷环境的适应。研究还发现，某些中药可以促进冷习服的建立，如刺五加、红景天、人参多糖、沙棘油等，可酌情使用。

（4）做好技术指导：冷习服训练是科学性较强的体质锻炼活动，不正确的训练方式不但不能达到效果，反而可能造成伤病事故。因此，要做好宣传工作和锻炼技巧及程序的培训，做好技术指导，使参训者能掌握冷习服训练的基本知识和方法。训练期间，卫生人员要到现场做具体指导。如进行冷水锻炼时，应观察冷水温度和浸泡时间是否符合要求；进行室外锻炼时，应根据气温、风速变化，指导参训人员合理着装等。

2）冷习服训练时要注意以下几点事项：

（1）坚持循序渐进：冷习服训练是采用人为的方式促使机体适应寒冷环境，这一过程的生理变化十分复杂，不可急于求成。必须坚持循序渐进的原则，冷暴露强度应由弱到强、训练时间应由短到长、体力负荷应由小到大，避免盲目行事造成不必要的损失。

（2）照顾个体差异：不同个体对寒冷的耐受能力不同。无论采用哪一种冷习服训练方法，都会有耐受良好、中等和较差的个体，因此要注意区别对待，对耐寒能力弱的人员给予适当照顾，减轻冷刺激强度、加强防寒保暖，必要时可单独组队进行训练。待其耐寒能力明显增强后，再融入大部队中一起训练。

（3）注意天气变化：寒冷的天气，尤其是风雪天气，是冷习服训练的合适时机，但也容易引发冻伤、感冒等疾患。因此，训练时必须掌握天气变化情况，预先采取防护措施，如合理着装、保护肢体末梢等易冻部位、采用动静结合的训练方式等，避免冷损伤的发生。

（4）保证饮食供应：冷习服训练期间，每人每日摄入能量不应低于13389kJ（3200kcal），中、晚餐应增加热辣汤。

（5）做好卫生监督：对参训人员进行健康检查，对有疾病者，尤其是心血管系统、肺、肝、肾、关节炎症、冻伤等，应待其康复后再进行训练；对训练过程中出现不适或其他异常反应的人员，要进行医学观察，由医务人员确定其是否适于继续参加冷习服训练。

需要注意的是，人对寒冷环境的适应是有一定限度的，虽然通过冷习服训练可以获得一定的寒冷适应能力，但不能忽视防寒保暖工作。

5. 冷习服的维护

（1）脱冷习服定义：机体反复接受冷暴露后，可产生一定程度的冷习服。但是，当已经冷习服的个体脱离冷环境一段时间后，已建立的冷习服逐渐消失，称为脱冷习服，表现为对冷环境的耐受能力降低。

（2）脱冷习服的表现：有研究发现，韩国潜水作业妇女以往穿棉质泳衣潜水作业，与低温海水直接接触，其冷习服程度很高。从 1977 年起，行业协会普遍为她们更换为可防水的紧身潜水衣进行作业。研究者在1980—1982年进行了为期 3 年的连续观察，发现潜水作业妇女更换潜水衣5 年后，她们的冷习服能力已比更换潜水衣前显著消退。不同冷习服指标的减退时间各不相同。其中，季节性基础代谢率为 3 年，身体最大隔热值为 3 年，在低温（6℃）海水中（是否应为"手浸泡在 6℃ 冷水中的手指血流")的手指血流为 4 年，能够接触的临界水温为 5 年。

（3）冷习服的维护：人体脱离冷环境或冷暴露强度减弱后，已经获得的冷习服可逐渐减弱或消退，人体通过耐寒锻炼获得的冷习服在脱离冷环境 1~3 个月后即逐渐消退。所以，为了维持机体对冷环境的耐受能力，在冷习服建立后仍需坚持耐寒锻炼，保持一定的冷暴露强度，以巩固、维持或重新获得冷习服。

参考文献

［1］陈景元，骆文静．寒区军事医学［M］．北京：人民军医出版社，2015．

［2］Sumitha Nagarajan. Update：Cold weather injuries，active and reserve components，U. S. Armed Forces，July 2010 - June 2015［J］. MSMR，2015，22（10）：7 - 12.

［3］郑伟，孙景海，韩松．等．寒区某部冬季军事作业冻伤发生情况调查［J］．人民军医，2014，57（2）：111 - 113.

［4］刘艳红，陈向军，周玉海，等．寒区官兵冻伤的发生特点及临床治疗［J］．解放军医药杂志．2010，22（S1）：139.

［5］赵玉峰，张连阳．浅论高寒医疗救援［J］．中华灾害救援医学，2020，8（10）：567 - 569.

［6］暴龙，朱清，殷智颖，等．某部边防巡诊医疗队高原寒区救治批量冻伤的措施及体会［J］．东南国防医药，2018，20（3）：331 - 334.

［7］杨帆，周其全，高钰琪，等．高原冻伤的研究与治疗进展［J］．人民军医，2013，56（1）：100 - 102.

［8］毕婷，冯晓东，张巍，等．寒区军人冻伤发病现状及预测模型研究进展［J］．创伤与急危重病医学，2020，8（2）：134 - 136.

［9］孙林利，刘文军，桂婧娥，等．2019 版《荒野医学协会冻伤预防和治疗实践指南》解读［J］．中华烧伤杂志，2020，36（7）：631 - 635.

［10］Golant A，Nord R M，Paksima N，et al. Cold exposure injuries to the extremities［J］. J Am Acad Orthop Surg，2008，16（12）：704 - 715.

［11］Charles Handford，Owen Thomas，Christopher H E Imray. Frostbite［J］. Emerg Med Clin North Am，2017，35（2）：281 - 299.

［12］Jessie Fudge. Preventing and Managing Hypothermia and Frostbite Injury［J］. Sports Health，2016，8（2）：133 - 139.

第十四章

冻伤的护理

第一节 冻伤急救的护理

一、冻伤的概述

冻伤是日常生活和战争时期常见的一种损伤现象，我国每年冻伤患者高达 1000 余万人次，一旦遭受冻伤后不仅给人们的身体带来创伤，还会使患者的生理功能受到破坏和丧失，严重者可危及生命。冻伤是人体短时间受到极低温或者长时间暴露于冰点以下的低温环境中导致组织冻结的局部性组织损伤。

冻伤的发生与"低温环境"相关，常发生在寒冷的冬季，是寒区冬季的常见病。我国冻伤的高发区多为东北地区、新疆及内蒙古北部地区，以及高海拔的青藏高原地区。冻伤的好发部位多为循环较差的末梢部位，如耳、鼻、手、足等处。

二、冻伤的急救护理与误区

1. 冻伤的急救护理要点

（1）实施保温措施：对于冻伤患者，发现冻伤后，立刻用棉被、毛毯或者皮大衣保护冻伤部位。为了防止再次冻伤，室温必须保持在 20～25℃或者送医院救治。

（2）采用合理的温水复温：即可脱掉冻伤者寒冷潮湿的衣服和鞋袜，然后用 40～42℃温水进行快速融化复温。若衣服鞋袜或者手套冻结在一起时，不要强行撕掉，以防撕裂皮肤。

（3）抗休克治疗：患者脱离冷环境，温水复温的同时，迅速抢救休克；静脉滴注 37℃ 的 5% 葡萄糖溶液，增加体内的热量。

（4）给予热饮料：休克过后，可适当口服热饮料，如姜汤、牛奶、米汤、豆浆等，必要时给予静脉输液。

（5）给予镇静剂：患者在复温过程中或者复温融化后出现疼痛现象，可口服或肌肉注射吗啡 10mg 或盐酸哌替啶 75mg。

2. 冻伤的护理误区

人的皮肤冻伤后很敏感，稍有不慎，就会加重及延误病情。为了避免二次损伤，应采取正确治疗方式和方法，给予患者最妥当的护理。生活中，有一些所谓的"生活妙招"，虽没有任何根据，却被人民群众口口相传而广为流行。偏方以假乱真，百姓信以为真，最终导致患者机体发生各种严重的后果而无法挽回。

（1）误区一——冻伤后需要用雪搓。民间流传着"冻伤后用雪搓解冻"或是"雪搓有助于冻伤恢复"的说法，这种说法的由来是因为老百姓认为，冻伤之后用手摩擦患处可以促进局部皮肤的血液循环，有助于冻伤恢复，但是如果用手直接搓摩冻伤部位时，摩擦力比较大，为了减少机械性损伤，用雪作为润滑剂。这种说法没有科学根据，并且这样做不仅不会缓解，反而会加重冻伤程度，导致不可挽回的伤害。所以，"用雪搓"是百害无益的。

（2）误区二——冻伤后用热水或冷水浸泡。"冻伤后用热水或冷水浸泡冻伤部位"也不正确。因为冻伤之后，组织细胞受损，抵御能力下降，冷、热等各种刺激因素都会加重病情。正确的方法是：将冻伤的肢体迅速放入温水，水温不宜超过 42℃，水温稍高会造成组织烫伤。同时，不宜穿戴过紧的衣物。冻伤后，血管会受冷而收缩，如果穿戴过紧会影响局部血液循环，加重组织缺血缺氧。对于耳朵和鼻子等部位，冻伤后可立即采用手捂的方式使之温暖，避免症状加重。

（3）误区三——冻伤后喝酒取暖。众所周知，我国有几千年的饮酒历史，酒文化博大精深，三国时就有"曹操煮酒论英雄"，古人常在饮酒之前将其加热，认为这样可以祛除体内寒气、抵抗寒冷。这种"饮酒驱寒"的方法流传下来以后，"酒"变成寒区人民生活中的驱寒神器，并逐渐变成了生活习惯。殊不知，中医早就有过记载，认为"酒属凉"，并不适合作为取暖方法而长期使用。酒之所以能够取暖，是因为酒可以短时间内促进人体的血液循环，导致喝酒后身体发热，身体开启排热功能，散热加快，同时，大量饮酒之后的人会在酒精的麻痹下，丧失对寒冷的感知力，会不自觉地到户外透气，时间一久，就会造成冻伤。而对于已经冻伤的患者而言，切不可采用这种方式复温，以免造成不可挽回的严重后果。

三、冻伤的全身护理

1. 冻伤休克期护理

主要是因为冻伤引起的脱水、未及时补液或补液不当，导致有效循环血量不足，电解质紊乱，致使血压下降，发生休克。冻伤合并休克的护理要点为：①保暖，维持室内温度 22~26℃，必要时将热水袋放置于患者双颈、腋下、腹股沟等大血管处，热水袋水温以 50~60℃ 为宜。②吸氧：保持呼吸道通畅，给予患者高流量间断吸氧，有利于改善组织缺氧。③维持水、电解质、酸碱平衡。科学、合理、有计划性地补充各种液体。液体治疗应遵循"先晶体后胶体，晶体、胶体交替输入"的原则，依据病情的变化，随时调整补液剂量。④改善局部血液循环，遵医嘱输注低分子右旋糖酐、肝素等避免血细胞凝聚和血栓形成。⑤镇痛：冻伤复温后机体因局部组织肿胀，常伴有剧烈痛感。强烈的疼痛刺激会引发神经性休克，使病情恶化。一般要给予适当的镇静镇痛药。⑥抗感染治疗护理：必要时全身给予抗菌药物，治疗及预防脓毒血症；注射破伤风抗毒素血清或气性坏疽抗毒素血清防治特异性感染，并严密观察药物的不良反应。⑦密切观察病情变化：应密切观察患者的意识状态、心率、血压及尿量、病情是否有改善，出现病情变化，及时报告医生，及时处理。

2. 冻伤创面护理

创面的处理是治疗冻伤的重要环节，也是非手术处理和护理。当机体遭到外界损伤时，因为皮肤屏障受到破坏，创面的护理牵连整个治疗过程，冻伤创面临床治疗护理既要考虑整体因素，又要考虑局部因素，其整体因素包括全身状况及原发病，而局部因素则包括创面及其周围邻近组织器官。抗感染治疗：一般认为，冻伤是"无菌性炎症"，但在受伤过程中皮肤已经发生感染，如不及时正确处理，必将造成创面感染。

（1）创面处理原则：冻伤的程度不同，有不同的创面处理原则：

Ⅰ度冻伤：保持创面局部清洁，减轻疼痛。

Ⅱ度冻伤：彻底清除坏死游离组织，以防创面感染，避免痂皮下积脓，促进创面早期愈合，愈后减少瘢痕的形成。

Ⅲ度冻伤：尽早清除坏死组织，防止感染，早日封闭创面。

Ⅳ度冻伤：手术干预等。

（2）冻伤创面护理要点：不同程度的冻伤创面有以下护理要点：

Ⅰ度冻伤：迅速脱离受伤环境，尽可能地保护好局部皮肤，以保证局部皮肤完整性。做好复温措施，温水浸泡，水温稳定保持在 40 ~ 42℃ 为宜，达到减轻创面疼痛的目的。保持创面清洁、无污物，防止皮肤撕脱，保护冻伤部位。如创面疼痛剧烈，做好与患者和家属的沟通、交待。

Ⅱ度冻伤：清除创面异物，使用大量的清水冲洗，擦干后应用新型敷料，如泡沫敷料、水胶体敷料等。污染较重时，使用含银敷料，预防创面感染。如水疱直径 >1cm，应使用一次性无菌注射器低位引流抽出，保持引流通畅，尽量保留完整的疱皮。若疱皮已松动游离，应逐日剪除。患者出现疼痛时，要做好心理护理，必要时给予止痛药。联合全身治疗的同时，局部使用物理治疗，以促进局部血液循环，减轻水肿、疼痛。

Ⅲ度冻伤：按时进行换药治疗，保持局部干燥，防止创面感染。观察痂皮下有无积脓，如有积脓，及时敞开引流，消除积液，预防创面感染。必要时手术治疗。

Ⅳ度冻伤：按时换药，早期伤口床准备，为手术打好基础。早期积极削痂，及早植皮，覆盖创面，防止创面感染。如创面感染时，可使用银离子敷料抗感染治疗，同时协同全身治疗。

3. 冻伤的术后护理（截肢、植皮、皮瓣术后护理）

（1）患肢术区抬高，一般平行或稍高于心脏水平，以利于静脉回流，翻身、坐起时注意保护术区。

（2）保持室内适宜的温度、湿度，有利于机体循环恢复，促进创面愈合。

（3）密切观察生命体征，尤其是体温变化。体温过高时，要高度警惕伤口感染，如有感染征象要立即报告医生，行细菌培养及药物敏感试验。

（4）密切观察术区渗血情况，床旁备止血带，防止截肢后结扎血管大出血。植皮区应制动 2 ~ 3 周。

（5）加强营养，指导患者进食高蛋白、高热量、高维生素的食物，增强机体抗感染能力。

（6）做好心理护理，帮助患者面对现实。

（7）截肢残端愈合后，尽早开始功能康复，主要是残肢功能和残端耐磨能力的锻炼，为安装假肢或恢复生活自理能力做准备。

（8）伤口如有异常，及时报告医生，妥当处理。

4. 预防冻伤宣教

（1）搞好宣传教育，推广普及抗寒防冻知识。预防胜于治疗。

（2）针对重点人群、易发部位，早期采取对应的预防措施。

（3）户外工作或外出前，关注天气变化（包括寒潮、冷空气强度、风力等级），提前做好充分的御寒准备。采取有效的保暖措施。外出应穿着保暖透气性好的衣服及护具，如专业防寒服、手套、帽子、耳套。对末梢易冻部位应采取特别的保暖措施，如戴双层手套，内层为五指分开，外层为连指手套；穿吸汗纯棉袜子，松紧适中；鞋子选择保暖透气防寒鞋或皮靴子。对于易出汗脚，应勤换袜子并及时烘干鞋。

（4）确保充足热量供应。外出时保证吃到营养结构合理的热食品。

（5）开展耐寒锻炼，增强抗寒能力。坚持体育锻炼，增强体质；坚持用冷水洗手、洗脸，能适应的情况下可锻炼用冷水洗脚或擦身，原则是循序渐进，持之以恒。

（6）在寒冷环境中忌烟、酒。因为烟中尼古丁可使外周血管收缩，影响血液循环，使肢体温度下降，诱发冻伤；饮酒后可造成人的兴奋状态，容易低估环境危险性，忽略自我防护措施，同时饮酒抑制寒战，使体力衰竭，促使冻伤发生。

第二节 冻疮的护理

一、概述

冻疮是指长时间或间断地在 0～10℃ 低温、潮湿条件下生活而引起的局部组织损伤，好发部位为身体暴露和末梢处，如耳郭、手背、足背等部位，特别是手背外侧、小指（趾）背外侧更容易发生。多见于我国北方寒冷地区和长江流域等气候湿冷地区的初冬或早春时节，可反复发病。

二、临床表现

冻疮处皮肤可出现紫红色红斑，压之褪色，可触及大小不等的硬结，患处皮肤可有明显的刺痒麻木感，温暖后麻刺感加重。较重的冻疮可形成水疱或溃疡创面，如若处理不当，创面感染后不易愈合而形成慢性创面。已愈合的冻疮仍对"冷"较为敏感，护理不当易复发。

冻伤和冻疮的临床表现相似，不易分辨，为了明确诊断，以便给予患者"有的放矢"的治疗，可以从以下 6 个层面进行辨别（表 14 – 1）。

表 14 – 1　冻伤与冻疮的区别

	冻伤	冻疮
发病因素	冻伤是在 0℃ 以下环境中发生，组织冻结的损伤	冻疮是长时间在 0～10℃（即冰点以上）寒冷而潮湿的环境中发生，非组织冻结的损伤
好发人群	冻伤好发于任何年龄	冻疮好发于中小学生及 4～6 岁幼儿，年龄 30 岁以上者很少发生
好发环境	在寒冷而干燥的环境中多发，接触冷冻液者	冻疮在冷而潮湿的环境中多发，尤其是从事湿冷作业人员
好发部位	冻伤好发于肢体远端，手、足、耳郭等部位	冻疮好发于手背、足背、指（趾）背侧、耳郭外沿等部位
临床表现	冻伤皮肤红肿、水疱，自觉先麻木后有针刺样疼痛	冻疮局部皮肤呈紫红色、肿胀、有硬结，自觉局部发冷、刺痒感
预后转归	冻伤一般不复发，但冻疮部位对寒冷耐受力降低，遇寒冷时可先于其他部位发生冻疮	冻疮容易复发，不改变湿冷环境可久治不愈

三、冻疮治疗及护理

冻疮治疗及护理的要点是摆脱湿冷环境，注意全身和局部保暖，保持患处皮肤温暖干燥。

1. 温水浸浴

每日用 40～42℃ 温水浸浴冻疮部位，浸浴过程辅以轻柔按摩，以促进局部血液循环。

2. 理疗

如条件允许，冻疮患处使用光子、红光、半导体激光、超短波等给予局部理疗，有助于增加受损皮肤局部的免疫力，改善局部微循环，加速细胞新陈代谢，促进受损组织修复及创面愈合。

3. 全身药物治疗

①加强营养。②必要时，可口服改善微循环的药物。③如局部疼痛难忍，可口服非甾体药物。

4. 冻伤创面门诊换药技术

创面的治疗处理方案，应根据实际情况进行综合分析后确定，创面治疗师应为患者采取最佳、最适合的处理方案。

1）伤口床准备——TIME：伤口床准备理论是一个动态、系统、全面的伤口管控方案，全局评价患者导致伤口发生的全身性因素、创口局部情况、创口损伤深度及复杂程度，重点以去除伤口床细菌性负荷，结合"湿性愈合理念"，应用敷料、生长因子、创面负压等方式主动创造一个相对适宜的创口微环境，加速创口愈合或为进一步手术治疗做准备的系列过程，是临床上慢性创口治疗指导理论。

其总体原则是通过识别及清除不利于创口愈合的各种因素，最终促进伤口的愈合。

TIME 是一个现代的创口处理模式，主要包括了伤口床准备的 4 个重要方面：

（1）T：伤口组织处理（tissue management）。通过一次性的或反复的清创，去除影响愈合的失活组织、异物及组织碎片，暴露有活力组织，减少细菌负荷，从而促进创面愈合。①外科清创：也称锐器清创，是应用手术刀、剪、有齿镊、刮勺等器械清除创面坏死组织的方法，快速而有效，可快速控制全身感染，缩短伤口愈合时间。有较高的选择性，原则上应尽量减少对正常组织的损伤。常见的并发症为出血，凝血障碍或正在接受抗凝治疗的患者慎用。易引起疼痛，清创范围较大或创口较深的病人及年老体弱者需要在无菌手术室甚至麻醉监护中进行。②机械清创：又称物理清创。通过水疗冲洗、湿－干敷料的更换、器械搔刮、超声清创等方法去除创面坏死组织、组织碎片、异物、杂质等，使伤口床清洁。水疗冲洗有多种，比如，借助注射器用一定压力对创口基底进行冲洗；将输液袋与专用的一次性脉冲式冲洗装置连接，手动控制压力，对伤口床进行脉冲式冲洗清创；对于一些感染严重的深部创面，可以采用一边冲洗，一边负压吸引的方法，起到物理清创的作用。湿－干敷料的更换可将伤口基地的坏死组织与被解除的干纱布一起去除，达到清创的目的。此方法的优点是使用湿纱布价格低廉，能去除少量坏死组织；缺点是清创不彻底，揭除敷料时，容易引起二次创伤、出血和疼痛。器械搔刮适用于急性外伤时创面上有大量的污染物，或慢性伤口上的腐肉和坏死组织及浮着的细菌生物膜表面。超声清创的超声空化效应是通过小气泡爆裂分离坏死蛋白，破坏细菌生物膜，促进成纤维细胞胶原蛋白释放，改变创面局部微环境，从而起到选择性清创、分离坏死组织的作用，同时也有直接杀死创面表面细菌的效果。此清创方法是一种无痛的物理清创方法。③自溶性清创：是应用封闭或半封闭敷料，使创面保持湿润状态，激活伤口自身渗液中的多种酶及酶的活化因子，使坏死组织软化、溶解而达到清创的目的。自溶性清创操作容易，选择性强，无痛无创，易被病人接受，适用于慢性创面、覆盖有坏死组织的非感染创面，但清创周期长，易导致创周皮肤浸渍。④酶（化学性）清创：是在自溶清创的基础上提出的，应用特殊的酶或其他混合剂来促进纤维蛋白及创面坏死组织的溶解，如枯草杆菌酶、蛋白分解酶、纤维蛋白溶解酶、木瓜蛋白酶等。此清创方法可应用于不能进行外科清创的创面及其他感染或坏死组织覆盖的伤口。容易操作，疼痛较轻，但可能会造成创周组织的破坏，而且酶制剂昂贵。⑤生物清创：又称蛆虫治疗，即在创口上孵化无菌级丝光绿蝇的幼虫，利用蛆虫分泌溶蛋白的消化酶来溶解坏死组织，然后吸收消化，而对健康组织无损；同时蝇蛆具有快速大量吞食并消化细菌及分泌杀菌物质的能力，有助于创口细菌的清除。生物清创无痛、有效，但应用不方便，不适合较深窦道的创口，患者心理上不易接受。⑥联合清创：其要点是根据病人的身体条件及创口特点，选择性地将多种清创方式联合使用，提高清创安全性和效果，有效促进创口愈合。

（2）I：炎症和感染的控制（inflammation& infection）。创口感染常常是导致创口愈合延迟或失败的重要原因，需要积极处理创口感染问题，包括合理使用抗生素。早期创口良好有效的清创引流是去除创口感染因素的重要措施，全身性基础疾病的治疗以及营养支持也同样重要，如糖尿病、肿瘤、肝硬化以及一些自身免疫性疾病等。银离子药物、莫匹罗星、夫西地酸等抗细菌药物及纳米银敷料能有效地抑制和杀灭相应的创口细菌，预防或控制创口感染；抗炎症反应药物及抗蛋白酶活性药物的使用可以减轻、控制创口的炎症反应。

（3）M：湿性平衡（moisture balance）。国内外众多学者的实践证明，创口的湿润环境可以加速上皮细胞的增生，加速创口的上皮化。控制感染、掌握湿度平衡后的湿性创口并不发生感染。各种湿性敷料的正确使用，压力治疗、负压治疗及其他可以减少渗液方法的选择，可以有效控制创口的湿性平衡，有利于创口的愈合。

（4）E：创缘上皮化（edge，epithelial）。难愈性创口的上皮化过程常会受到各种直接或间接因素的影响，比如创缘的基质异常或缺血可以抑制角质形成细胞的爬行；创缘的坏死组织、不良的细胞因子或某些细胞因子的缺乏，可以抑制创口的上皮化；创缘的潜腔对角质化细胞的正常爬行更是造成障碍。所以要针对各种不同的影响上皮化的因素，有选择地进行清创、高压氧、负压、压力治疗或植皮手术等治疗。

2）敷料主要分为传统敷料与高级敷料2种。

传统敷料：传统创面敷料主要是棉制敷料，主要在干性治疗环境使用，包括棉花、纱布、绷带等。制作工艺简单，价格低廉，具有吸水性、保温性、耐热性、耐碱性好等特点，在一定程度上可保护创口，并且可以加入一定的药物（如碘制剂、各种乳膏等），成为药物附着的敷料，至今仍在广泛应用。但此类敷料与创面易粘连，产生疼痛感，在换药时可能产生二次损伤；其吸收性有限，纱布浸渍无法控制感染。

高级敷料：高级敷料不同于传统敷料，主要在湿性创口环境应用，具有促进创口湿性愈合、无粘连、患者感觉舒适、明显减轻疼痛感等优点。主要包括以下品种：

（1）湿性敷料。

半透膜敷料：主要由聚氨酯类或硅氧烷弹性体等高分子材料制成，可渗透皮肤或创口的气体和水蒸气，而细菌和液体不能透过，无吸收能力。临床上主要用于静脉留置针、导管的固定，结合水凝胶使用在黑色坏死或黄色腐肉清创阶段作外敷料，也可用于负压创口治疗封闭伤口敷料，不能用于感染伤口。

水胶体敷料：为封闭型敷料，由聚合的基材和黏接在基材上的水胶体混合物构成，含有胶体颗粒，如羧甲基纤维素、明胶或果胶。可以吸收少到中等量的渗液、创口渗出液和敷料成分作用形成凝胶状的物质，维持创口的湿润环境，促进纤维蛋白和坏死组织的溶解，发挥清创作用，但不能用于感染性伤口。

水凝胶敷料：是由可以形成水凝胶的天然高分子材料合成，主要成分是水（70%~90%），与组织接触时可发生反复的水合作用，在创口表面提供温和湿润效果，主要作用为自体清创，利用创口渗出液中的胶原蛋白降解酶来分解坏死组织，有少量吸收渗液的能力，不粘创口，适用于坏死组织较少、感染轻、渗出较少的创口。

高渗盐敷料：由吸收性聚酯纤维和28%氯化钠敷料制成，能促进生物清洗和自溶性清创，通过吸收渗液、细菌和坏死组织，促进创口的清洁。适用于渗液较多的感染性创口，消除组织肉芽水肿，不能用于焦痂及有健康肉芽、肌肉、筋膜或骨骼暴露的创口。

泡沫敷料：由防粘连创口接触层、渗液吸收层、防水阻菌的背衬组成，能吸收大量的液体，并提供柔软的缓冲层，适用于中度至重度渗出创口。加入银离子或其他抗菌成分的泡沫敷料也同时具备了抗菌作用，可以吸收异味。

藻酸盐敷料：这是一类从天然海藻植物里提炼出来的天然纤维敷料，具有强大而快速吸收渗出液的能力，吸收渗液后形成凝胶状物质覆盖在创口上，维持湿性的环境，具有部分清创作用。同时，海藻酸盐敷料能给创口处提供钙离子，通过止血加快愈合过程。

亲水纤维敷料：亲水纤维敷料的主要成分是羧甲基纤维素钠（CMC），吸收/锁住创口渗液后，能膨胀填充创口空穴，减少了渗液的堆积和浸渍，为低度至中度渗出创口提供了渗液控制，保持能促进创口愈合的湿润环境。

含银敷料：银是一种常见的重金属，其性质不活泼，但当其以离子形式存在于创口渗液中时，能够破坏各种细菌细胞膜上的蛋白活性成分，阻断酶的复制程序，造成蛋白凝固变性，具有很强的抗菌和杀菌作用。其抗菌谱广，和不同材质的载体结合形成新的复合材料，可同时具备载体敷料的特点，对婴幼儿、银过敏者不宜使用。

临床中常用银离子敷料包括：金属银、复合银敷料（如银离子凝胶、藻酸盐银、亲水纤维银、泡沫银、脂质水胶体银、纳米银纱布、银锌霜、银离子溶液等）。使用时，应根据伤口床实际情况，按照创面"湿性平衡"理论指导，为患者选用适合的敷料。

含碳敷料：采用活性炭材料制成，具有较强的吸附作用，能够吸附伤口渗液和异味，主要用于肿瘤创口、感染有恶臭的创口。

复合敷料：由多种材料构成，大多包含3层结构：内层即伤口接触层，为半黏附或非黏附层，保护创口不黏附其他材料；中层为吸收层，多由海藻、泡沫、水胶体或水凝胶组成，可以从创口表面吸收引流液和坏死组织，有助于防止皮肤浸渍和细菌生长，保持湿润愈合环境；外层为黏合剂层，允许水蒸气通过，保持细菌和微粒不进入创口。

（2）活性成分：生长因子种类繁多，具有刺激细胞生长活性，参与创口愈合的各个阶段，具有能刺激结缔组织生长、创造新的血管、为创口处提供养分、促进组织再生等作用。目前已发现多种生长因子在创口愈合过程中发挥重要效应，包括血小板源生长因子（PDGF）、表皮生长因子（EGF）、成纤维细胞生长因子（FGF）、转化生长因子（TGF－b）、粒细胞巨噬细胞刺激因子（GM－CSF）以及类似胰岛素生长因子（IGF）。目前已有不少生长因子的产品，对创口愈合均有一定效果。

（3）皮肤替代产品/皮肤替代物：①皮肤替代产品多用于烧伤创面和慢性创口的治疗，能暂时或长期取代缺失的皮肤，为创面提供外层保护屏障，防止创面感染、脱水，促进血液供应和细胞再生。皮肤替代产品中的组织工程产品，应用组织工程原理和方法，采用活细胞置于天然或合成的细胞外基质支架中，为随后的组织渗透和发展发挥作用。②皮肤替代物包括表皮替代物（自体或异体）、真皮代用品（异体或异种）、自体和异体皮肤、含活细胞的皮肤代用品以及生物工程皮肤。

（4）外用药物主要有局部外用抗生素和复方多黏菌素 B 软膏。

局部外用抗生素：莫匹罗星软膏，适用于革兰氏阳性菌引起的皮肤和创面感染。

复方多黏菌素 B 软膏：为复方制剂，其组分为（每支含）硫酸多黏菌素 B50000 单位，硫酸新霉素 35000 单位，杆菌肽 5000 单位以及盐酸利多卡因 400mg。主要作用于割伤、擦伤、烧烫伤、手术创口等皮肤创面的细菌感染，临时解除疼痛和不适。

（5）其他敷料：自身具有活性或能促进活性物质释放，从而促进创口愈合。如胶原敷料、蜂蜜基质敷料、蛋白基质敷料、壳聚糖敷料等。

理想的敷料应满足 3 大需求。①生物学需求：创造创口湿性环境；吸收和管理创口渗液；保持局部恒温；利于创口血液循环；保护新生组织，防止细菌感染。②患者需求：减轻创口处理时的疼痛；减少创口换药次数；减少创口异味，提升舒适感；缩短治疗时间；价格便宜。③医护人员需求：不粘连伤口表面；易清洁；操作简便；容易储存，安全性好。但是，没有一种敷料具备所有理想敷料的特点，也没有一种敷料可以使用在创口愈合的所有阶段。医护人员要掌握各种敷料的基本特性、功能、优缺点及使用方法，根据创口情况选择合适的敷料，促进创口愈合。

治疗时，应根据冻疮创面的损伤程度及创面实际情况，综合全面评估患者状况，采取适合的处理手段，选择合适敷料及外用药物，加速创面愈合。

3）临床常用冲洗液及消毒液：

生理盐水：最常用伤口清洁溶液，无抗菌性。——优先推荐

乳酸林格液：也称平衡液。——推荐

灭菌注射用水。——推荐

含碘消毒剂：①碘酊（也称为碘酒）：主要成分为碘、碘化钾。杀菌范围广，但刺激性强，不建议创面消毒。——不推荐。②碘伏及聚维酮碘：皮肤、黏膜消毒剂，能杀死病毒、细菌、芽孢、真菌、原虫等，且细胞毒性低，刺激性较小。——推荐

过氧化氢：过氧化氢是强效消毒剂，具有强氧化性，可分解腐肉组织，泡沫效应有助于器械性清创，可用于感染创口（厌氧菌）的清洁和除臭。使用过氧化氢冲洗伤口后，应再用大量生理盐水冲洗，减少其创面残留。凝血功能差的患者使用时，应注意观察创面是否出现"出血不止及皮下气肿"的情况，及时处理，同时警惕气栓风险的发生。——慎用

苯扎溴铵：即新洁尔灭，使用浓度为 0.1%，刺激性小，可用于黏膜部位换药消毒及创口的冲洗，忌与肥皂、盐类同时使用。——推荐

雷佛奴尔：别名利凡诺，外用浓度 0.1%～0.2%，对革兰阳性细菌及少数革兰阴性细菌有较强的杀灭作用，对球菌尤其是链球菌的抗菌作用较强。多用于外科创伤、皮肤黏膜的冲洗和湿敷。——推荐

洗必泰：又名氯己定，具有相当强的广谱抑菌、杀菌作用，是一种较好的杀菌消毒药，对革兰氏阳性和阴性菌的抗菌作用比新洁尔灭等消毒药强，即使在有血清、血液等存在时仍有效。冲洗创口用 1∶2000 水溶液。——推荐

苯扎氯铵溶液：主要用于手术部位黏膜消毒和皮肤、黏膜创伤部位消毒；其用法用量为 0.01～0.025% 溶液。感染皮肤消毒用法用量为 0.01% 溶液。——推荐

酒精：酒精作为皮肤消毒剂，刺激性强，不建议用于创口消毒。——不推荐使用

其他市售伤口清洗消毒剂：使用前，应先阅读其产品说明书，了解适应证和禁忌证，再对症使用。如复合溶葡萄球菌酶消毒剂，是一种以溶菌酶为主要成分的消毒剂，生物毒性小，其主要成分及其含量溶葡萄球菌酶、溶菌酶、醋酸氯己定，适用于皮肤、黏膜及各类创面消毒，对耐药性金黄色葡萄球菌有效。根据创面细菌感染种类，针对性选用。

四、冻疮预防

（1）加强健康宣教指导：预防为主。针对各种好发因素（季节、环境、人群、特殊职业等），实施日常防护指导。

（2）耐寒训练：每日用冷水洗漱，锻炼末梢血管反应，增强耐寒能力。

（3）保护易冻部位：加强保护易冻部位，如手、足、耳及之前发生过冻疮的部位。具体保护措施：保持局部皮肤温暖干燥，穿着保暖性能好的防寒衣物、鞋袜、手套，佩戴耳套，戴厚度适宜的口罩；手足容易出汗的人，要及时更换或烘干鞋袜。

（4）控制室温，防寒防潮：室温应保持在 16℃ 以上，湿度不宜超过 50%。

（5）经常进行局部按摩，促进血液循环，预防冻疮。

第三节　冻僵的护理

一、概述

冻僵是指由于人体长时间接触冷环境，使体内热量大量散失，导致机体体心温度降至或低于 35℃ 引起的综合征。在此温度下，人体不能产生足够的能量使各系统有效地工作，出现以神经系统和心血管系统损害为主的严重的全身性疾病。冻僵又叫意外低体温，常发生于野外高山遇险、大风雪迷路、醉酒后冬季户外晕厥及其他意外事故。

二、分类

冻僵分类有 3 种方法。

1. 根据中心体温的高低，将冻僵分为 3 类

（1）轻度冻僵：中心体温为 32.2～35℃。

（2）中度冻僵：中心体温为 26.7～32.2℃。

（3）重度冻僵：中心体温低于 26.7℃。

冻僵患者体温越低，对身体的损害越重，病死率越高。

2. 根据发生的性质，将冻僵分为 2 类

（1）人工性低体温：如低温麻醉。

（2）意外性低体温：又分为陆地型冻僵和浸泡型冻僵，陆地型冻僵是指发生在大风雪时迷路、雪崩、醉酒等情况下的冻僵，为慢速冻僵；浸泡型冻僵是指发生在落水、船舶失事等情况下的冻僵，为快速冻僵。

3. 根据发病过程，将冻僵分为 5 类

（1）浸泡型体温过低：如冬天落入冷水中，体温快速下降。

（2）衰竭型体温过低：如登山、山地旅行者长时间暴露于寒冷环境中，体力消耗大，体内不能产生足够的热量御寒。

（3）亚临床型体温过低：如老年人、营养不良的人，长期处于冷环境中，正常情况下产热、散热处于平衡状态，但遇到意外情况发生时，很快导致体温过低。

（4）慢性体温过低：见于生理异常者。

（5）间歇性体温过低：见于体温中枢调节点偏低的患者。

三、临床表现

冻僵的程度与中心体温下降密切相关。

1. 中心体温降至 36℃

患者处于兴奋期，代谢率增加，心率、呼吸加快，血压上升，四肢温度下降。

2. 中心体温降至 34℃

患者寒战，呼吸、心率减慢，皮肤苍白、发凉，反应迟钝，意识开始模糊，但尚能应答。

3. 中心体温降至 33℃

患者进入衰弱期，血压下降，停止寒战，逆行性遗忘，视觉模糊，关节肌肉发硬，大小便失禁。

4. 中心体温降至 30℃

患者进入昏迷期，神志模糊，对刺激反应迟钝，瞳孔散大，对光反射减弱，呈木僵状态。

5. 中心体温低于 30℃

患者意识丧失，脉搏、呼吸微弱缓慢，出现心律失常，严重者发生室颤，各种深、浅反射消失，濒于死亡。

四、冻僵患者的护理

1. 急救

冻僵的急救措施主要依据患者的冻僵程度、中心体温、受冻时间给予相应急救处理。对于冻僵程度较低的患者，应积极恢复中心体温，防治并发症；对于冻僵程度较重或已进入昏迷期的患者，应当机立断，争分夺秒，全力以赴地抢救患者生命。

2. 急救护理措施

（1）对心搏、呼吸停止的患者立即启动心肺复苏术。

（2）条件允许，应快速将患者转移至温暖的室内，室温控制在 25℃以上。

（3）立即用温暖、干燥、保暖效果好的包被（如棉被、羽绒被、毛毯等）包裹患者全身，并用 40~50℃热水袋热敷患者腋下、腹股沟、躯干等部位，促进复温。应用热水袋温度不宜过高，使用期间严密观察，防止患者局部皮肤烫伤。

（4）快速复温，尽快在短时间内将患者的中心体温恢复至 30℃以上。复温具体方法可根据患者病情及实际条件决定。原则上应尽快恢复体温，避免复温后患者出现室颤、休克以及重要脏器衰竭等，而再次危及生命。

（5）根据患者的病情变化，及时给予对症对应的处理。

3. 复温

冻僵患者复温的方法有 3 种。

（1）自然复温法：将冻僵患者移至温暖的房间，加盖衣被，靠自身热量恢复正常体温。此方法适用于轻度冻僵患者。

（2）体表复温法：用 42℃热水浴或电热毯、湿热毛巾包裹躯干、腹股沟、腋下等部位复温。此方法适用于快速冻僵患者。

（3）体中心复温法：应用吸入热空气或热氧气或通过体外循环、腹膜透析、持续胸膜灌流等方法为患者复温。此类方法可以降低体表复温休克的发生率，避免中心体温再次下降。适用于重度冻僵患者。

4. 转运

冻僵患者的救治原则为"早复温、早抢救、早治疗、早干预"，条件如允许，应就地复苏，恢复中心体温，直至患者生命体征平稳后方可转运。转送途中应注意，搬动患者动作要轻柔，尽量避免颠簸，持续采取有效的保温措施，避免患者体热丧失、中心体温再次下降而使病情恶化。密切检测患者各项生命体征变化，特别是中心体温、心率、呼吸、血压、尿量以及血氧饱和度的变化，如有异常，及时处理。遵医嘱，在为患者输注药物液体和肠外营养制剂时，应在不影响药效、安全的前提下，给予适当加温后，再行治疗。

5. 治疗与护理

（1）治疗策略有以下 6 点：①心肺复苏：严密监测患者病情变化，对心搏、呼吸停止的患者采用心肺复苏；维持有效循环，维持中心体温，给予抗休克治疗。②有条件时可进行体外循环或开胸进行纵隔温水灌淋或心脏直接按摩；静脉输入多巴胺，可恢复心率，使心排血量增加；对心室纤颤的患者应用溴苄胺进行治疗。③监测心、肺、肾功能：一旦出现功能紊乱，应积极采取相应方法进行治疗。④纠正酸中毒：由于复温后血中乳酸及其他酸性代谢产物增加，因而酸中毒是冻僵患者死亡的主要原因之一。治疗措施主要是针对病因进行，如抗休克，调节水、电解质平衡，改善微循环，输入碱性药。⑤密切观察病情，尤其是中心温度、意识状态、心率、呼吸和血压的变化，如果出现中心体温再降，患者则有烦躁不安、表情淡漠、血压液等。⑥冻僵患者经过有效的急救后，应转入专科医院进行规范化的系统治疗。

（2）护理要点有以下 6 点：①严密监测生命及相关体征指标（体温、心率、呼吸、血压、意识状况、尿量），如有异常变化，应立即报告医生，采取有效措施。②准确记录出入量，尤其是尿量。因为尿量可反映有效循环血量和肾功能，尿少或无尿时应遵医嘱给予利尿剂或适当加快液体输注速度。③适当控制补液量和速度。补液是治疗冻僵休克患者的有效措施，但补液量过多或速度过快，容易并发心律失常、心力衰竭、肺水肿和脑水肿；而补液太少或太慢，不能及时补充血容量，改善休克症状，则容易并发肾衰竭。④保持患者呼吸道通畅，确保氧气吸入。⑤备好各种急救用物，一旦出现病情恶化，随时配合医生抢救。⑥冻伤局部的护理同冻伤的护理。

第四节 冷过敏的护理

一、概述

冷过敏（冷刺激过敏症）也叫气象过敏症或冷激荨麻疹，多发生于大风降温、气温骤降时期，或是寒冷冬季室内外温差过大时。

二、发生原因

少数患者为过敏体质，对寒冷刺激产生异常的免疫反应。

三、临床表现

寒冷刺激局部引起皮肤发生过敏症状，表现具有多形性，形态为大小不等的风团、红斑、荨麻疹，自觉瘙痒，严重时常伴有关节疼痛、肌肉痉挛等过敏症状。

四、预防及处理

（1）明确病因，有针对性地预防及治疗。

（2）明确诱发病因：如果是天气因素，如寒冷、大风等环境因素，过敏者外出时，应提前做好全身保暖措施，特别对于面部、手部暴露部位，应戴好口罩及手套。

（3）过敏史：临床中，我们常为高热患者、闭合性软组织损伤急性期患者行冷治疗。在做治疗前，应询问患者的过敏史，是否发生过"冷过敏"。冷疗期间，密切观察患者局部皮肤状态、患者自我感觉、局部皮温，如冷疗部位为躯体远心端，如手、足处，还应加强观察末梢血运的情况，严密观察局部实施冷疗处皮肤的状况，是否出现风团块、红斑、皮疹等症状。一旦出现冷过敏，立即停止冷疗，并报告医生。冷过敏按过敏反应治疗，可让患者遵医嘱口服抗过敏药物进行治疗。

第五节 护理病历

一、患者资料

李某，男，56岁，工作中不慎被液氮冻伤，4d后来我院门诊换药中心就诊。体温36.9℃，脉搏89次/min，呼吸20次/min，血压130/89mmHg（17.3/11.86kPa）。主诉：2d前右手部疼痛肿胀加重。专科情况：右手可见面积为1%冻伤创面，疱皮完整，皮下可见淡黄色渗液，伤口周围红肿明显，触及局部温度尚可。

二、全身评估

患者体重74kg，身高174cm，白细胞计数12.4×10^9/L，中性粒细胞绝对值14×10^9/L，空腹血糖5.5mmol/L，既往体健，无其他手术史和慢性病史。

三、局部评估

患者右手可见创面为1%的面积，伤口渗出液为中量、淡黄色，疱皮基本完整，皮下游离，清创疱皮后伤口基底部可见红白相间的创面，伤口周围红肿，疼痛明显。

四、护理目标

（1）预防感染。

（2）有效管理渗液。

（3）保护周围皮肤。

（4）缩短愈合时间，促进伤口愈合。

五、处理过程

（1）外用生理盐水清洗创面，无菌纱布擦干。

（2）清除游离的疱皮，充分引流。

（3）伤口使用邦尔康银锌软膏涂抹创面，纳米银抗菌敷料覆盖手指，美皮康泡沫敷料覆盖无皮区域的创面。

（4）外层使用无菌纱布包扎，嘱患者抬高患肢。3d后创面渗出液减少，肿胀疼痛明显减轻，改用优拓 ssd 覆盖创面，每 3d 换 1 次药，9d 后伤口愈合。

首次换药

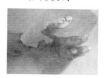

愈合（共换药4次，9d愈合）

图 14 - 1　冻伤换药

六、健康教育

（1）加强营养。

（2）心理护理：安慰患者，鼓励患者增强信心。

（3）按时换药。

参考文献

［1］王淑君，申传安．烧伤、冻伤、糖尿病足护理 500 问［M］．北京：科学技术文献出版社，2018.

［2］吴惠萍，罗伟香．护理技术操作并发症预防及处理［M］．北京：人民卫生出版社，2014.

［3］胡雪慧．重症监护护理培训教程［M］．北京：科学出版社，2017.

［4］付小兵．糖尿病足及其相关慢性难愈合创面的处理［M］．1 版．北京：人民军医出版社，2011.

［5］丁丽娜．美容整形外科换药室的管理［J］．中国医疗美容，2013（3）：103.

［6］周琴，胡大海．伤口护理知识问答［M］．西安：西安交通大学出版社，2019.

［7］胡爱玲，郑美春，李伟娟．现代伤口与肠造口临床护理实践［M］．北京：中国协和医科大学出版社，2010.

［8］金剑，周浩，崔真慈．复合溶葡萄球菌酶消毒剂的抗菌作用及其对全层皮肤

缺损大鼠移植人工真皮后感染的预防作用等[J].中华烧伤杂志，2018，34（4）：227.

[9]王泠，胡爱玲.伤口造口失禁专科护理[M].北京：人民卫生出版社，2018.

[10]陈孝平.外科学[M].2版.北京：人民卫生出版社，2010.

[11]胡大海，周琴，胡雪慧.现代伤口临床护理理论和实践[M].西安：第四军医大学出版社，2015.

[12]李琦.李琦伤口护理[M].上海：上海科学技术出版社.2014.

[13]王淑君.烧伤护理冻伤护理300问[M].北京：科学技术文献出版社，2004.

[14]Fletch. Wound bed preparation and the TIME principles[J]. NursStand, 2005, 20（12）：57-65.

[15]Schultz G S, Sibbald R G, Falanga V, et al. Wound bed preparation：A systematic approach to wound management[J]. Wound Repair Regen, 2003, 11（Suppl1）：S1-28.

[16]周立群，陈剑秋.百克瑞杀菌液治疗坏死性筋膜炎耐药菌株效果[J].天津药学，2007，19(2)：37-38.

第十五章

冻伤营养及代谢

第一节　冻伤对人体生理的影响

一、寒冷对人体散热的影响

在寒冷环境中，因气温低、风速大或衣着单薄，体热散失过快，极易导致体温或局部肢体温度下降。人体的能量绝大部分是通过皮肤直接散热，主要的散热方式有以下几种：①辐射散热：当环境温度低于皮肤温度时，外界物体吸收皮肤的能量(负辐射方式)，环境温度愈低，负辐射失热就愈多。②传导散热：机体通过直接接触低于皮肤温度的物体，将体热放散。散失能量取决于接触物体的温度，温差越大，传导散热越多。③对流散热：通过空气对流进行散热。当外界风速大时，可促进对流散热。风速愈大，对流散热愈多，机体冷感愈强。④蒸发散热：环境温度超过体表温度时的唯一散热方式。在炎热条件下，人体主要靠蒸发散热，每蒸发 1g 汗水可散发 2.44kJ 的能量。在寒冷条件下蒸发散热的能量较小，但在进行高强度训练或劳动时仍会出汗。因此，暴露部位的皮肤，如脸、手等部位蒸发散热不容忽视，可造成暴露部位散热过快，容易发生冻伤。

二、寒冷对人体产热的影响

有研究发现，寒冷刺激可促进机体皮下白色脂肪组织棕色化，并且增加和激活棕色脂肪组织，其线粒体活性及生物合成增强，从而促进机体更好地对抗寒冷环境，通过提高非震颤性产热，维持体温，从而调节机体能量代谢。以下介绍几种产热基因在机体应对寒冷刺激时的作用：

1. UCP-1 解偶联蛋白-1

UCP-1位于线粒体内膜上，是白色脂肪细胞和棕色脂肪细胞的特异性标志基因，是一种产热蛋白。它在激活状态下，参与线粒体解偶联氧化呼吸作用，将线粒体内膜上的H质子转移至外膜，通过内外膜间的质子梯度，将化学能以热量的形式传递出来，从而增加产热，维持体温，保持机体能量代谢平衡。UCP-1对于白色脂肪棕色化及棕色脂肪的功能调节具有重要意义。UCP-1是棕色脂肪组织生理性产热调节的中心，UCP-1基因水平的调节对其含量和棕色脂肪产热能力起决定性作用。UCP-1受多种因子调控，研究认为促进其表达的因子也有可调控棕色化过程和代谢的功能，但只有少数调控UCP-1的转录因子是棕色脂肪细胞和米色脂肪细胞所特有的。有研究发现，在慢性寒冷刺激后，高原鼠兔2种脂肪组织中UCP-1的表达显著增加，提示寒冷暴露促进棕色化反应，增强棕色脂肪组织活性，从而提高脂肪组织产热能力，使机体保持温暖，避免低体温损伤。

2. PGC-1α 过氧化物酶体增殖物受体γ

共激活因子-1（PGC-1α）作为间接转录调控因子，对线粒体的活化、组织适应性产热以及糖脂代谢等一系列生理适应过程起重要作用。它在线粒体含量丰富和氧化代谢旺盛的组织表达，尤其是棕色脂肪组织。Finck和Kelly在2006年就曾报道，PGC-1α是棕色脂肪产热过程和线粒体生物活性增加，同时也是白色脂肪棕色化过程之中的必需调控基因。PGC-1α与转录因子作用参与基因表达调控，并能与某些核受体结合参与生理性产热调控。有研究报道，PGC-1α的活性受AMPK和SIRT1磷酸化和乙酰化调控，慢性冷刺激可能是其活性改变的主要条件。慢性寒冷暴露后，棕色脂肪细胞和白色脂肪细胞中PGC-1α表达显著增加，活性增强，非震颤性产热能力提高，表明寒冷可活化PGC-1α的表达，从而活化组织线粒体功能，改善机体能量代谢。

3. PRDM16

PR结构域蛋白16（PRDM16）是一个分子量为140kD的锌指蛋白，是出生后棕色脂肪分化和白色脂肪形成的主要调节因子，对棕色脂肪和白色脂肪的形成具有重要作用。PRDM16可促进Myf5+前体细胞发育为成熟的棕色脂肪细胞或肌细胞，PRDM16在不同类型的脂肪组织中表达不同，但在棕色脂肪组织中表达最高，其次是皮下白色组织，最后是内脏白色组织。有研究证实，PRDM16 在脂肪组织中靶向敲除并未对棕色脂肪造成影响，但可以抑制 β_3 肾上腺素能激动剂和寒冷刺激诱导的皮下脂肪组织棕色化反应。PRDM16 可以与多种调节因子共作用，包括 PGC－1α、PGC－1β、C/EBPβ、EHMT1。还有许多其他参与调控 PRDM16 的因素，包括 MiR－133、PPARγ 激动剂等。目前关于 PRDM16 棕色化反应主要集中在皮下脂肪组织，其对内脏脂肪组织的作用尚未明确。有研究认为，PRDM16 不参与冷刺激所诱导的内脏白色脂肪"棕色化"。

4. Cidea 细胞死亡诱导的 DNA 片段因子 A（Cidea）

主要在棕色脂肪组织中表达，是一种脂滴包膜蛋白，是棕色化的指标之一，参与调控脂解功能。研究表明，PPARγ 激动剂可上调 Cidea 在白色脂肪组织中的表达。Gummesson A. 等的研究发现，血脂含量高、血胰岛素高的人群中 Cidea 表达和活性被抑制。另有人发现，Cidea 参与调控脂肪组织脂滴的融合，促进肥胖的发生。有研究发现，Cidea 在慢性寒冷刺激后，在棕色脂肪组织和白色脂肪组织中的表达都增加，提示冷暴露有利于脂肪降解，并促进皮下白色脂肪棕色化，活化棕色脂肪。

5. Dio2 碘甲腺原氨酸脱碘酶 II

Dio2 可催化甲状腺素 T4 脱碘生成 T3。Silva J. E. 等人最早发现 Dio2 存在于棕色脂肪组织中，报道了短期冷刺激和去甲肾上腺受体激活可促进大鼠肩胛间区棕色脂肪组织中 Dio2 的表达，导致局部甲亢状态，产热提高。生成 T3 与受体相结合，形成复合物，通过与 DNA 结合，促进 UCP－1 的转录。有学者研究表明，寒冷刺激后，应用儿茶酚胺阻断剂后，Dio2 的表达未上调，提示 Dio2 对冷刺激的反应是交感依赖型。Dio2 除了将无活性的 T4 转化为有活性的 T3，还能促进 UCP－1 的表达和转录。

6. Zfp516

Zfp516（Cell death－inducing DFFA－like effector a）是最新发现的促进棕色脂肪生成和表达的转录因子，是一种 DNA 结合蛋白，主要存在于棕色脂肪组织中，由寒冷刺激诱导，促进 UCP－1 的转录和其他产热基因的表达。有研究发现，在小鼠体内过表达 Zfp516 可促进腹股沟区白色脂肪组织棕色化，增加能量消耗，并对抗饮食诱导的肥胖。李佳等学者研究发现，Zfp516 在慢性寒冷暴露后，在白色脂肪组织和棕色脂肪组织中的表达均上调，提示寒冷刺激有效激活棕色脂肪组织，诱导白色脂肪组织棕色化，在机体抵抗寒冷时增加产热，从而保持体温。

三、冻伤时物质代谢的变化

长时间在寒冷环境中可造成体温过低——冻僵（全身冻伤）。冻伤对全身的影响主要表现为低体温引起的冻僵而产生的一系列病理变化。①耗氧量下降：耗氧量可作为总的物质代谢状态的指标。耗氧量下降与中心体温下降基本平行：中心体温为32℃时，耗氧量为37℃时的65%～70%，30℃时为50%～55%，28℃时为40%，25℃时为30%～35%，20℃时为20%～25%。②体温过低时，随着耗氧量下降，产生的二氧化碳减少，血浆中的溶解度增高，呼吸商（Respiratory Quotient，RQ，动物体在同一时间内二氧化碳产生量与氧的消耗量的比值）低于正常值。当体温为30℃时，呼吸商由0.82降至0.65。③糖代谢异常：体温过低时糖代谢下降，表现为与降温相平行的高血糖。④水、电解质和酸碱平衡的改变：当体温低于28℃时，电解质的变化首先表现为K^+转移至细胞内，Na^+从细胞内转移到细胞外，并从肾脏排出，导致渗透性利尿。随体温下降，呼吸中枢受抑制，CO_2排出明显减少，导致呼吸性酸中毒。体温过低时，由于组织的血流灌注明显减少，可产生循环性缺氧，分解代谢从需氧分解转为缺氧酵解，乳酸堆积增多，可发生代谢性酸中毒。

四、冻伤时消化功能及食欲的变化

冻伤时消化功能的变化表现为：胃酸分泌增多，胃液的酸度增强，胃排空减慢。因此，食物在胃内的化学消化过程比较充分。在对动物和人类的观察中都已证明寒冷环境可使食欲增加。有人通过一年4个季节对同一人群进行膳食调查以及对动物的观察中发现，寒冷环境可使食欲增加，反映了在寒冷环境中机体对能量需要量增加，同时在低温环境中人们较喜好能量多、脂肪多的食物，并有喜进热食的习惯。Gasher等把实验兔分成2组，并将其中一组全身的毛剃光，然后将两组动物生活的环境温度从30℃降到-3℃，发现同一组动物环境温度越低，则进食量越大，两组相比剃毛组动物的进食量更大，表明实验动物体温放散得越多、吃得越多。通过不同季节对同一人群的膳食调查发现，冬季摄食量最大，春秋居中，夏季最少，显示了与上述动物实验类似的结果。以上结果表明，寒冷环境中更强的食欲很好地反映了机体对热能需要的增加。同时，在低温环境中人们对食物的爱好也和在高温环境中不同，对热量高、脂肪多的食物更加喜好，此时相对于冷食和热食，则更喜进热食。

五、寒冷对身体发育的影响

寒冷环境对于身体发育影响的研究不多，结果至今还不是很明确。环境低温，即为复杂的环境不良因素，对健康产生不同程度的影响取决于：对人体作用时间的长短、作用的强弱、机体代谢变化、营养方面存在的差异。有研究者对出生后 3~16d 小鼠在低温和常温环境下的生长发育情况进行观察，发现低温下的小鼠发育迟缓。另有研究发现，动物在低温环境下体重的变化主要是依饲养条件而异，如低温下与常温下给动物对照喂养，则低温下动物体重下降或增重减少，但如果低温和常温下动物都自由进食，则低温下的动物食量增加而体重超过常温鼠。对居住不同地区人群的观察结果表明，不同气候带人群发育水平确有明显差异。寒冷地区人群身体发育水平高，除不能排除的地理、生活条件和遗传因素等综合作用外，环境低温的影响也是首先要考虑的一种因素。我国北方人无论性别，其身高、体重均比南方人发育水平高：以 18~25 岁为例，男性的身高高 2.1cm，女性高 1.7cm，体重男性相差 2.5kg，女性相差 1.9kg。

第二节　冻伤对营养代谢的影响

生活在高寒地区人群易发生冻伤，而此类人群多以放牧和狩猎为主，膳食构成与平原地带明显不同，不是碳水化合物型，而是蛋白质 - 脂肪型，食物中不饱和脂肪酸比例显著增高。高寒地区人群代谢类型也不同于平原地区人群，其血清中总脂含量、胆固醇含量、低密度脂蛋白和极低密度脂蛋白总量均比亚寒带居民低。调查发现，极地原居民血糖、血清丙酮酸、血清乳酸含量在冬夏季变化不大，而新居民上述三者含量夏季高于冬季，且夏季血中维生素 B_1 浓度下降，但红细胞中酮醇转移酶活性并不降低。与此同时，极地少数民族生活习惯向欧洲型饮食习惯转变时，其血清中维生素 C 浓度随之降低，甚至补充维生素 C 也提高不了多少。同时，由于饮食类型以蛋白 - 脂肪为主，脂溶性维生素的摄入量也随之增加，其某些特殊作用增强，如维生素 E 作为抗氧化活性剂，可防止不饱和脂肪酸氧化为脂质过氧化物。

一、能量消耗增加及热能代谢的改变

寒冷环境中人体能量消耗较温带地区同等劳动强度人群高。调查表明，摄取组成成分基本相同的膳食，在寒冷环境中每人每日需摄取 18.4MJ 的能量，而在温带则为 13.4MJ。在寒冷环境中能量消耗增加的原因有以下几个方面：①在寒区，人体基础代谢增高，一般认为基础代谢可增高 10%～15%。②在低温环境下，机体散热加速，出现寒战和其他不随意动作，且人们穿着笨重的防寒服装，增加了人体额外负担，还造成人体活动受限制，行动笨重不协调，这些都要使人体多消耗能量。③寒冷刺激下，甲状腺功能增强，甲状腺素分泌增加，使体内物质氧化所释放的能量不能以三磷酸腺苷（ATP）的形式储存，而以热的形式向体外放散，即发生氧化磷酸化解偶联现象，其结果表现为机体能量消耗量增加。同时，体内三羧酸循环增强，涉及呼吸链的酶，如琥珀酸脱氢酶和细胞色素氧化酶等酶的活力都增高，也必然使机体产能量增强。④在寒冷条件下，去甲肾上腺素和肾上腺素的分泌增加，氧的摄取量也大为提高。以上这些因素都可使寒冷地区人体能量需要量较温带地区同等劳动强度者高。因此考虑到基础代谢率提高、户外活动量、居住条件、服装保温状况等情况，能量供应需增加 10%～15%。此外，对寒冷适应者能较多地利用脂肪，而高脂膳食比低脂膳食能更好地保持体温，所以能量增加应以脂肪为主。

有大量的研究证实，低温环境下人体有额外的热能消耗。早年，Johnson 和 Kark 曾报道，训练强度完全相同的士兵，处在环境平均温度分别为 20～35℃、-4～20℃、-40℃～-4℃ 的热带、温带和亚寒带时，其每日热能消耗量分别为 12600～14700kJ、14700～17640kJ 和 17640～21000kJ。Kohjpo 等认为，常温下每日需要热能 14700～17640kJ 的人，寒冷下则需要 17640～21294kJ。Williams 等报道，人体代谢总热能在 33.3℃ 下需 13020kJ，在 -35℃ 下则需 20580kJ。Lampirtro 的实验对象热能摄取量随环境气温降低而增加，26.6℃ 时每日摄入 11176.2kJ 的热量，而 15.6℃ 时则摄入 12054kJ。于守洋的早年研究认为，我国北方的大学生热能摄取量比中部和南方（分别以北纬 45°、35° 和 25° 为代表）分别高约 15% 和 30%，而仅仅由于环境低温这一因素，北方大学生热能需要量应比中部和南方大学生分别高约 5% 和 7%～8%。此结果之后也得到吕永昌等学者类似工作所证实。

环境低温使人体热能消耗量增加的原因和增加幅度，各家主张基本相似，但也略有不同。有人认为低温下基础代谢增加 5% ~17% ，总热能增加 5% ~25% 。黄倩霞等测定环境低温下哈尔滨大学生及高校职工基础代谢，认为既高于早年吴襄报告的全国统计值，也高于当时广州、香港等南方地区的测定值。国外对北极地区土著居民(因纽特人等)基础代谢的研究认为，其比温带地区居民的基础代谢高 10% ~30% 。但这种基础代谢的增高幅度，似与居民在低温环境下居住时间有明显关系。到北极生活的人，最初 2 年的基础代谢提高 25% ，但生活 7 ~17 年之后，只比温带地区居民高 1% ~15% 。

寒冷条件下，人体代谢方式最具特征的改变，是由以碳水化合物供热为主，逐步转变为以蛋白质－脂肪供热为主。实验证明，动物暴寒初期，肝和肌肉中糖原迅速减少，血糖上升。实验动物饲养高碳水化合物饲料后，短期内耐寒能力增强。但随着暴寒时间延长，则明显转变为以脂肪和蛋白质供给热量为主，糖原导生作用增强，血清中有关碳水化合物代谢的酶活性下降，而动员脂代谢的酶活性增强。这种体内能量代谢方式的改变，既有酶谱结构改变的基础，而且低温条件下的人群，其膳食结构也与之相应地改变为以蛋白质、脂肪为主的膳食构成。这些适应低温环境的人群，尽管摄取大量蛋白质和脂肪，其血清中总脂含量、胆固醇含量、低密度脂蛋白与极低密度脂蛋白含量，都比同一膳食条件下非低温环境下的人群低。说明这种体内热能代谢方式的改变，是建立在体内酶谱结构对环境低温的全面适应性改变的基础上的。

低温条件下，膳食蛋白质的供给量虽达到正常供给量的上限即可，但有些氨基酸对机体寒冷适应过程可能是有益的，报告较多的是甲硫氨酸。甲硫氨酸经甲基转移作用而提供一系列寒冷适应中所必需的甲基，如肉毒碱(carnitine)的合成。肉毒碱是蛋白质、脂肪供热代谢型式中与脂酸磷酸结合，通过线粒体膜释放能量所必需的。甲硫氨酸也供给形成脱氢酶所必需的巯基。

供热营养素的需要量既要考虑气候适应过程中，饮食类型由碳水化合物型向蛋白－脂肪型转变，又要考虑到尚未适应寒冷气候人群如果突然大量增加脂肪，血脂会升高，所以对未适应低温下体力劳动的人员也要保证碳水化合物供给量，脂肪供给量占膳食能量的比例以 35% ~40% 之间为佳。蛋白质供给量应占食物能量的 15% 左右，同时为保持必需氨基酸的合理比例，其中的动物蛋白应在 50% ~65% ，并保证蛋氨酸的摄入，因为它可以提供机体寒冷适应必需的甲基。低温条件下，机体脂肪代谢增高，但脂肪酸必须与磷脂结合才能进入细胞，而后再与肉毒碱结合透过线粒体内膜供机体氧化利用，肉毒碱的合成同样也需要甲基。此外，形成脱氢酶所需的巯基也由蛋氨酸提供。

二、蛋白质、脂肪、碳水化合物代谢的影响

低温环境下，蛋白质代谢有所增加，支链氨基酸的利用比较活跃，但与脂肪和糖相比产热十分有限。对膳食蛋白质推荐摄入量并无特殊的要求，达到正常推荐摄入量的上限即可。有研究证明，蛋白质含量高的膳食比蛋白质含量低的膳食更能保护动物在寒冷环境中的存活率。有些氨基酸在寒冷适应过程中也具有重要作用，如甲硫氨酸经甲基转移作用提供一系列寒冷适应过程中必需的甲基，如肉碱（carnitine）的合成。左旋肉碱作为脂肪燃烧因子，其最重要的作用是参与脂肪在体内的分解，并将分解的脂肪酸转运到线粒体中消耗利用，促进脂肪转化成能量，为机体增加额外的能量来源。对于运动员来说，及时补充左旋肉碱能帮助保持肌肉围度，增加运动耐力，减轻运动带来的疲劳感。肉碱是蛋白质、脂肪供能代谢中与脂酸磷酸结合，通过线粒体膜释放能量所必需的物质。甲硫氨酸也供给形成脱氢酶所必需的巯基，对提高耐寒能力十分重要。酪氨酸亦可提高寒冷和高原环境下的作业能力。据文献报道：冷应激可诱导机体金属硫蛋白（MT）水平的增高。有研究观察不同 MT 表达水平与细胞耐寒力的关系，结果发现 MT 表达上调可提高细胞对低温的耐受性，MT 含量越高，对低温的耐受性越强。

在正常情况下，体内脂类代谢不仅受膳食构成的影响，亦受环境因素、生理状态的影响。血浆通常作为脂类代谢的运输系统，组织、器官则作为脂类合成、转化、储存和分解氧化的场所，两系统相互作用保持体内脂类的动态平衡。当机体受寒冷刺激时，首先是神经系统及其效应器官，如内分泌器官和骨骼系统等发生改变，继而出现一系列生理生化功能、物质代谢过程的改变，使得机体产热增加，散热减少，以维持体温。低温环境下机体能量消耗额外增加，气温越低，能量消耗越大，使体重下降，主要是体脂的降低明显。实验研究发现，兔子在 4℃ 下间断冷暴露，每周 3 次，每次 10min，血清甘油三酯、总胆固醇、高密度脂蛋白胆固醇和总脂含量均明显降低。大鼠在 0~2℃ 冷暴露 48h，体重下降 12%，体脂下降达到 32%；在 5℃ 暴露 48h，血清总脂含量低于正常；在 −5℃ 下冷暴露 28d，无论是静止状态还是运动状态，都表现为血清乳糜微粒、极低密度脂蛋

白、低密度脂蛋白和总胆固醇降低。这些说明在寒冷环境下，机体组织器官摄取利用脂肪速率增加。士兵在北极地区行军，气温在－32℃，尽管能量测定结果为正平衡，但体脂却丢失3.9kg，体脂消耗系体内脂肪动员的结果。在冷暴露时，血浆总脂水平多表现为下降趋势。有学者观察6名22～27岁男子在低温环境中工作30min、60min和90min，发现工作后皮肤温度、直肠温度均比在常温下低。此时血浆中游离脂肪酸、葡萄糖、乳酸、血红蛋白和血细胞比容均有显著升高，但呼吸频率下降。表明人体在低温环境下活动时，代谢特点之一是优先利用脂肪。

在低温环境中碳水化合物和脂肪均为重要的热源。实验证明，当动物持久体温过低时(27～28℃)，血糖升高更明显。在复温时，血糖仍持续保持在较高水平，直到24h仍未恢复正常。虽然此时脂肪和蛋白质的代谢也增强，但糖类被优先利用。小白鼠暴露于寒冷环境实验已证明，当给予高糖类饲料时，小白鼠对短时间内低温的耐力增强，而在给予高脂肪饲料时，须在较长时间后方可达到氧化最大值。因此，碳水化合物和脂肪在增强机体的耐寒能力中各有所长。

胰岛素是参与调节机体三大营养物质代谢的重要激素。进食后，胰岛β细胞开始分泌胰岛素，促进葡萄糖、氨基酸和脂肪酸等的储存，同时阻断其他物质分解为葡萄糖。在饥饿状态下，胰岛素水平下降，通过加强脂降解作用，及时对机体进行能量补给。长期营养过剩或其他影响糖脂代谢的因素均可诱发胰岛素抵抗(IR)，导致细胞对胰岛素的敏感性减弱，合成代谢减少。IR早期，胰岛β细胞通过增加胰岛素的分泌，代偿提高胰岛素敏感性，但长期慢性IR导致血浆持续升高的胰岛素水平，引发胰岛β细胞功能障碍，导致血清血糖水平持续升高。许多研究表明，寒冷刺激可诱导白色脂肪的产生和激活棕色脂肪，从而显著改善机体糖耐量，增加胰岛素敏感性。活化的白色脂肪和棕色脂肪可以摄取葡萄糖和游离脂肪酸。Ouellet等人发现，在短时冷暴露条件下，正常人的棕色脂肪不参与对全身血糖的调控，他们认为棕色脂肪主要氧化细胞内的游离脂肪酸，对血浆来源的底物氧化很少。另一项临床研究表明，在数小时的寒冷刺激条件下，棕色脂肪组织可提高机体基础代谢率和胰岛素敏感性，加速血清中葡萄糖的清除，这一结果表明棕色脂肪组织对机体葡萄糖稳态和胰岛素敏感性的调节具有重要意义。导致上述2个相反结论的原因可能包括，人群对冷刺激反应的差异、肌肉收缩的影响以及冷刺激程度等。一项对小鼠的研究表明，随着冷刺激的加强，温度持续降低，小鼠空腹血糖和胰岛素逐渐下降，糖耐量水平和胰岛素敏感性明显改善。

三、水、电解质代谢的改变

在低温条件下，机体水和电解质代谢发生特殊改变。据报道，各种专业的工作人员到北极工作的最初 3~4 个月，出现多尿现象，一昼夜排尿可达 3.5L，其中含氯化物达 18g 之多，以致血容量减少，皮肤黏膜干燥，血中锌、镁、钙、钠含量下降，但血铁、血钾无变化，血铜甚至稍高。另有人报告，在与上述类似的条件下，人体内血浆及红细胞内钠浓度上升，由体内排出钠量也增多，血红细胞内钾浓度下降。低温条件下人们的食盐摄取量应稍有增加，否则将使基础代谢水平降低，不利于寒冷条件下机体的热平衡。同时，在寒冷环境下尿量排出增多，从尿中排出大量水盐，可引起机体相对的轻度脱水和失盐，所以在低温环境下作业人员，要注意机体内水盐代谢的平衡。在北极，由于主要以冰雪为水源水，也常见人体碘、氟的缺乏，出现甲状腺肿和龋齿。因此在此类地区，强化饮用水中矿物质非常有必要。

低温环境下也应注意补充水分，一方面，低温下呼吸水损失较多。研究表明，进行同样活动时，在 −20℃ 要比 25℃ 损失水多 50%。另一方面，低温下出汗可能也是失水的主要途径之一。调查发现，在低温环境下进行中等程度以上运动并着装相当于 4CLO（1CLO 相当于着装一身工作服所产生的保温效果）的人员，出汗率可达 2L/h。此外，低温可导致多尿失水，这些均可导致机体缺水。

寒冷地区人体常由于膳食供应不足、代谢需要增加、机体排出量增加，容易缺乏无机盐，主要是钠和钙。研究发现，寒冷地区新移民者血钙和骨钙均低于原居民，骨折时也可见骨化迟缓。其原因可能有膳食不平衡，钙磷比例不适当，以冰雪为水源，其中矿物质甚少等。此外，由于低温环境会引起肾上腺素分泌增加，使交感神经兴奋，导致血钙减少和尿钙排出增加，因此寒冷地区人群应注意钙的补充。有人报告，在寒冷环境中增加食盐的摄入量，会出现基础代谢亢进和食欲增加等现象，同时还出现呼吸商下降，脂肪的氧化增加，因此认为高盐饮食有利于人体对于寒冷环境的适应。Edelman 等报告，血钠增加时细胞内的钠增加，促进了"钠泵"的活化，从而使产热增多。但在低温环境中增加食盐摄入量是否将引起高血压，在文献中尚有不同的看法。

寒冷环境使尿量增加，从而随尿排出的 Na^+、Cl^-，K^+、Ca^{2+}、PO_4^{3-}

离子等排出量增加，由此可引起相对的轻度脱水和失盐。因此在寒冷环境中作业，要注意作业工人体内水盐代谢的平衡。对上述无机盐成分的摄入量至少应保持在正常需要量的水平上，或稍高于这一水平。

四、维生素代谢的影响

低温刺激使机体代谢增高，因此应提供足够的硫胺素、核黄素、烟酸、维生素 A。一般认为，寒冷环境下维生素的摄入量应较温带地区增加30% ~50%。应特别注意的是，寒冷地区人体血液中维生素 C 含量较低，同时寒冷可刺激肾上腺功能亢进，腺体代偿性肥大，补充维生素 C 可缓解上述变化。大量的研究表明，维生素 C 与寒冷适应有较密切的关系。国内有人曾观察到摄取大量维生素 C 可明显减少寒冷环境中直肠温度的下降，缓解肾上腺的过度应激反应，增强对寒冷的耐受性。Dugal 等对猴子的研究发现，每日给予大剂量维生素 C 可增加其对寒冷的抵抗力。当将猴子由室温转移至 −20℃，每日摄入 325mg 维生素 C 时，其直肠温度的下降小于每日摄入 25mg 者。中村等在日本以 5℃ 和 20℃ 对人做了类似的观察，也得到类似的结果。他们提出，在寒冷环境中应使血中维生素 C 含量达到1mg/100mL 的水平，认为这一水平能对寒冷保持足够的耐受力。有人发现，受到寒冷作用的人与不受寒冷作用者相比，血中维生素 C 含量与尿中维生素 C 排出量都较低。而给寒冷适应失调的动物补给高热量食物和维生素 C，失调现象即可解除。有学者就 19 ~25 岁水手做过实验观察，认为寒冷条件下膳食中维生素 C 供给量应为 96.9mg/d。综合各方面资料，多数学者认为，在低温环境中每人每日应供给维生素 C 的量为70 ~120mg。

其他维生素由于低温环境引起热能消耗增加，因此碳水化合物代谢过程所必需的硫胺素的需要量也应增加。此外，动物实验证明，每千克体重给 10mg 核黄素的动物较给 5mg 者在进入寒冷环境后有更高的存活率，说明寒冷环境中核黄素需要量增加。Phillips 等报告，降低环境温度使动物的维生素 A 需要量增加。其他一些研究表明，烟酸、维生素 B_6、泛酸等也都对寒冷适应有各自的作用，因此在寒冷环境中这些维生素的供应量都应有所增加。

低温下人体内水溶性维生素的代谢变化较大，水溶性维生素的体内营养水平有夏季偏低、冬季较高的现象。苏联学者报告，20 ~24 岁到北极劳动的青年建筑工人，最初 1 年内血中丙酮酸与乳酸含量上升，血糖较高，有维生素 B_1 不足征象，认为很可能是热能需要量增加的一种从属现象。

有学者认为，所谓北极喘息是由于维生素 B_1 不足引起的。但也有人认为，低温下随着产热方式由碳水化合物型转为蛋白质 - 脂肪型，节省了维生素 B_1 消耗量，表现为血中维生素 B_1 含量低，而尿中排出量高。有人观察，暴寒动物给维生素 B_2 10mg 者比给 5mg 者存活率高。一些研究认为，烟酸、维生素 B_6 与泛酸对机体暴寒也有一定的保护作用。

对脂溶性维生素在机体暴寒中的作用，研究得相对少些。Phillips 报道，低温下维生素 A 需要量增高，在南极越冬者，体内维生素 A 含量水平降低。有人用金鱼做实验，发现每克体重给视黄醇软脂酸酯 0.4mg，可提高金鱼的耐寒力，在0℃时可存活43min，而不给视黄醇软脂酸酯的对照组金鱼，在同一条件下仅存活 28min。作者认为，这是由于给视黄醇软脂酸酯的金鱼在肝中生成一种抗冻蛋白质所致。人体在低温下，由于日照减少及食物来源限制，常见维生素 D 不足，例如常温下血清中25 - 羟基维生素 D_3 为 30～40ng/mL，而在低温下则降至 15～20ng/mL，佝偻病、骨化延迟和骨折愈合障碍等发生率较高。有研究发现，单纯冷暴露组大鼠血及肝脏组织中环核苷酸含量持续增高，而冷暴露 + 维生素 E 组，大鼠体内环核苷酸含量与对照组相比增高不明显，提示维生素 E 可通过影响冷暴露大鼠体内环核苷酸代谢，促进机体对寒冷的适应，提高机体的耐寒力。此外，有研究表明，高脂膳食可提高耐寒力，抗氧化营养素可以协同脂肪提高耐寒能力。因此有人建议到寒区人员，可先进行 1 个月的高脂膳食，同时补充维生素 C、E 或适当补锌以提高耐寒力。

第三节　冻伤患者的营养需要

机体在低温条件下或冻伤时，由于发生应激反应和其他额外消耗，所以热能和各种营养素的需要量都应适当提高，这是国内外学者的一致主张。但究竟应该提高多少，冻伤程度不同，环境低温程度不同，寒地土著或定居多年者与刚刚迁入寒地者，由于对低温条件习服程度不同，以及其他生理、生活、劳动条件不同等，各应如何考虑，目前均无一致的意见，也未见对低温条件下人体膳食营养供给量普遍接受的建议。美国在 1958 年修订的膳食营养供给量建议中曾经规定：该"建议"适用的参考人，其居住环境年平均气温规定为 20℃，凡居住在较此为低的环境温度下的居民，其热能供给量应按如下规定予以提高：即居住在年平均气温比参考人设定的 20℃ 低 10℃ 时，热能供给量应增加 5%；再低 10℃ 时，热能供给量再增加3%。年平均环境温度为20℃的我国地区，相当于桂林、福州、台北等北纬25°左右的、海拔不太高的地区；而年平均环境温度为10℃的地区，相当于太原、北京、承德、大连等接近北纬40°的平原或丘陵地区；至于再低10℃，即年平均环境温度相当0℃的地区，在我国不多，只有东北、西北接近北纬50°的个别地区，如海拉尔、满洲里一带，以及人迹较少的西南高原的某些地区。我国1962年召开的全国生物化学、营养学学术会议修订的中国膳食营养供给量标准，也曾建议人们按如上环境温度的影响程度，考虑校正人体热能供给量。

一、能量需要

低温环境条件下居民热能需要量的提高已见前述。一般情况下，基础代谢可按提高10%～15%计，一日总热能可在此基础上考虑冻伤程度、野外活动多少、居住条件与服装保温好坏，以及对气候条件习服程度等而适当调节。参考健康人长年实际摄入量，结合典型人群热能代谢调查，可能是得出明确供给量建议的正确途径。这方面有许多调查范例，可得出供参考的热能供给量估计数值。如前述，我国早年的地区对比调查研究证明，我国成年居民热能供给量，东北地区居民应比中部和南方居民，仅气候地理因素影响，即应分别提高7%～8%和5%。苏联医学科学院营养研究所曾对外贝加尔州建筑工地、工龄10年以上、32～45岁的熟练机械工人，以气体代谢法测定热能消耗量，认为夏季不超过每日13440kJ/人，而冬季为每日14700kJ人，即该人群冬季比夏季总热能消耗量高约10%。另外在苏联有人报道，北极凿冰者及手工捕鱼者一日总热能消耗分别为20160kJ和23520kJ，均高于常温下同等强度的劳动者。

二、蛋白质、脂肪、碳水化合物供给量及比例

在确定热能供给量的前提下，尚应考虑适宜的蛋白质、脂质和碳水化合物的生热比例，以确定能源性营养素的膳食供给量。能源性营养素的比例，低温条件下与常驻温明显不同的是碳水化合物应适当降低，蛋白质正常或略高，脂质则应适当提高。但对低温尚未习服者仍应保持高碳水化合物适当热比，脂质占的比例不宜过高，以免发生高脂血症及酮尿。美国曾规定低温地区的士兵（平均体重70kg），膳食蛋白质占热量的百分比为146%，脂质量为36.6%，碳水化合物为48.8%。苏联规定低温条件下的轻体力劳动者（男，平均体重70kg），能源性营养素的生热比例为：

蛋白质 15%、脂质 35%、碳水化合物 50%。北极土著人膳食中蛋白质与脂质比例更高，亚库梯人每日食肉 800~1000g，膳食中蛋白质 250~300g、脂质 100~120g、碳水化合物 250~300g，膳食热能摄取量 12600~13440kJ，蛋白质、脂质和碳水化合物的生热比例分别为 30%~35%、30% 和 30%~35%；北极的楚科奇人每日膳食中摄取蛋白质 300%~350g、脂质 150~160g、碳水化合物 75~90g，其生热比例，三大营养素分别约为 40%、45% 和 15%。

三、维生素需要

一般认为，低温条件下各种维生素需要量均比常温下为高，有人估计高 30%~50%。有研究建议，寒冷地区居民每天应摄入泛酸 10~15mg、维生素 B_{12} 2~3μg、叶酸 1~2mg、生物素 200~300mg、胆碱 0.5~1g、α-生育酚 15~20mg、维生素 K 200~300mg、必需不饱和脂肪酸 5~6g。寒冷地区肥大居民营养保健上，维生素 C 有特殊重要作用。寒冷刺激肾上腺功能亢进，腺体代偿性肥大，维生素 C 在组织与体液中含量下降，大剂量维生素 C 可缓解这些变化。在营养调查中发现，我国寒冷地区使人体达到维生素 C 饱和状态所需维生素 C 量，比温暖地区明显为多。国外也报告过类似情况，认为北极地区居民血中维生素含量显著为低，建议轻体力劳动的人维生素 C 供给量为 100mg，一日总热能消耗 16800kJ 者应为 150mg，还有人建议维生素 C 摄入量为 200mg。美国和加拿大主张在北极工作人员，每日维生素 C 供给量应为 500mg。

四、矿物质与微量元素需要

寒冷地区人体矿物质和微量元素常感不足，应特别留意补给。其原因有：蔬菜、奶品不足，饮用冰雪水等；代谢需要增多，如钠泵产热，气候适应过程血钙、钠、镁、锌下降等；矿物质自机体排出量增加，如低温下多尿，氯化钠及其他矿物质元素损失较多等。寒区调查关于人体缺乏矿物质与微量元素情况，已有的报告曾提出过钙、钠、镁、锌、碘、氟等多种元素不足，但其中最为普遍、应引起特别注意的，主要是钙和钠。钙由于其来源不足，日照时间短、维生素 D 作用受限等，所以寒冷地区缺钙是普遍存在的营养问题。寒冷地区居民钠需要量增高，食盐摄取量多，人民谚语中也素有"南甜北咸"之称。苏联调查 N72° 居民食盐摄入量冬季为 (29.6±1.8)g，夏季为 (27.3±1.4)g，相当于温带居民摄入量的 2

倍，但却未见明显的高血压多发。

参考文献

［1］Nicholls D G. The physiological regulation of uncoupling proteins［J］. Biochim Bio-phys Acta, 2006, 1757(5): 459 – 466.

［2］Cantó C, Auwerx J. PGC – 1alpha, SIRT1 and AMPK, an energy sensing network that controls energy expenditure［J］. Curr Opin Lipidol, 2009, 20(2): 98 – 105.

［3］Seale P, Conroe H M, Estall J, et al. Prdm16 determines the thermogenic program of subcutaneous white adipose tissue in mice［J］. J Clin Invest, 2011, 121(1): 96 – 105.

［4］Mohr W J, Jenabzadeh K, Ahrenholz D H. Cold injury［J］. Hand Clin, 2009, 25(4): 481 – 496.

［5］Valnicek S M, Chasmar L R, Clapson J B. Frostbite in the prairies: a 12 – year review［J］. PlastReconstr Surg, 1993, 92(4): 633 – 641.

［6］Handford C, Thomas O, Imray C H E. Frostbite［J］. Emerg Med Clin North Am, 2017, 35(2): 281 – 299.

［7］Kiss T L. Critical care for frostbite［J］. Crit Care Nurs Clin North Am, 2012, 24(4): 581 – 591.

［8］Hall A, Evans K, Pribyl S. Cold injury in the United States military population: current trends and comparison with past conflicts［J］. J Surg Educ, 2010, 67(2): 61 – 65.

［9］Fudge J. Preventing and Managing Hypothermia and Frostbite Injury［J］. Sports Health, 2016, 8(2): 133 – 139.

［10］Dugal L P, Foreier G. Prevention of frostbite with ascorbic acid in monkeys［J］. Rev Can Biol, 1953, 12(1): 96 – 99.

［11］Hallam M J, Cubison T, Dheansa B, et al. Managing frostbite［J］. BMJ, 2010, 341: c5864.

［12］Lindford A, Valtonen J, Hult M, et al. The evolution of the Helsinki frostbite management protocol［J］. Burns, 2017, 43(7): 1455 – 1463.

［13］Ströhle M, Rauch S, Lastei P, et al. Frostbite Injuries in the Austrian Alps: A Retrospective 11 – Year National Registry Study［J］. High Alt Med Biol, 2018, 19(4): 316 – 320.

第十六章

异体(种)皮肤的制备与储存

第一节 异体皮肤制备

由于大面积冻伤引起大面积皮肤缺损的患者自体皮源不足，必须应用创面覆盖物来暂时覆盖创面，以使患者度过危机。特别是遇有成批大面积冻伤早期切痂治疗，需要大量的创面覆盖物。创面覆盖物的种类很多，以具活力的新鲜同种异体皮效果最佳，液氮皮次之。但在临床治疗过程中，新鲜异体皮来源困难，不可能随时可取；有时找到了质量良好的异体皮皮源，又没有合适的需要植皮的患者，宝贵的异体皮被白白浪费。所以，建立一套能长期储存具有活力皮肤的储存系统，对于一个经常治疗大面积烧伤和皮肤缺损患者的治疗中心是很有必要的。

一、异体皮采集

1. 皮肤的来源

应选择无肿瘤、无严重病毒感染(肝炎、艾滋病等)、无严重细菌感染或严重皮肤病引起死亡的尸体，最好是多器官移植后的尸体。皮肤采集时间距离死亡时间越短越好，常温下一般不要超过 6h，置于冰箱内的不要超过 24h。

2. 皮肤切取

为了缩短取皮操作过程，获取大张异体皮，一般不需无菌，首先将四肢皮肤连同皮下脂肪全层剥离，再将胸、腹、背部皮肤连同皮下组织整块剥离。放入盛有冰块的保温箱中，运回皮库。冰块不要和皮块直接接触。

3. 清洁

剃去皮肤毛发，用肥皂及大量清水清洗，手术巾擦干表面水滴，然后用取皮鼓反取去掉皮下脂肪及部分真皮，可获取大张中厚皮，皮片的厚度以 0.3 ~ 0.4mm 为宜。

二、异种皮（猪皮）的采集

同种异体皮的来源有困难时，可用异种动物皮等来代替。猪皮在组织结构上较接近人类皮肤，制备成大张中厚皮后与尸体皮的弹性很接近，效果较好。

方法：一般常用的是 5 ~ 10kg 重的小白猪或 100kg 以内的大白猪。将猪处死后，剃毛并清洁干净，连同皮下组织取下整张猪皮，用大型电动鼓式取皮机制成大张中厚皮片，直接用于临床或冷藏储备待用。

第二节 皮肤储存方法

临床工作中，无论是自体皮肤移植，还是同种异体或异种皮肤移植，都常常需要将离体皮肤在人工环境下加以储存，以供随时使用。理想的皮肤储存方法应能使皮肤组织最大限度地保持活力。皮肤储存主要通过低温降低代谢、维持适度的营养成分、调节正常的渗透压及酸碱平衡等来实现，同时还必须注意避免低温等造成的损伤。

一、4℃（普通冰箱）储存

1. 生理盐水储存法

将皮片浸于含有庆大霉素（8 万 U/500mL）的生理盐水中，然后用蘸有上述液体的纱布包裹皮片，外层再用油纱包裹置于无菌瓶内储存。应确保冰箱的温度为 4℃，并尽量减少开门的次数，防止温度波动太大。生理盐水 4℃储存法主要用于手术多余皮肤的暂时储存，一般应在 3d 内使用。

2. 营养液储存法

应用细胞培养液 DMEM 或 RPMI - 1640 作为基础保存液。这些液体中含有供细胞生长的各种营养及平衡缓冲系统，皮片与液体的最佳比例为 $(2 ~ 4) cm^2 : 1mL$。液体过少，其中的各种成分无法满足维持皮肤代谢、营养的需要，并且储存时间长，代谢产物的浓度相对升高，pH 迅速下降，影响皮肤的活力；如果溶液过多，则液面与皮肤间的距离增大，空气中的氧气不易通过溶液进入储存的皮肤中去，也会影响皮肤的活力。皮肤应用营养液在4℃储存1周后，平均活力可维持在95%左右，2周后为50%。最好能在1周内使用完，在这段时间内，皮肤质量与新鲜采集的皮肤差别不大。如短时间内不能用完，应立即改做液氮储存。

二、液氮储存（−196℃）

普通低温储存方法设备简单，取用方便，常用于临床的短期自体皮肤储存。细胞的代谢活动在深低温状态下可基本停止，相应的皮肤活力可保存1年以上。目前皮肤等组织的深低温储存多选用液氮。氮气的沸点是−196℃，所以只要容器内液氮未挥发光，只要储存的皮肤组织浸泡在液氮内未露出液面，则储存的皮肤组织温度可经常维持在−196℃，理论上可以长期储存。液氮深低温保存法比较复杂，需选用液氮罐等专用设备。

1. 慢冻法

将皮片用10%二甲亚砜、Kreb林格磷酸缓冲液浸泡15min，或用20%甘油、Kreb林格磷酸缓冲液浸泡2h后直接放入−80℃的低温冰箱。这样，降温速率可达1~3℃/min。将皮片的温度下降到−80~−60℃，维持12h后直接放入液氮内。按慢冻法储存的皮肤，其活力为储存前的50%~60%，可以达到覆盖创面的目的。但如创面感染严重，或切除坏死组织不彻底，则效果就要差一些。

2. 速冻法（玻璃化法）

是利用复合低温冷冻保护剂，迅速降温储存组织和细胞的方法。由于温度的急速下降，细胞从液态直接冷冻至玻璃状态，故称之为玻璃化法。温度的快速降低，可使细胞内形成的冰晶细小，因而对细胞损伤较小，使细胞活力的保存得到改善。采用玻璃化法储存需要较高浓度的冷冻保护剂。

（1）冷冻保护剂：抗冻液的成分为20% DMSO、6% 丙二醇、Kreb−Ringer液，pH值=7.4。一定要将皮片全部浸没在抗冻液中，通常一具尸体（约10000cm^{2}面积）的皮肤需抗冻液3000mL。

（2）玻璃化法储存过程：将反取好的大张皮肤，按照上肢、下肢、背部的顺序逐块放入4℃的玻璃化抗冻液中，每块皮片放入的时间要间隔3~5min。间隔空隙时间留作下一步操作之用，这样可使每块皮片浸入抗冻液的时间准确地保持在 30min。如果将很多块皮肤同时放入抗冻液内，到 30min 后开始几块皮肤浸泡抗冻液的时间为 30min，以后和最后取出的皮肤浸泡的时间会超过 30min，这样就会影响储存皮肤的活力。皮片在抗冻液中浸泡 30min 后，按顺序取出，控干抗冻液，平铺在两层塑料膜之间，测量每块皮片的面积，四周用热合机封口。对每块皮片编号，贴标签，登记。在塑料膜外平铺一层直径为 0.5cm 的塑料管，塑料管之间距离约为 0.5cm，然后将皮片连同塑料膜、塑料管卷成筒状，用线绳松松固定。用长钳把皮卷迅速放入液氮容器中的液氮面以下，并略加压力。这样可使液氮迅速传到皮卷外塑料膜的每一部分，减少附着在皮卷内外的塑料膜上的氮气气泡，有利于加快降温速率。

（3）皮肤保存：皮肤经快速降温并沉入液氮容器中液氮液平面以下后，要经常检查液氮容器的情况，及时补充液氮，使储存的皮肤保持在液氮面以下，这样就使储存皮肤经常处在 −196℃ 的环境之中。如果发现容器口周围结霜，表明绝热性能不佳，应及时更换容器。

（4）皮肤复温：由于皮肤外包装的塑料膜在低温下变脆，在复温时常易破裂，所以在复温时应用的一切器械、物品均应行无菌处理。将带有磁力搅拌功能的恒温水浴箱用 75% 的酒精喷雾消毒，加入无菌生理盐水 5000mL，将水温调整到 45℃。操作者戴无菌手套，将皮卷放入水中，迅速摇动并打开皮卷，储存的皮片尽量和温水接触，使皮片迅速变软后，立即取出。在手术室再用 0.05% 的氯己定浸泡消毒皮片 10min，无菌生理盐水清洗 5 次后就可供患者皮肤移植之用。手术中未用完的异体皮，可以放在 4℃ 储存，但应在 24h 内用完，超过 24h 就应弃去。经过复温的皮肤不能再行玻璃化储存，因为反复冻融会降低皮肤的活力，严重影响皮肤移植的临床效果。

第三节　皮肤活力的鉴定

皮肤经低温储存并经复温后，除非是完全坏死失活的皮肤，表皮轻擦就可和真皮分离外，其他的皮肤从外表上看，色泽、柔软度、弹性与新鲜皮差别不大。所以必须采用一些方法，来监测皮肤活力，评估皮肤质量，作为能否移植于患者的依据。比较实用、可行的方法有下列 3 种：

一、胎蓝染色法

将要测定的皮片剪成小块，放入0.25%胰酶溶液内，在37℃水浴中消化1h。取出皮片，表皮很容易从真皮上分离撕脱，然后用吸管吹打撕脱下的表皮，从中取得上皮细胞混悬液。取0.1mL上皮细胞混悬液，加入0.1%胎蓝液0.4mL，在显微镜下观察100个上皮细胞，被染成蓝色的为死细胞，不着色的为活细胞，计算出活细胞数所占的百分率。此方法操作简便，不需特殊设备，1个多小时就可得出结果，但有时会有假阳性。

二、皮块培养法

把要测定的皮片用锐刀切成小块，放入24孔培养皿内，然后加入含10%胎牛血清的DMEM培养液，在37℃的二氧化碳孵箱内培养。7d后如皮块周围有上皮细胞向外扩展生长，证实测定的皮块具有活力。

三、皮片移植试验

把要测定的皮片剪成小块移植于大鼠的背部，5~7d后观察皮片的成活情况。如果皮片柔软，色泽转红，说明具有良好的活力。也可用同样方法将皮片移植于患者的供皮区，如果移植后4~5d，皮片转红，无水疱形成，则被测定的皮片具有100%的活力。

参考文献

[1]王雨翔，纪世召，肖仕初. 异体皮储存及移植应用现状[J]. 实用器官移植电子杂志，2019，7(4)：299－301.

[2]黄书润，张朝阳，李小毅. 战备烧伤异体皮的获取及皮库建设的探讨[J]. 中国医学伦理学，2009(5)：112－113.

[3]P Deshpande，D R Ralston，S MacNeil. The use of allodermis prepared from Euro skin bank to prepare autologous tissue engineered skin for clinical use[J]. Burns，2013(6)：1170－1177.

第十七章

冻伤手术配合

第一节 手术室的设计要求

一、手术室环境设计要求

1. 手术室的位置要求

手术室的位置宜选择在自然环境质量好，大气含尘、含菌浓度低，无有害气体、噪音低容易保持安静、清洁，邻近科室病房、ICU、血库、病理科等科室的地方，便于病人的转运和工作联系。如为高层建筑，宜选择在中间层或者是低平建筑的侧翼，楼层分布不宜过高。

2. 烧伤手术室设置规模

手术间的数量：应根据专科病床的数量而定，一般比例为 1:（20～25）。手术间的面积：烧伤专科手术室的建立，应充分考虑医院的规模、手术开展的类型、手术量、手术间内所需仪器的多少、辅助间用房的安排等诸多因素。通常冻伤手术具有参加人员多的特点，所以手术间面积应以大面积为主，一般大手术间的面积为 50～60m²，室内净高 3m。走廊宽 2.5～3m，便于平车转运，避免来往人员碰撞。

3. 手术室内的设置要求

（1）墙壁、吊顶：应选用光滑、少缝、抗菌、易清洁、易消毒、耐腐蚀、保温、隔声、防火、耐用材料。每个手术间应设壁柜 2～3 个，护理操作台 1 个，观片灯 1 个。也可根据医院条件及建筑要求，将壁柜和护理操作台设计为嵌入式。

（2）地面：采用抗静电橡胶地板，应具有弹性、防滑、抗菌、抗酸碱腐蚀、防火、抗静电、易刷洗的特点，不设地漏。墙面与墙面、墙面与地面、天花板交界处呈弧形，防积尘埃。

（3）门、窗：有条件的情况下可采用滑动密闭感应门或电动门，具有移动轻快、隔声、密闭、耐用等特点，并可维持房间正压。门上开玻璃小窗，有利于观察和采光。窗采用双层固定密闭玻璃窗，与墙面取平，不留窗台，避免积灰。

（4）供气系统：可根据专科手术需要、麻醉情况安装，一般手术间有氧气、氮气、压缩空气、中心负压吸引，一式二套，分别安装在吊塔和墙上。并要有明显标记，用不同颜色区别。

（5）温度、湿度表：每个手术间应有温度、湿度表。

（6）医用数据、通信系统：设内部电话系统，并应有对讲、群呼功能；手术间应设有背景音乐播放系统。

（7）电视教学系统：根据专科手术要求，可在无影灯上安装正中式、旁置式或单臂可移动摄像头插口，建立图像传输系统。

（8）供水系统：手术室应冷、热水供应，水温可调控，保障全天候供应；洗手池水龙头为膝碰式或感应式水龙头。

（9）供电系统：每个手术间至少设3组电插座，每侧墙1组，每组设多个多用插口。手术室应配置独立的配电箱。

（10）工作人员办公室、休息室：医师休息室、餐厅，应设背景音乐系统，护士工作站应设背景音乐播放控制系统，计算机联网插口及多功能电源插座。

二、手术室内部布局及设施配备

1. 手术室区域布局

手术室内应严格划分为限制区、半限制区和非限制区，各区域之间应该有明显的标志，避免交叉污染。合理的布局是通过走廊的设计来完成3个区域的划分，应同时满足医疗需要、流线分明、流程合理，有效防止交叉感染。手术间内只允许放置必要的物品，如手术床、无影灯、麻醉车、麻醉机、输液架等，减少尘埃堆积或细菌附着。

（1）限制区：包括手术间、洗手间、无菌物品间、麻醉预备室、储药室等。

（2）半限制区：包括器械室、敷料室、洗涤间、消毒室、麻醉恢复室、石膏室等。

（3）非限制区：包括标本室、污物室、资料室、办公室、会议室、值班室、更衣室、医护人员休息室、配餐室、卫生间、手术患者家属等候室等。

2. 手术室入口设施

在工作人员入口处应有专人负责管理，严格执行更衣制度。接送患者平车，采用双车接送法，室内外接送不能使用同一车，应采用在手术室入口处换车架的方式。更衣间设在手术室的非限制区，要求更换好清洁鞋后方可进入。更鞋柜应设在洁、污交替地带，采用分隔（设地台）换鞋，或放长方形凳将清洁区与污染区隔开。更衣后方可进入手术室。

3. 手术室工作间的配备

（1）手术间的基本配备：根据医院科室条件，安装可移动摄像头、手术台、器械台、托盘、吊式活动无影灯、麻醉机、监护仪、高频电刀、升降圆凳、脚踏凳、敷料桶、钟表、多功能吊塔、输液架、温湿度计、观片灯、通信设施、音乐播放调节器、电视教学系统。

（2）洗手间：专供手术者洗用，通常设在无菌区域离手术间较近的地方，方便术者洗手后进入手术间。手术者消毒手臂后，即可进入手术间。洗手间应安装自动感应式或膝碰式出水槽、自动无菌洗手液、手臂消毒液装置，无菌毛巾放置架、计时钟，并应设有热风吹干机。

（3）无菌敷料间：应设在距离各个手术间较近的限制区域，用于无菌敷料、器械、一次性手术用品等存放。室内物品架要求距房顶50cm，距墙5cm，距地面25cm，并备空气消毒洁净装置。无菌敷料间所有储物柜定期消毒，柜内物品应有标识，按日期顺序放置在固定位置，使之规范整齐。

（4）储药间：应备有手术常用注射溶液、常用药物、外用药物、消毒液等。

（5）消毒间：设真空灭菌器，有条件的可备低温灭菌器。

（6）器械准备间：应设有器械柜，按器械类别放置，并有专人管理，建立目录，定期清点。

（7）敷料间：应设有带灯长方桌，供敷料检查、折叠、打包用，敷料按数量、尺寸分类存放，便于准备和管理。

（8）洗涤间：洗涤间应根据感染控制要求设置，一般分初洗间和精洗间，并设多个清洗池，分一般污染清洗池和感染清洗池；水龙头为感应式或脚踏式，房间内并配备安装器械超声清洗机。

（9）污物间：污物分类包装运送。污物间应设多个浸泡池和多个拖把清洗池，严格按手术室分区及感染管理要求使用。

（10）护士工作室：护士工作室应设在非限制区，备有计算机、打印机，与全院各相关部门联网，便于快捷获取手术患者的病情资料，并能同时为手术室的管理提供保障，如耗材、药品的请领登记，手术通知单打印及资料管理。室内应设背景音乐播放器及控制系统，室内外电话等。

4. 急救车设备

急救车应按标准备好急救药品等，专供手术临时抢救患者用。建立急救药品规范卡，定时检查补充急救药品及各种用物等。并设专人保管，使用后须在登记本上登记签名，到失效期及时更换。

5. 冻伤专科手术器械、仪器配备

（1）器械配备：为手术提供保障，应有鼓式自锁取皮机、滚轴取皮刀、电动或气动取皮机、全自动碎皮机、拉网机、显微手术器械等专科专用器械。

（2）仪器配备：应设有手术显微镜、电动气压止血仪、回路垫式高频电刀器、自动控温毯、保温箱等，做到专人保管，定期维护。

三、手术室管理制度

1. 基本制度

（1）凡进入手术的人员，必须按规定更换手术室所备衣裤、口罩、帽子和鞋。外出时应穿外出衣、外出鞋。手术完毕，衣裤、帽、鞋须放到指定地方。

（2）手术室应严格执行无菌操作，除参加手术及有关人员外，其他人员一概不准进入手术间。患上呼吸道感染者，面颈部、手部有感染者不得进入手术室。

（3）手术室内应保持肃静，不可大声谈笑。禁止吸烟。

（4）连台手术时，先施行无菌手术，后施行污染手术。

（5）施行手术前应有住院总医师负责填写手术通知单，于手术前 1d 上午 10 时前送至手术室。如需特殊器械或有传染性疾病时，应予以注明。

（6）参加手术人员应在手术开始时间前 20～30min 到手术室，做好准

备工作。

(7)手术室的药品、器材、敷料均由专人管理,及时补充、整理。

(8)手术完毕,器械、物品应按要求分类处置,及时进行清洁或消毒处理。特殊感染手术应进行特殊处理。

(9)值班人员应坚守岗位,认真履行职责。

(10)手术室内一切物品、器械未经许可,不得擅自外借。

2. 参观制度

(1)手术室一般不接待参观,确需参观时应提前与医务处联系,征得同意后统一安排,方可进入手术室。

(2)参观者进入手术室前,应严格按要求更换参观衣裤、工作鞋,戴口罩、帽子,挂参观胸牌卡,由指定人员带入手术间。

(3)参观者应严格遵守无菌原则,不得站在距手术台过近(保持距离100cm)或过高处,以免造成污染及影响手术操作。

(4)手术间严格限制参观人数,特殊感染手术一律谢绝参观。

3. 更衣管理制度

(1)手术人员进入手术室前,必须先办理登记手续,由手术室安排指定的更衣柜和鞋柜。

(2)进入手术室应按规定着装,戴口罩、帽子,更换工作鞋,离开手术室前应交回手术室并放入指定地点,不得随意丢弃。

(3)更衣室设专人管理,随时保持室内清洁整齐。

(4)除参加手术人员在工作时间使用淋浴外,任何人不得随意使用淋浴。

(5)参加手术人员应保持更衣室清洁整齐,严禁吸烟,谨防火灾,随手关紧水龙头,关闭电源开关,爱护公共财物。

4. 管理制度

(1)手术室设备应定期检查,手术后拔去所有电源插头,检查各种管道是否漏气。

(2)各种易燃药品及各种医用气体瓶,应放置于指定通风阴暗地点,远离明火和高温处,专人负责保管。

(3)各手术间无影灯、手术床、接送病人平车,应定期检查其性能。

(4)消防设备、灭火器等定期检查。

(5)夜班和节假日值班人员交班后,应检查手术室水电、门窗是否关紧、安全。如发生意外情况，立即向院有关部门汇报。

5. 感染手术管理制度

（1）感染手术，医生送手术通知单时应注明隔离种类和感染诊断。

（2）安排在隔离手术间，手术间门口挂"隔离手术"牌，拒绝参观。

（3）特殊感染手术，凡参加手术人员应着隔离衣、隔离裤，戴防护眼镜，进入手术间后不得随意出入。

（4）特殊感染手术，手术间用品尽量准备齐全，尽量使用一次性用品，术中所需物品由手术间外护士递入，做到物品只入不出。

（5）术后按感染手术要求处理器械、敷料等。手术间所有固定的物品用消毒液擦拭。

（6）手术人员出手术间时，将外穿的一次性手术衣、裤等脱在手术间，用消毒液洗手后方可离开。

（7）一般感染手术后，手术间空气紫外线循环消毒 30～60min；特殊感染手术术后空气熏蒸消毒，密闭。

6. 质量评价和考核制度

（1）设立质量安全管理质控小组。执行落实手术室各项《岗位职责》《手术室安全工作制度》《预防差错事故制度》《医疗事故处理条例》等法规。

（2）护理文书的书写及时、准确、完整、规范，不得涂改。

（3）质控管理小组每个月重点检查洗手护士、巡回护士、卫生员各班次规章制度的落实情况。

（4）健全护理常规、操作技术规范及抢救流程，并落实。

（5）健全护理质量考评标准、考核办法，要求每个月对护理人员进行 1 次质量考核。

（6）护理工作实行目标管理责任制，明确手术室管理质量目标，有持续改进方案及相应的监督与协调机制并落实。质控管理小组每个月总结成绩、查找问题、分析原因，制订详细改进措施。

（7）质量安全管理小组每个月召开 1 次会议，有完整的会议记录，质控记录按 PDCA 循环管理要求记录。

7. 人员培训制度

（1）手术室应制订各层人员详细的培训计划，提高护理人员的专业素质，以适应外科技术的发展。

（2）教学组长定期对护士、护理师进行护理理论、护理操作考核。

（3）护士长检查、监督带教老师的教学质量及考核情况，确保教学质量，增强培训效果。

8. 建立各项工作制度

（1）择期手术预约制度。

（2）急诊、急救手术预约管理制度。

（3）接送患者制度。

（4）标本送检制度。

（5）手术室借物制度。

（6）物品清点制度。

（7）消毒隔离制度。

（8）药品管理制度。

（9）卫生清洁制度。

（10）手术患者安全查对制度。

（11）值班交接班制度。

（12）手术室管理制度。

（13）手术患者访视制度。

（14）职业安全防护制度。

（15）精密仪器管理制度。

（16）手术室物品进出库管理制度。

第二节　冻伤手术配合

一、冻伤切痂手术配合（以肢体切痂为例）

1. 手术适应证

（1）大面积Ⅲ度冻伤。

（2）关节和功能部位的Ⅲ度及深Ⅱ度冻伤。

（3）病灶明确的创面脓毒症，以及某些致毒物质的冻伤。

2. 麻醉方式、手术体位

一般采用全麻。手术体位根据手术部位而定，使患者舒适。

3. 器械、敷料物品准备

大切痂器械、烧伤敷料包、电动气压止血仪、高频电刀、大量外用生理盐水、过氧化氢溶液、外用甲硝唑溶液等。

4. 手术步骤及配合要点

（1）抬高肢体，放置止血带。

（2）沿肢体远近端做环形切开，并于侧方切开，高频电刀切至深筋膜平面，然后在两环形做纵向切开。

（3）去除坏死肌肉，抬高肢体，创面止血，放止血带，递0.1%盐酸肾上腺素溶液纱布湿敷止血或电凝止血。

（4）大量生理盐水、过氧化氢、外用甲硝唑溶液彻底冲洗创面。

（5）术者更换手术及无菌单，异体皮或自体皮覆盖肢体。

5. 手术护理重点

（1）巡回护士应及时记录上止血带时间，每小时放松1次。如需继续使用，每20~30min后再充气。

（2）大面积切痂手术为保证患者血容量，一般需2条以上静脉输液通路。

（3）严格执行无菌操作，及时更换因冲洗消毒而浸湿和污染的布类、器械。

（4）切痂术因创面大、范围广，除一般所用器械包外，还应配备大量血管钳，以便缩短手术时间。

二、皮片移植手术配合

1. 微粒皮移植

1）手术适应证：常用于自体皮源紧缺的大面积Ⅲ度烧伤创面。

2）麻醉方式与手术体位：一般采用全麻，患者取平卧位。

3）器械、敷料与物品准备：大切痂器械、烧伤敷料包、全自动碎皮机、微粒皮盘、绸布、异体皮、7×17缝针、0号慕丝线、订皮机、气动取皮机。

4）手术步骤及配合要点：

（1）皮片的准备：以头皮为主，用肿胀溶液在头部做皮内或皮下注射，使头皮隆起。

（2）皮片的切取：用滚轴取皮刀或气动取皮机切取薄皮片，并将取下的头皮清洗干净，头皮创面止血，覆盖凡士林油纱布，无折纱覆盖加压包扎。

（3）微粒皮制备：将切取的自体皮放置在全自动碎皮机里，剪成 0.1mm×0.1mm 以内的微粒皮片。将一绸布平铺于漂浮槽内层底上，槽分 2 层，内层底上有多个均匀小孔。加生理盐水于槽内，通过水面漂浮，使微粒皮均匀分散在绸布上，表面朝外，然后覆盖在同种异体皮的真皮面上。

（4）微粒皮移植：将制备好的附有自体微粒的同种异体皮移植到受皮区，用缝针或订皮机连续缝合异体皮，覆盖纱布，绷带包扎固定。

5）手术护理重点：

（1）受皮区要止血彻底。

（2）切取下的自体皮片应妥善保管，防止丢失或污染。将皮片真皮层朝内相对折叠，湿纱布包裹固定于台上。

（3）注意观察患者全身情况，保持输液通畅。

（4）熟悉手术步骤，及时提供给台上物品，随时调节灯光，保证手术顺利进行。

2. 整片皮移植

1）手术适应证：

（1）早期切痂、削痂或经控制感染后刮除肉芽的功能部位的创面植皮。

（2）皮瓣供皮区遗留的创面。

2）麻醉方式与手术体位：

根据手术部位大小采用麻醉方式，可行硬膜外隙阻滞麻醉、臂丛麻醉或局部浸润麻醉，儿童及大范围植皮的患者应行全身麻醉。根据植皮区和供皮区的暴露采用相应的体位。

3）器械、敷料与物品准备：

整形器械、整形敷料包、取皮鼓、辊轴取皮刀或气动取皮机、刀片、双面胶、无折纱、绷带、5 - 0 丝线、4 - 0 丝线。

4）手术步骤及配合要点：

（1）皮片的切取：①供皮区皮下注射生理盐水，为减少渗血每 100mL 中可加肾上腺素 0.1 ~ 0.2mL。②用鼓式取皮机或气动取皮机切取整张皮片。③凡士林纱布覆盖供皮区创面，无折纱绷带包扎。

（2）受皮区的准备：①大量生理盐水、稀释 1:1 过氧化氢、外用甲硝唑溶液依次冲洗创面。②切削痂，彻底清除坏死组织。③电凝止血，再次冲洗创面。

（3）植皮：①将切取的中厚皮片平铺于彻底止血后的新鲜创面，使其与创面贴合。②用 0 号丝线定点缝合并留长线以便打包，皮片与创缘用 3-0 丝线间断或锁边缝合。③生理盐水冲洗皮下创面，清除血块。④用 1 层凡士林纱布覆盖，外加 6~8 层与皮片大小相符的湿纱布，再加适量疏松纱布，用四周所留打包线对应结扎于敷料上，外层再加纱布用绷带包扎固定。必要时加石膏托。

5）手术护理重点：

同"微粒皮移植"。

三、显微手术配合（以背阔肌皮瓣为例）

1. 手术适应证

（1）严重冻伤创面涉及重要外观及功能部位的修复。

（2）关节裸露或血管受损。

（3）严重毁损性冻伤，保留肢体。

2. 麻醉方式与手术体位

一般采用全麻。根据供瓣区与受区手术部位采取相应的体位，一般取侧卧位。

3. 器械、敷料与物品准备

整形器械、整形敷料包、气动取皮机或取皮鼓、显微器械、显微镜、钝性剪刀、有齿尖镊、8-0 号或 11-0 号尼龙单丝线、肝素盐水、罂粟碱、低分子右旋糖酐、温生理盐水。

4. 手术步骤及配合要点

（1）手术分创面组和取背阔肌皮瓣组，2 组同时进行。

（2）创面组：①用外用生理盐水、甲硝唑、稀释过氧化氢 1:1 溶液反复冲洗创面，彻底去除坏死组织。②探查并分离受区供吻合的动、静脉。

（3）取皮瓣组：①根据皮肤缺损范围及肌肉损伤程度设计皮瓣。②用小圆刀、钝头剥离剪刀仔细分离背阔肌皮瓣，暴露胸背动、静脉。③取下背阔肌皮瓣。

（4）将取下的皮瓣在受区简单固定。

（5）显微镜下用 11-0 号无损伤缝合线，吻合动、静脉，开放血管，肝素盐水冲洗，检查血供搏动、血运情况。

（6）将皮瓣与创面缝合，常规放置负压引流，覆盖纱布包扎固定。

5. 手术护理重点

（1）由于显微手术时间过长，术野暴露时间长，为防止血管痉挛造成手术失败，巡回护士应注意给患者保暖。

（2）注意观察患者生命体征，保证输液通畅。

（3）严格无菌操作，将清创普通器械和显微器械分开放置，并加强对显微器械的管理和保护。

（4）及时供给台上所需物品，随时调节灯光，保证手术顺利进行。

参考文献

[1]白晓霞，曹勋，邓敏，等.手术室护理质量敏感指标构建的初步研究[J].中华护理教育，2016(12)：885－889.

[2]常后婵，戴红霞，钟爱玲，等.手术室护理质量综合评价指标在手术室持续质量改进中的应用研究[J].中国护理管理，2013(5)：14－16.

[3]白艳，徐永清，李军，等.穿支皮瓣移植术围手术期护理流程的优化设计与应用效果[J].西南国防医药，2019(9)：971－974.

[4]黄文霞，谭永琼.图解手术室护理学[M].北京：科学出版社，2011.